マンガ 誰でもわかる

医療政策のしくみ

中医協・診療報酬セレクション

田淵 アントニオ【漫画原作】
岡本 圭一郎【漫画】
鳥海 和輝【原案協力】

Tabuchi Antonio, Keiichiro Okamoto & Kazuki Toriumi

本書をお読みになる前に

本書は、弊社刊『マンガ 誰でもわかる医療政策のしくみ vol.1』『マンガ 誰でもわかる医療政策のしくみ vol.2 −2014 年度診療報酬改定徹底解説−』（各 2014 年刊行）より、中医協・診療報酬関連テーマを厳選し、単行本未収録マンガを追加したものです。

連載の道のり

2010年
12月

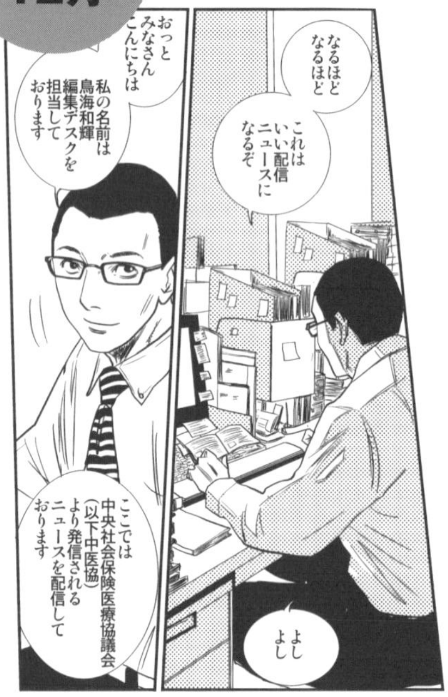

記念すべき鳥海初登場。まだ、ひとり編集長設定でした。

2011年
6月

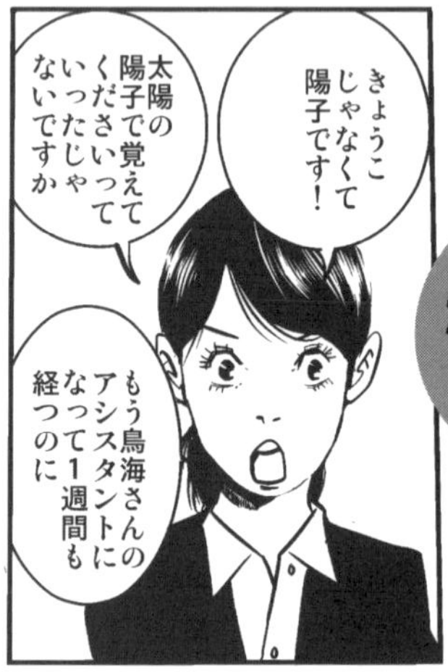

アシスタント陽子初登場。
連載当時の NHK 朝の連ドラ『おひさま』で井上真央演じる主人公「私は陽子。太陽の“陽子”です！」より名前を拝借。鳥海が名前を覚えられず、毎回呼び間違えるという設定がしばし続きました。

2012年
3月

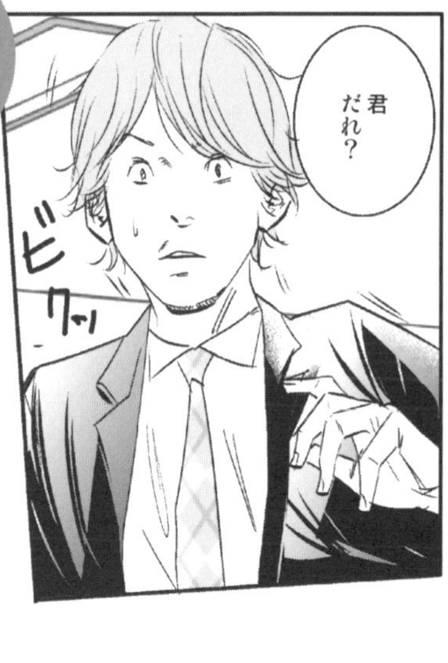

新人古宮初登場。
ゆとり世代代表という設定でした。初回だけ髪が長かったのですが、次の号から鳥海と同じ坊主頭になりました。ちなみに、古宮の坊主化はマンガ製作スケジュールの短縮のためという裏事情によるものでした。

マンガ連載終了後の 2015 年に 3 期 6 年に渡った中医協委員を退任された白川委員と鈴木委員には、その舌鋒の鋭さから何度もご登場いただきました。長期間に渡るご活躍本当にお疲れさまでした。お二方の強い発言力によって沸騰した中医協論議がなければ、マンガ医療政策ニュースの連載はなかったかもしれません。改めまして感謝申し上げます。原作は実際の中医協の綿密な取材に基づき書かれていますが、実はマンガ家は中医協委員を想像で描いていました。

そのために生じた、以下の「まるで別人現象」に関しまして、何とぞご海容いただければ幸いです。

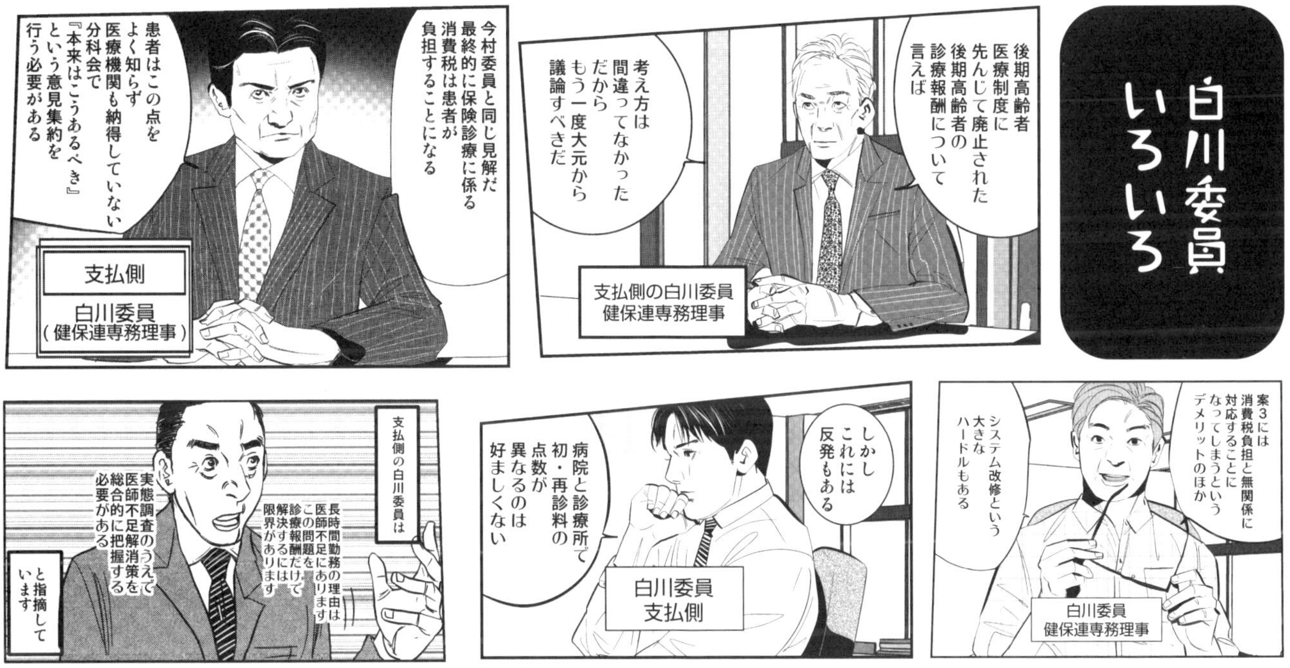

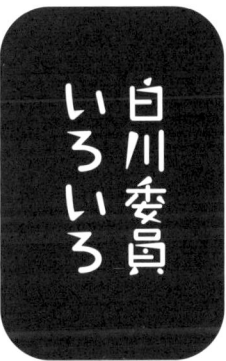

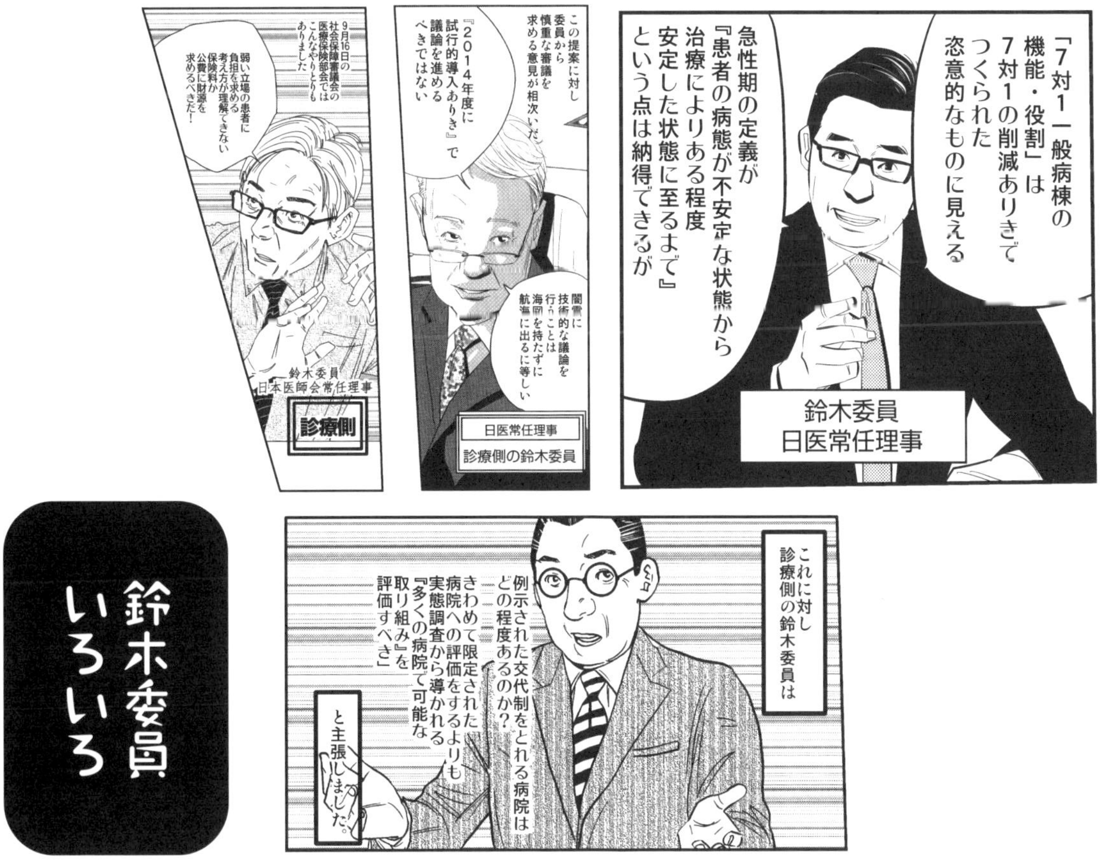

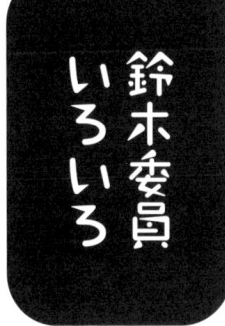

マンガ 誰でもわかる

医療政策のしくみ 中医協・診療報酬セレクション 目次 contents

登場人物紹介 6

第1章 医療政策ニュース 2011-2014 7

第1話 2011年10月 中医協のひみつ
高額療養費制度の見直し 9

第2話 2011年11月 厚労省の内部組織のひみつ
がん対策推進基本計画と生活習慣病対策 15

第3話 2011年12月 改定率のひみつ
プラス改定か？マイナス改定か？それが問題だ 21

第4話 2012年2月 短冊のひみつ
病床機能の分化。7対1の選別スタート 27

第5話 2012年3月 改定の影響・効果のひみつ
2012年度診療報酬改定のポイント 35

第6話 2012年4月 DRG／PPS、DPCのひみつ
総括 DPCの10年間（2002-2012） 41

第7話 2012年7月 医療にかかる消費税のひみつ
あるべき『医療の消費税の姿』を考える 47

第8話 2012年9月 入院基本料のひみつ
基本診療料に関するあつ～い議論 53

第9話 2013年2月 附帯意見のひみつ
外来診療の機能分化の課題と議論 61

第10話 2013年3月 改定スケジュールのひみつ
在宅医療の推進。機能強化型はこう議論された！ 67

第11話　2013年5月　改定影響調査のひみつ
後発医薬品使用促進論議2013　73

第12話　2013年6月　審査支払機関のひみつ
〝ほけんじゃ〟機能強化の徹底解説　79

第13話　2013年7月　消費税とプラス改定のひみつ
医療機関の消費税増税対応　85

第14話　2013年9月　社会保障・税一体改革のひみつ
覚えていますか？亜急性期病床　93

第15話　2013年10月　製薬業界団体のひみつ
新薬創出加算交渉2013　99

第16話　2013年11月　ネットと真水のひみつ
改定率三すくみ!?財務省・厚生労働省・日本医師会の関係　105

第17話　2013年12月　特定除外制度廃止のひみつ
2014年度診療報酬改定のポイント　111

第18話　2014年2月　Z2のひみつ
2014年度薬価制度改革徹底解説　117

第19話　2014年3月　ゲートキーパーのひみつ
主治医機能評価の徹底解説　125

第20話　2014年4月　7日ルールのひみつ
医療機関別係数の完全理解2014　133

第2章　医療政策の読み方のコツ　141

第3章　用語集　147

登場人物紹介

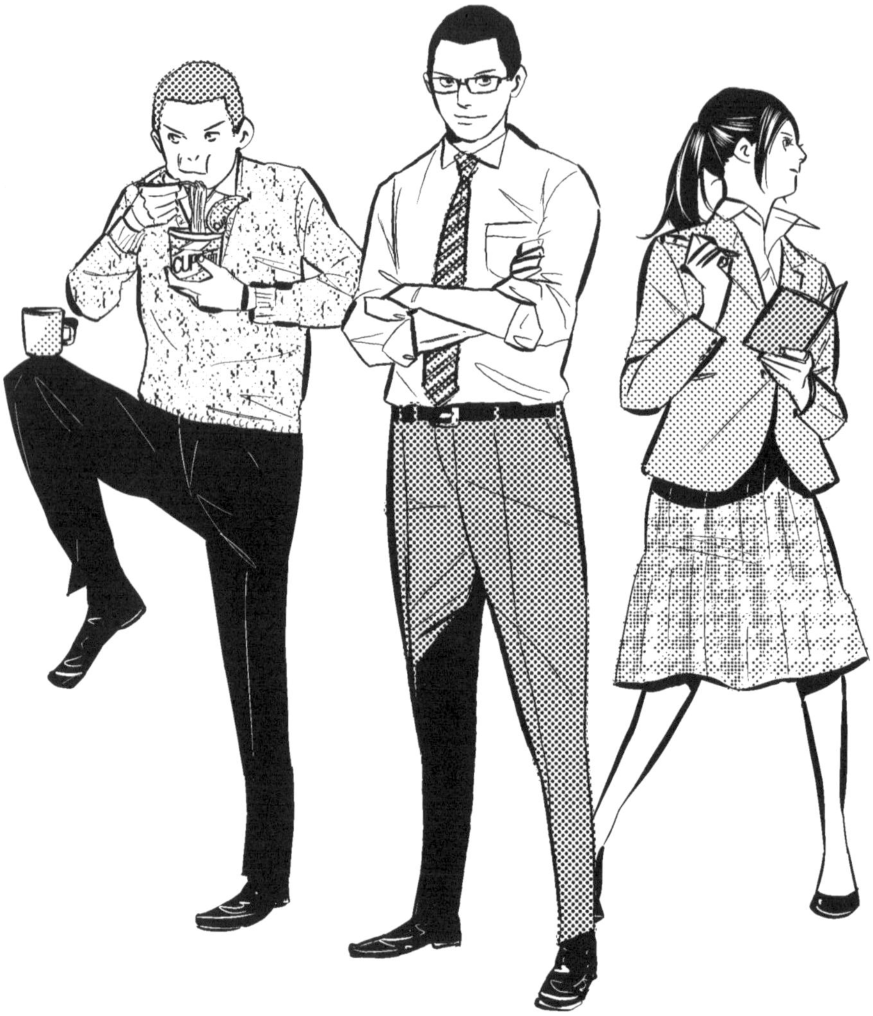

古宮

マンガ医療政策ニュース編集部名誉研修生。鳥海と陽子に医療政策・行政情報をどれだけ叩きこまれても、一般人に毛が生えたレベルの知識を堅持できる天才。鳥海に憧れ坊主頭にしているが、今一つ敬意を感じさせない。好きな食べ物はカルメ焼きサンド。

鳥海和輝（マンガ）

マンガ医療政策ニュース編集長。医療政策・行政情報を世界に発信しているスペシャリスト。神出鬼没、年齢不詳、私生活の一切が謎に包まれている。好きな食べ物はカルメ焼きサンド。果たして、その実態は？

陽子

マンガ医療政策ニュース編集者。勉強熱心で知識も豊富なツッコミ役。医療政策・行政情報の最前線を突っ走る鳥海と最後尾で踊り続ける古宮の間で苦労が絶えない。好きな食べ物はパイナップルラーメン。

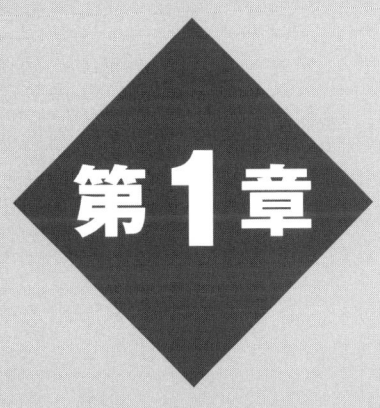

第1章

医療政策ニュース　2011-2014

第1話 中医協のひみつ

高額療養費制度の見直し

厚生労働省 保険局 総務課

2011

東日本大震災▶

2011年 10月

2012

診療報酬改定▶
介護報酬改定

2013

2014

診療報酬改定▶

現在

当時の状況

担当政権：民主党・国民新党
総理大臣：野田 佳彦
厚生労働大臣：小宮山 洋子

当時の主なニュース

- ロンドン・ニューヨーク円が戦後最高値、一時 75 円 67 銭
- オリンパス、社長を解任
- 愛知県瀬戸市でバス転落、運転手死亡、児童ら 39 人重軽傷
- WBC スーパーバンタム級世界戦で西岡利晃が 7 度目の防衛

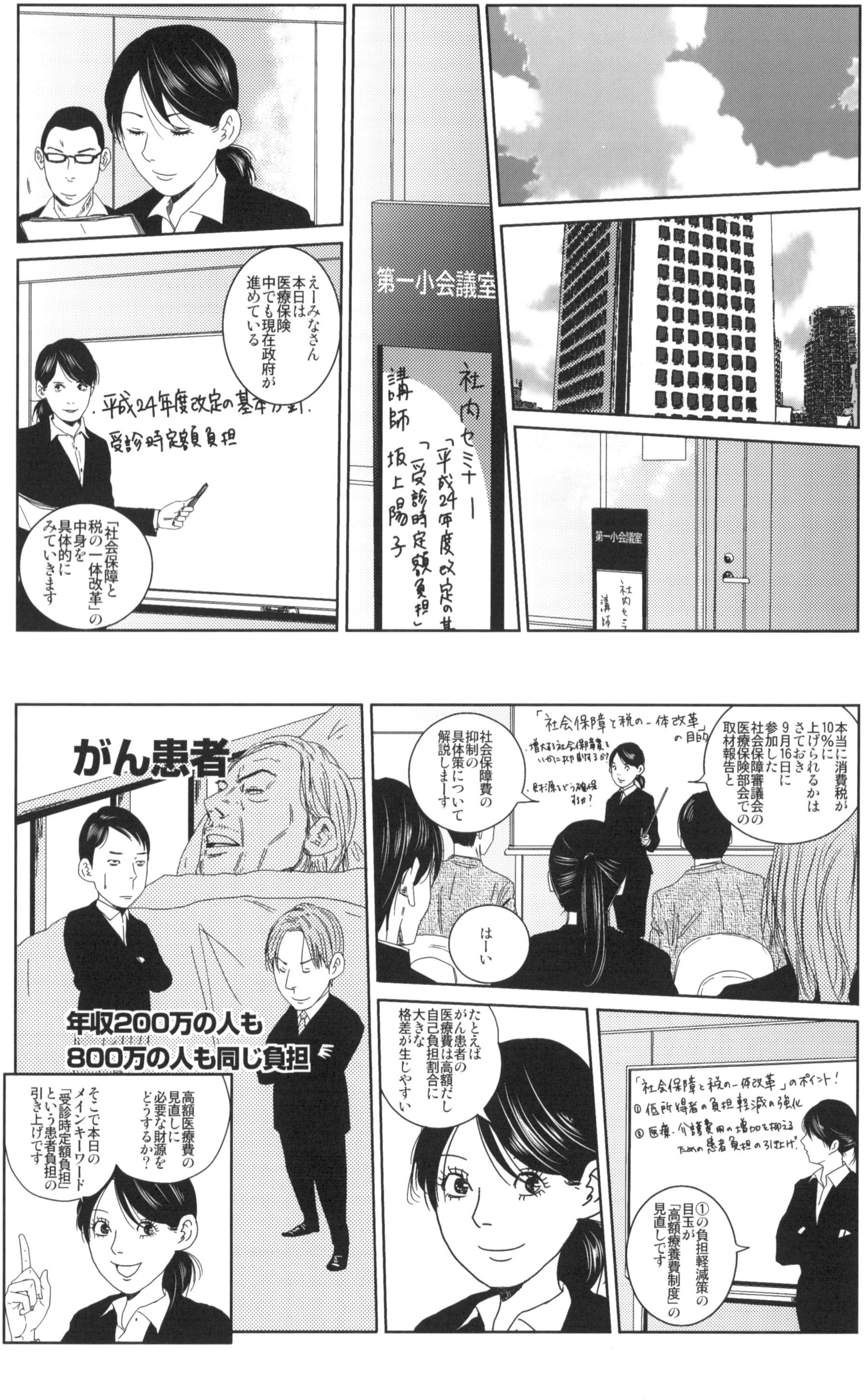
第一小会議室
社内セミナー
「平成24年度改定の
「受診時定額負担」
講師 坂上陽子
第一小会議室
えーみなさん 本日は 医療保険 中でも現在政府が 進めている
・平成24年度改定の基本方針.
受診時定額負担
「社会保障と 税の一体改革」の 中身を 具体的に みていきます
本当に消費税が 10%に 上げられるかは さておき 9月16日に 参加した 社会保障審議会の 医療保険部会での 取材報告と
「社会保障と税の一体改革」の目的
・増大する社会保障費をいかに抑制するか?
・財源をどう確保するか?
社会保障費の 抑制の 具体策について 解説しまーす
はーい
「社会保障と税の一体改革」のポイント!
①低所得者の負担軽減の強化
②医療・介護費用の増加を抑えるための患者負担の引き上げ.
①の負担軽減策の 目玉が 「高額療養費制度」の 見直しです
たとえば がん患者の 医療費は高額だし 自己負担割合に 大きな 格差が生じやすい
がん患者
年収200万の人も
800万の人も同じ負担
高額医療費の 見直しに 必要な財源を どうするか?
そこで本日の メインキーワード 「受診時定額負担」 という患者負担の 引き上げです

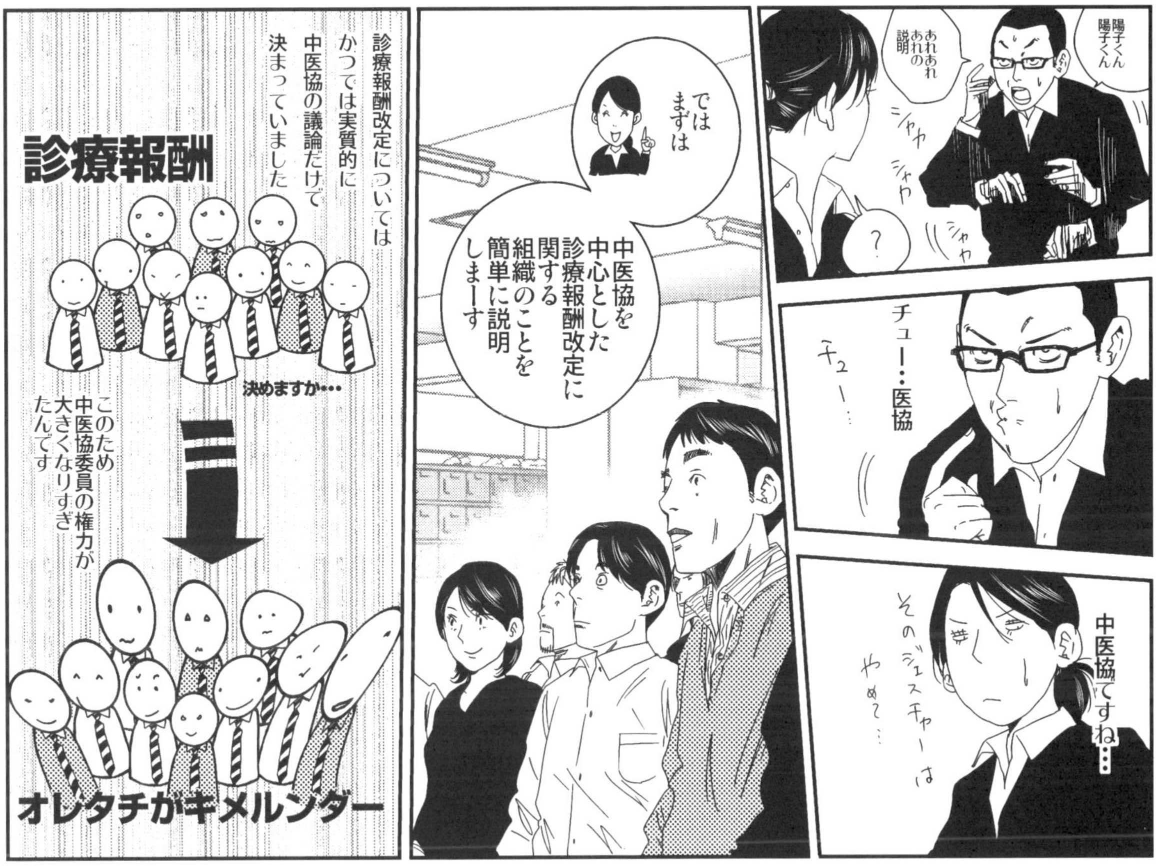
陽子くん 陽子くん
あれあれ あれの 説明
シャカ シャカ シャカ
?
チュー…医協
チュー…
中医協ですね…
そのジェスチャーは やめて…
ではまずは
中医協を中心とした診療報酬改定に関する組織のことを簡単に説明しまーす
診療報酬改定についてはかつては実質的に中医協の議論だけで決まっていました
診療報酬
決めますか…
このため中医協委員の権力が大きくなりすぎたんです
オレタチがキメルンダー

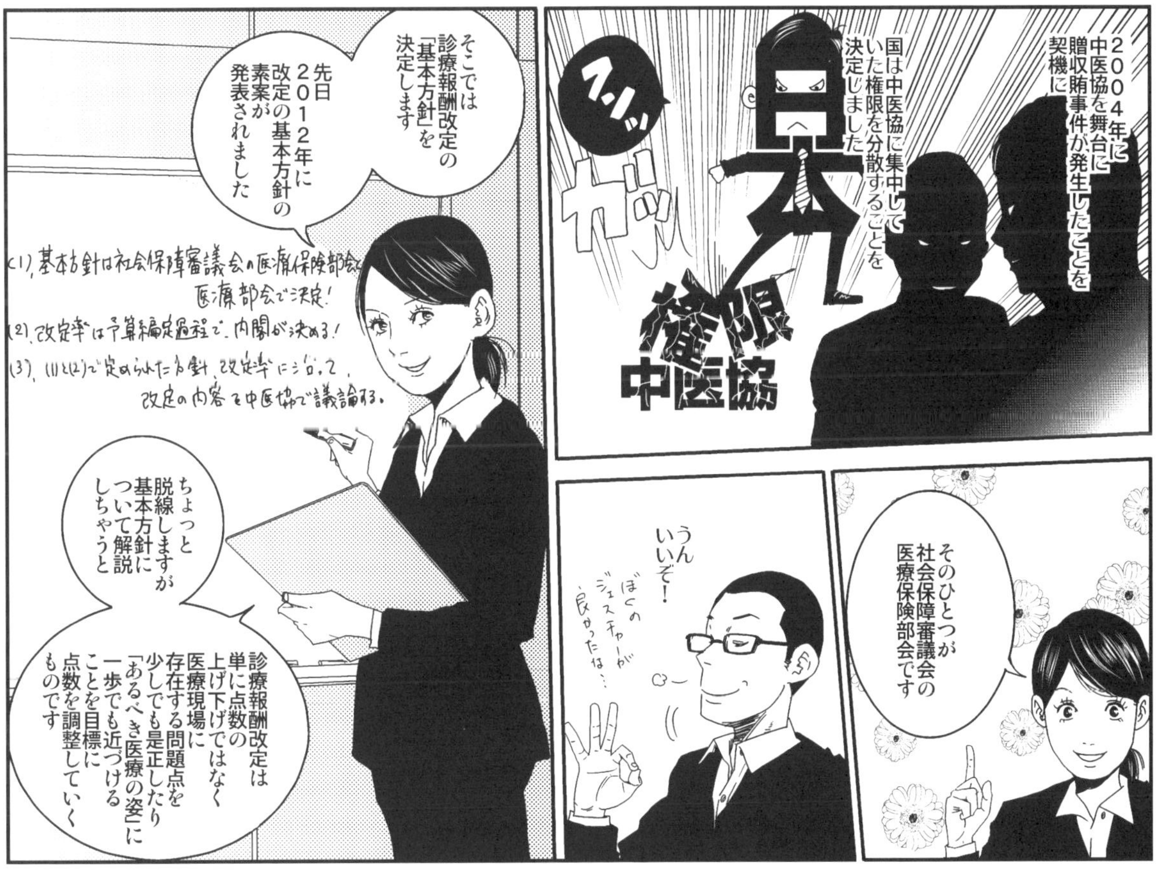
2004年に中医協を舞台に贈収賄事件が発生したことを契機に
国は中医協に集中していた権限を分散することを決定しました
スッ
ガッ
日本
権限
中医協
そのひとつが社会保障審議会の医療保険部会です
うん いいぞ!
ぼくのジェスチャーが良かったな…
そこでは診療報酬改定の「基本方針」を決定します
先日2012年に改定の基本方針の素案が発表されました
(1). 基本方針は社会保障審議会の医療保険部会と医療部会で決定!
(2). 改定率は予算編成過程で、内閣が決める!
(3). (1)と(2)で定められた方針、改定率に沿って、改定の内容を中医協で議論する。
ちょっと脱線しますが基本方針について解説しちゃうと
診療報酬改定は単に点数の上げ下げではなく医療現場に存在する問題点を少しでも是正したり「あるべき医療の姿」に一歩でも近づけることを目標に点数を調整していくものです

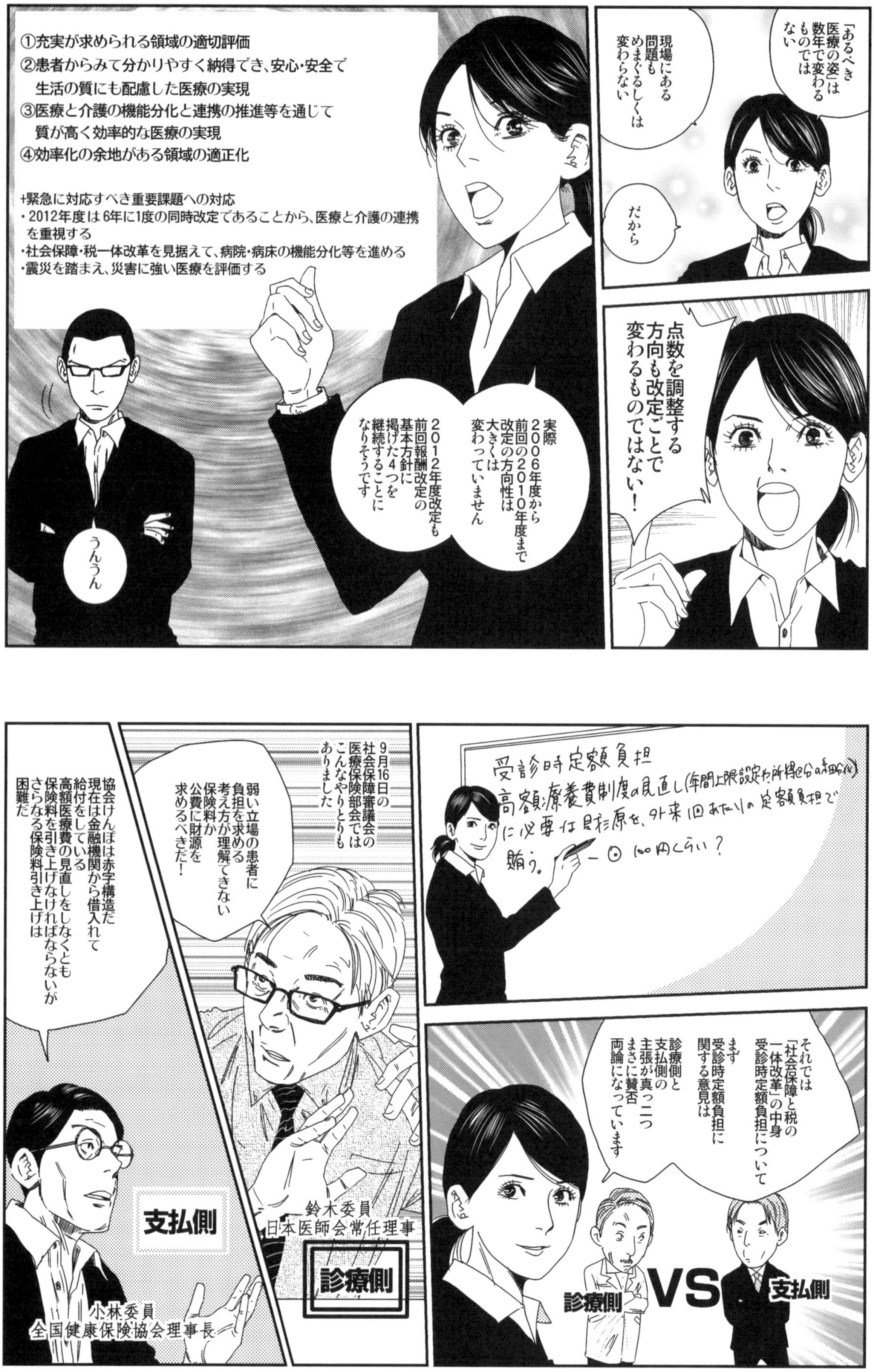
「あるべき医療の姿」は数年で変わるものではない
現場にある問題もめまぐるしくは変わらない
だから
点数を調整する方向も改定ごとで変わるものではない!
①充実が求められる領域の適切評価
②患者からみて分かりやすく納得でき、安心・安全で生活の質にも配慮した医療の実現
③医療と介護の機能分化と連携の推進等を通じて質が高く効率的な医療の実現
④効率化の余地がある領域の適正化
+緊急に対応すべき重要課題への対応
・2012年度は6年に1度の同時改定であることから、医療と介護の連携を重視する
・社会保障・税一体改革を見据えて、病院・病床の機能分化等を進める
・震災を踏まえ、災害に強い医療を評価する
実際2006年度から前回の2010年度まで改定の方向性は大きくは変わっていません
2012年度改定も前回報酬改定の基本方針に掲げた4つを継続することになりそうです
うんうん
受診時定額負担
高額療養費制度の見直し(年間上限設定や所得区分の細分化)
に必要な財源を、外来1回あたりの定額負担で
賄う。—1回100円くらい?
それでは「社会保障と税の一体改革」の中身 受診時定額負担について
まず受診時定額負担に関する意見は
診療側と支払側の主張が真っ二つ まさに賛否両論になっています
診療側
VS
支払側
9月16日の社会保障審議会の医療保険部会ではこんなやりとりもありました
弱い立場の患者に負担を求める考え方が理解できない 保険料か公費に財源を求めるべきだ!
鈴木委員
日本医師会常任理事
診療側
協会けんぽは赤字構造だ 現在は金融機関から借入れて給付をしている 高額医療費の見直しをしなくとも保険料を引き上げなければならないが さらなる保険料引き上げは困難だ
支払側
小林委員
全国健康保険協会理事長

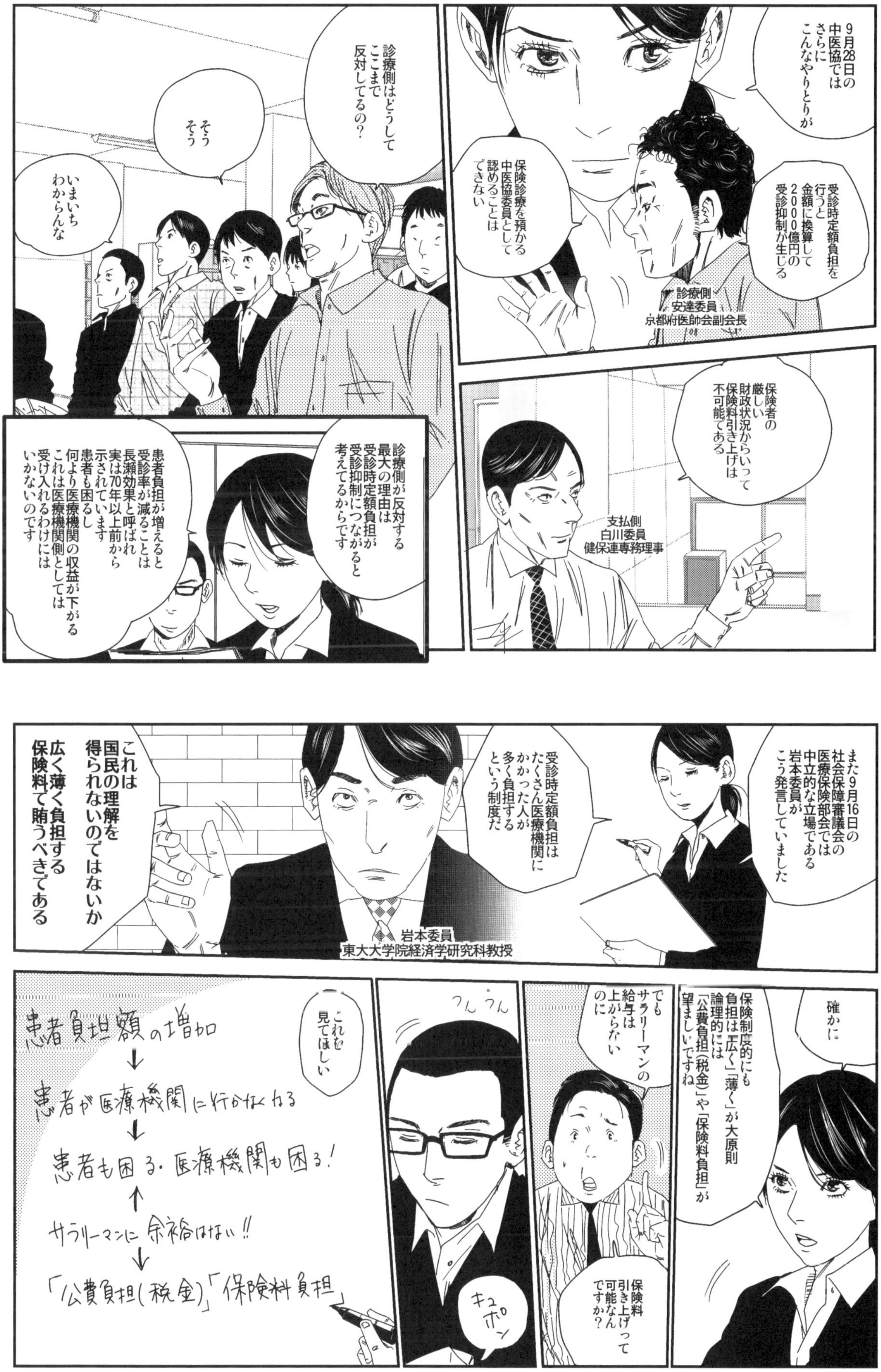
9月28日の中医協ではさらにこんなやりとりが
受診時定額負担を行うと金額に換算して2000億円の受診抑制が生じる
保険診療を預かる中医協委員として認めることはできない
診療側
安達委員
京都府医師会副会長
診療側はどうしてここまで反対してるの?
そうそう
いまいちわからんな
保険者の厳しい財政状況からいって保険料引き上げは不可能である
支払側
白川委員
健保連専務理事
診療側が反対する最大の理由は受診時定額負担が受診抑制につながると考えてるからです
患者負担が増えると受診率が減ることは長瀬効果と呼ばれ実は70年以上前から示されています
患者も困るし何より医療機関の収益が下がるこれは医療機関側としては受け入れるわけにはいかないのです
また9月16日の社会保障審議会の医療保険部会では中立的な立場である岩本委員がこう発言していました
受診時定額負担はたくさん医療機関にかかった人が多く負担するという制度だ
これは国民の理解を得られないのではないか
広く薄く負担する保険料で賄うべきである
岩本委員
東大大学院経済学研究科教授
確かに
保険制度的にも負担は「広く」「薄く」が大原則
論理的には「公費負担(税金)」や「保険料負担」が望ましいですね
でもサラリーマンの給与は上がらないのに
保険料引き上げって可能なんですか?
うんうん
キュポン
これを見てほしい
患者負担額の増加
↓
患者が医療機関に行かなくなる
↓
患者も困る・医療機関も困る!
↑
サラリーマンに余裕はない!!
↓
「公費負担(税金)」「保険料負担」

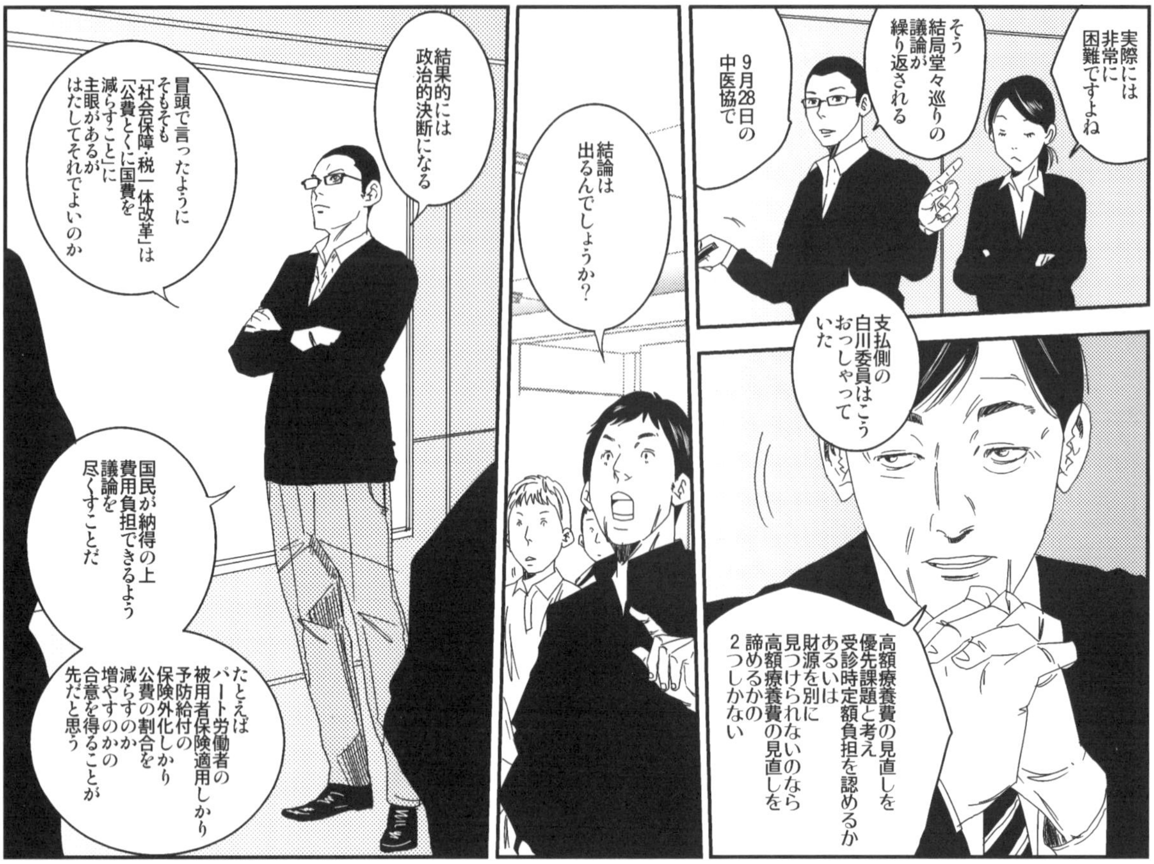
実際には非常に困難ですよね
そう結局堂々巡りの議論が繰り返される
9月28日の中医協で
支払側の白川委員はこうおっしゃっていた
高額療養費の見直しを優先課題と考え受診時定額負担を認めるかあるいは財源を別に見つけられないのなら高額療養費の見直しを諦めるかの2つしかない
結論は出るんでしょうか?
結果的には政治的決断になる
冒頭で言ったようにそもそも「社会保障・税一体改革」は「公費とくに国費を減らすこと」に主眼があるがはたしてそれでよいのか
国民が納得の上費用負担できるよう議論を尽くすことだ
たとえばパート労働者の被用者保険適用しかり予防給付の保険外化しかり公費の割合を減らすのか増やすのか合意を得ることが先だと思う

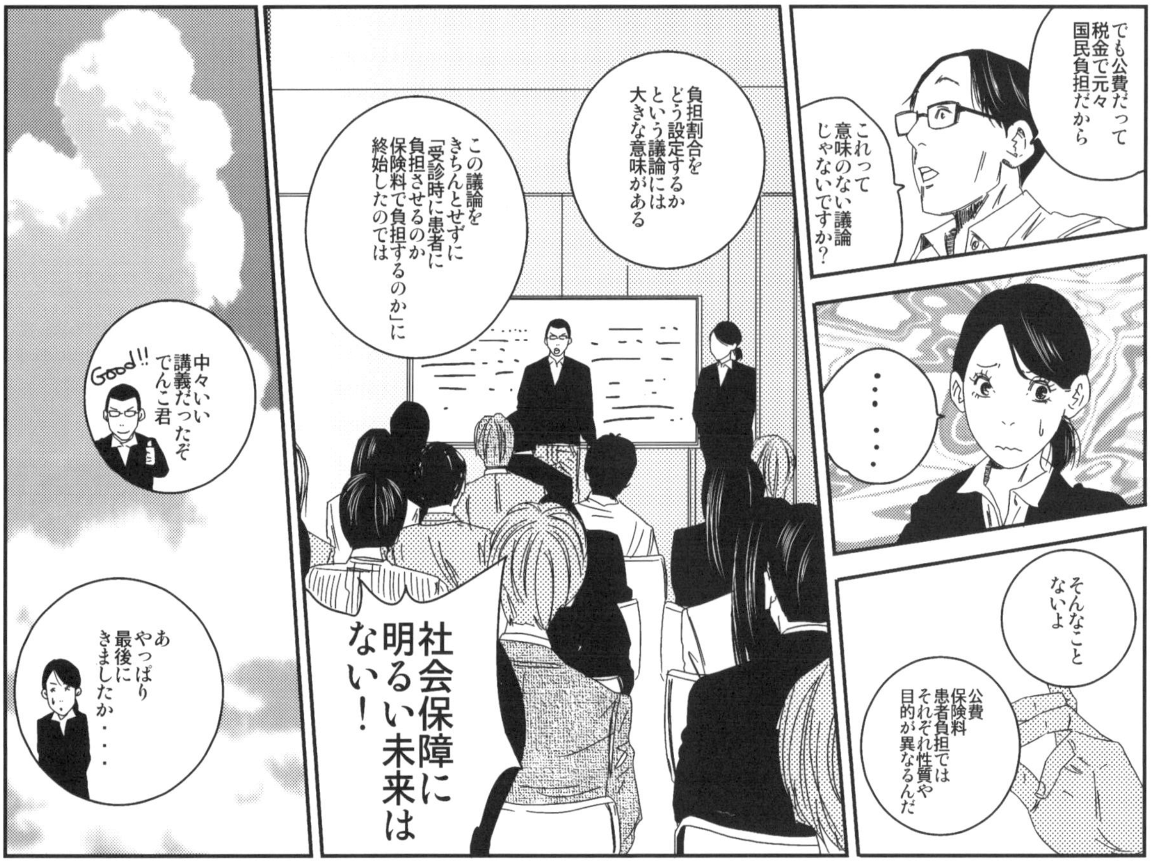
でも公費だって税金で元々国民負担だから
これって意味のない議論じゃないですか?
・・・・・・
そんなことないよ
公費保険料患者負担ではそれぞれ性質や目的が異なるんだ
負担割合をどう設定するかという議論には大きな意味がある
この議論をきちんとせずに「受診時に患者に負担させるのか保険料で負担するのか」に終始したのでは
社会保障に明るい未来はない!
中々いい講義だったぞでんこ君
Good!!
あやっぱり最後にきましたか・・・

第2話 厚労省の内部組織のひみつ

がん対策推進基本計画と生活習慣病対策

厚生労働省 保険局 医療課

2011

東日本大震災▶

2011年 11月

2012

診療報酬改定▶
介護報酬改定

2013

2014

診療報酬改定▶

現在

当時の状況

担当政権：民主党・国民新党
総理大臣：野田 佳彦
厚生労働大臣：小宮山 洋子

当時の主なニュース

・東日本大震災の復興財源法が成立
・オウム裁判終結
・宇宙飛行士 古川聡さん無事に帰還。宇宙滞在日本人最長の167日
・プロ野球、ソフトバンクが日本一

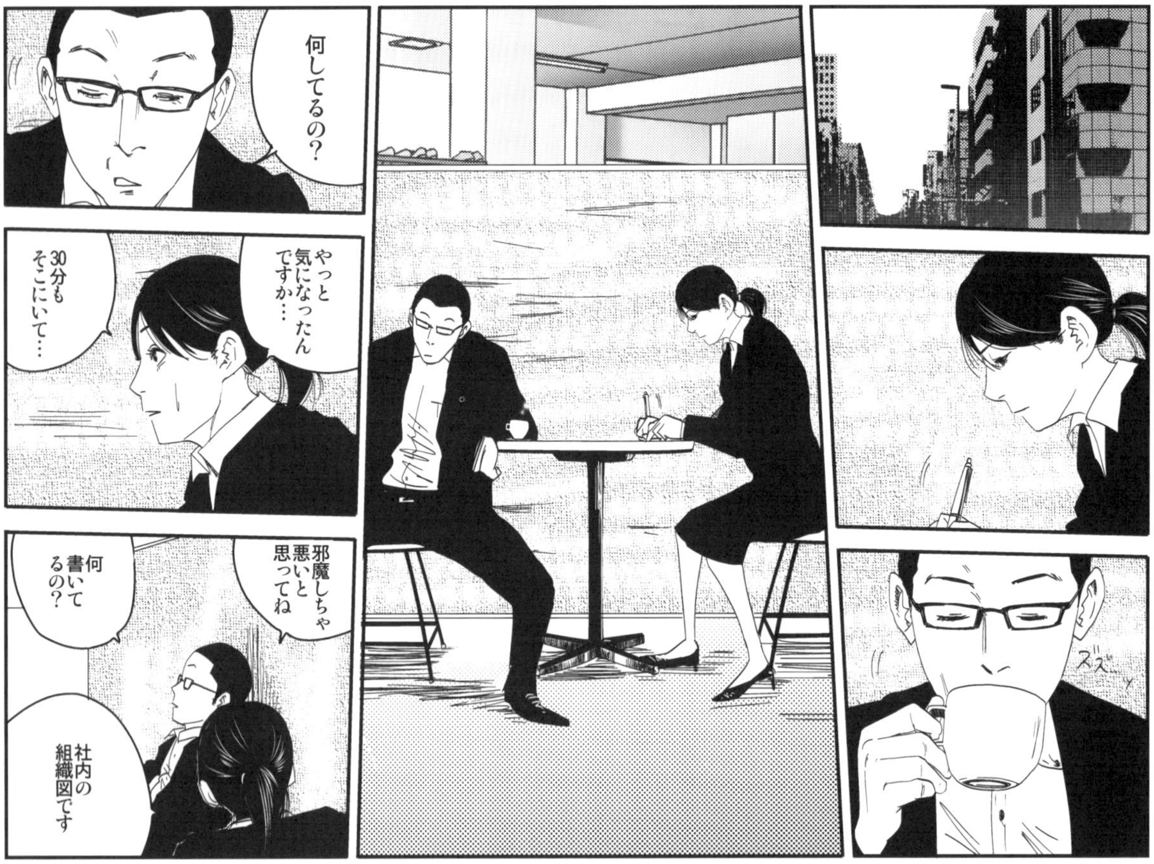
ズズッ
何してるの？
やっと気になったんですか…
30分もそこにいて…
邪魔しちゃ悪いと思ってね
何書いてるの？
社内の組織図です

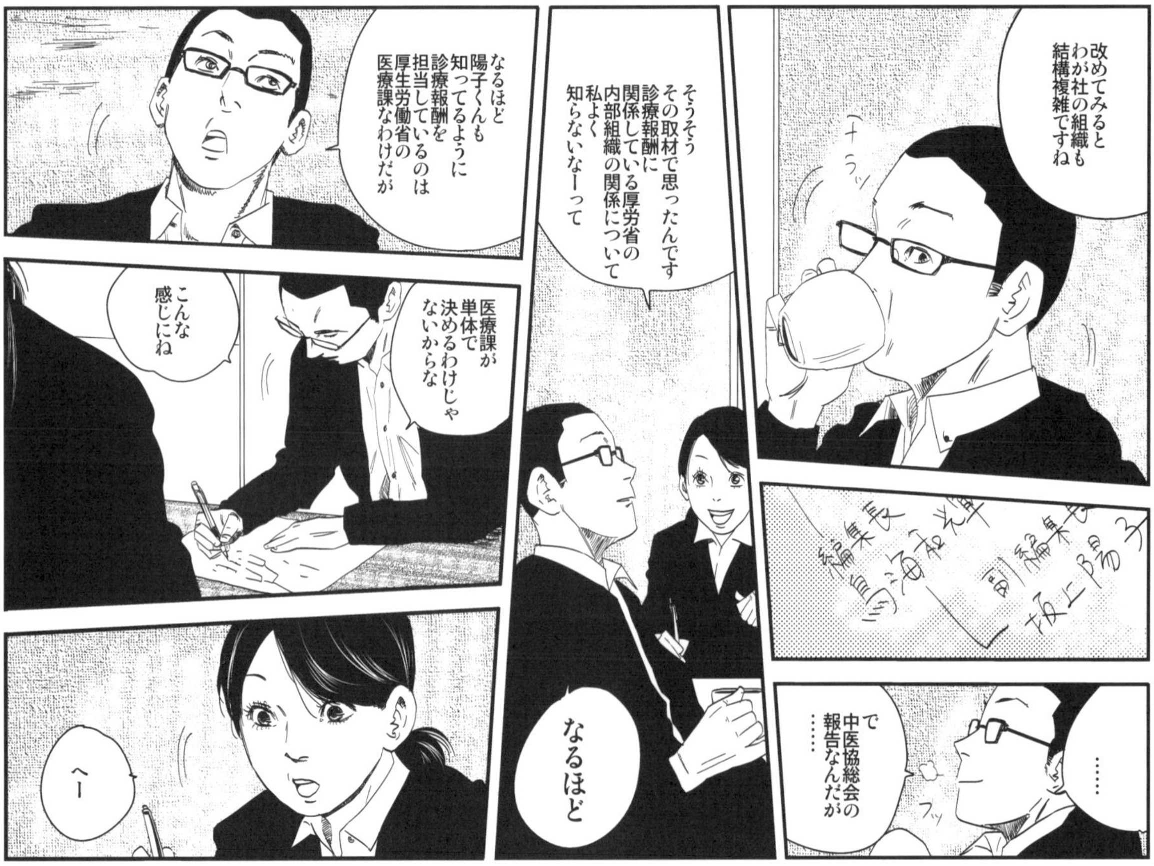
改めてみるとわが社の組織も結構複雑ですね
チラッ
そうそう その取材で思ったんです 診療報酬に関係している厚労省の内部組織の関係について私よく知らないなーって
なるほど 陽子くんも知ってるように診療報酬を担当しているのは厚生労働省の医療課なわけだが
編集長
副編集長 坂上陽子
医療課が単体で決めるわけじゃないからな
こんな感じにね
で中医協総会の報告なんだが……
フッ
……
なるほど
へー

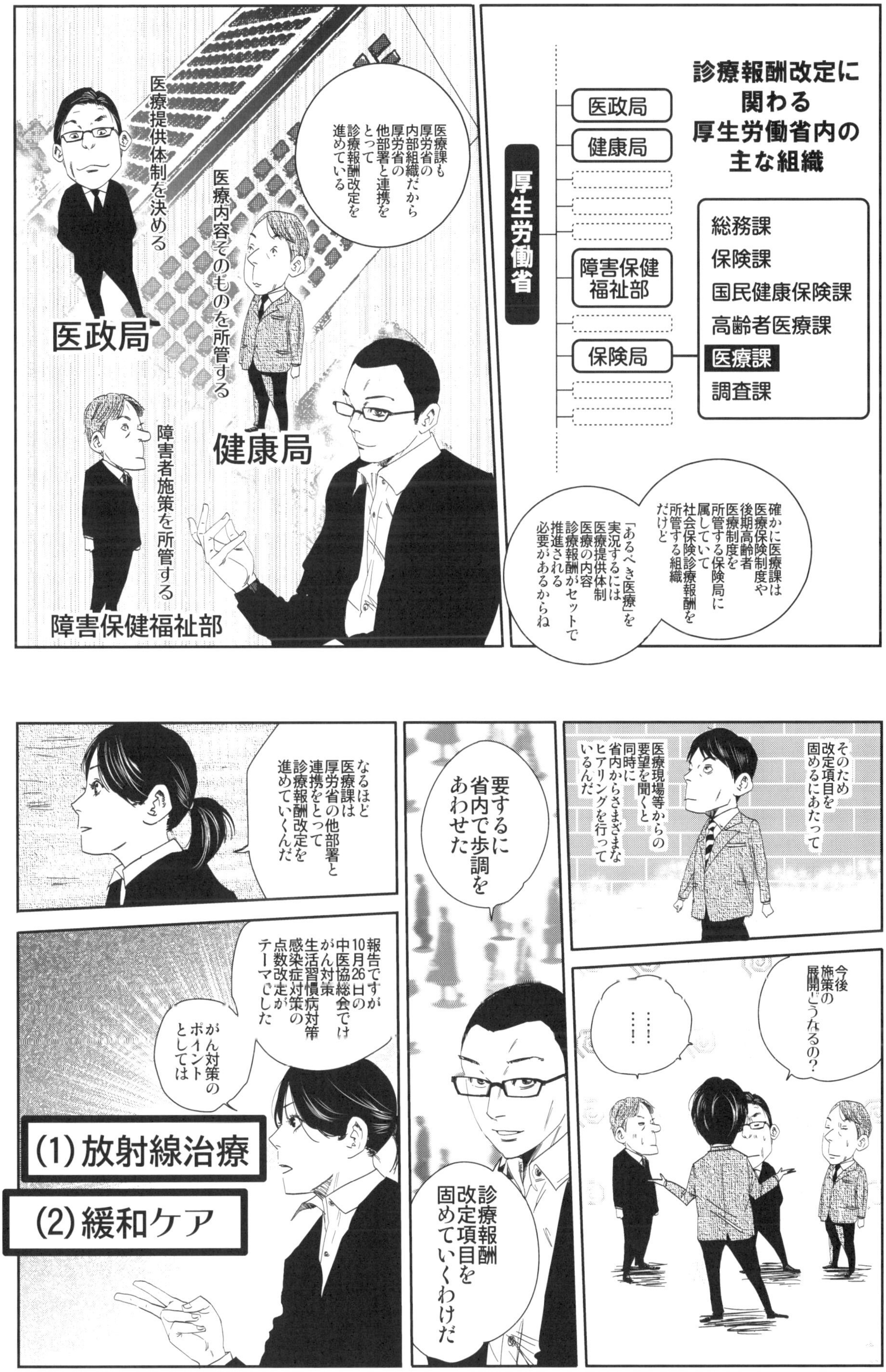
診療報酬改定に関わる厚生労働省内の主な組織
厚生労働省
医政局
健康局
障害保健福祉部
保険局
総務課
保険課
国民健康保険課
高齢者医療課
医療課
調査課
確かに医療課は医療保険制度や後期高齢者医療制度を所管する保険局に属していて社会保険診療報酬を所管する組織だけど
「あるべき医療」を実況するには医療提供体制医療の内容診療報酬がセットで推進される必要があるからね
医療課も厚労省の内部組織だから厚労省の他部署と連携をとって診療報酬改定を進めている
医療提供体制を決める
医政局
医療内容そのものを所管する
健康局
障害者施策を所管する
障害保健福祉部
そのため改定項目を固めるにあたって
医療現場等からの要望を聞くと同時に省内からさまざまなヒアリングを行っているんだ
要するに省内で歩調をあわせた
なるほど医療課は厚労省の他部署と連携をとって診療報酬改定を進めていくんだ
今後施策の展開どうなるの？
……
……
診療報酬改定項目を固めていくわけだ
報告ですが10月26日の中医協総会ではがん対策生活習慣病対策感染症対策の点数改定がテーマでした
がん対策のポイントとしては
(1)放射線治療
(2)緩和ケア

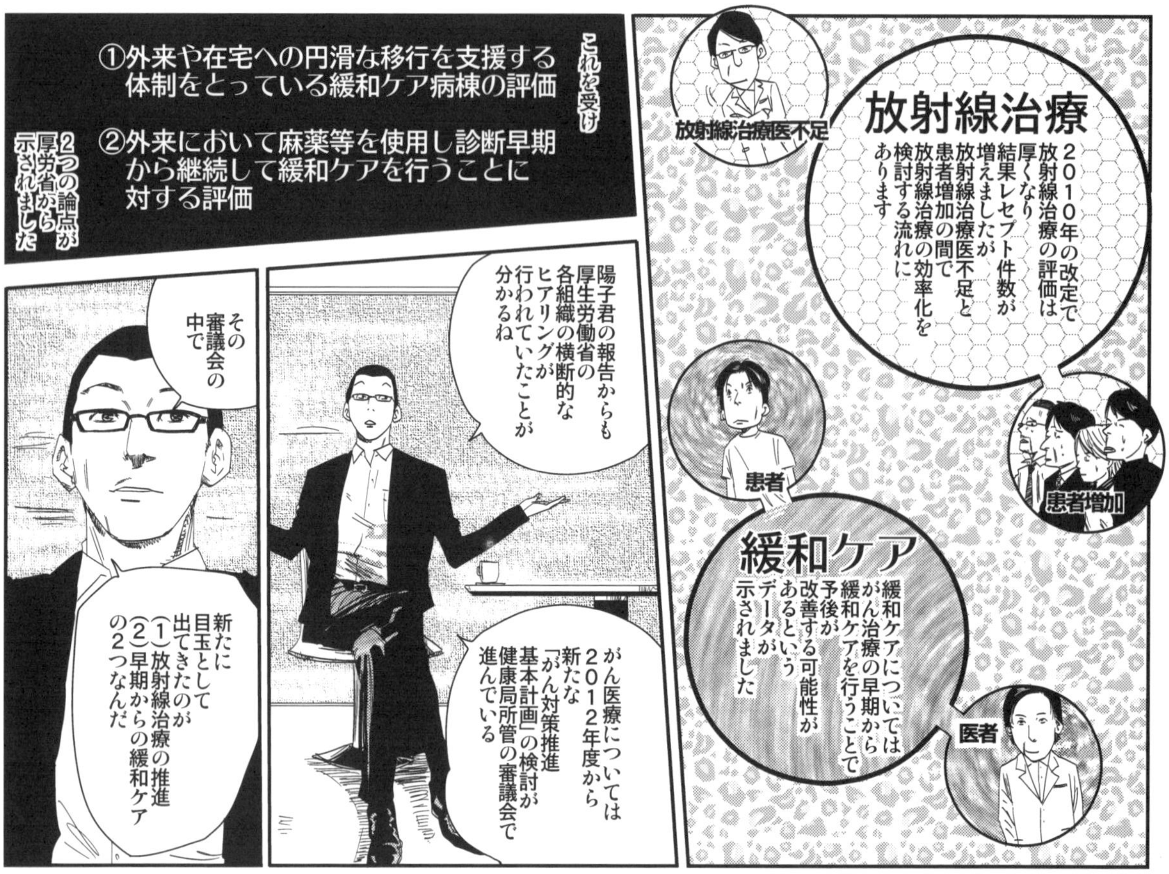
放射線治療医不足
放射線治療
2010年の改定で放射線治療の評価は厚くなり結果レセプト件数が増えましたが放射線治療医不足と患者増加の間で放射線治療の効率化を検討する流れにあります
患者増加
患者
緩和ケア
緩和ケアについてはがん治療の早期から緩和ケアを行うことで予後が改善する可能性があるというデータが示されました
医者
これを受け
①外来や在宅への円滑な移行を支援する体制をとっている緩和ケア病棟の評価
②外来において麻薬等を使用し診断早期から継続して緩和ケアを行うことに対する評価
2つの論点が厚労省から示されました
陽子君の報告からも厚生労働省の各組織の横断的なヒアリングが行われていたことが分かるね
がん医療については2012年度から新たな「がん対策推進基本計画」の検討が健康局所管の審議会で進んでいる
その審議会の中で
新たに目玉として出てきたのが(1)放射線治療の推進(2)早期からの緩和ケアの2つなんだ

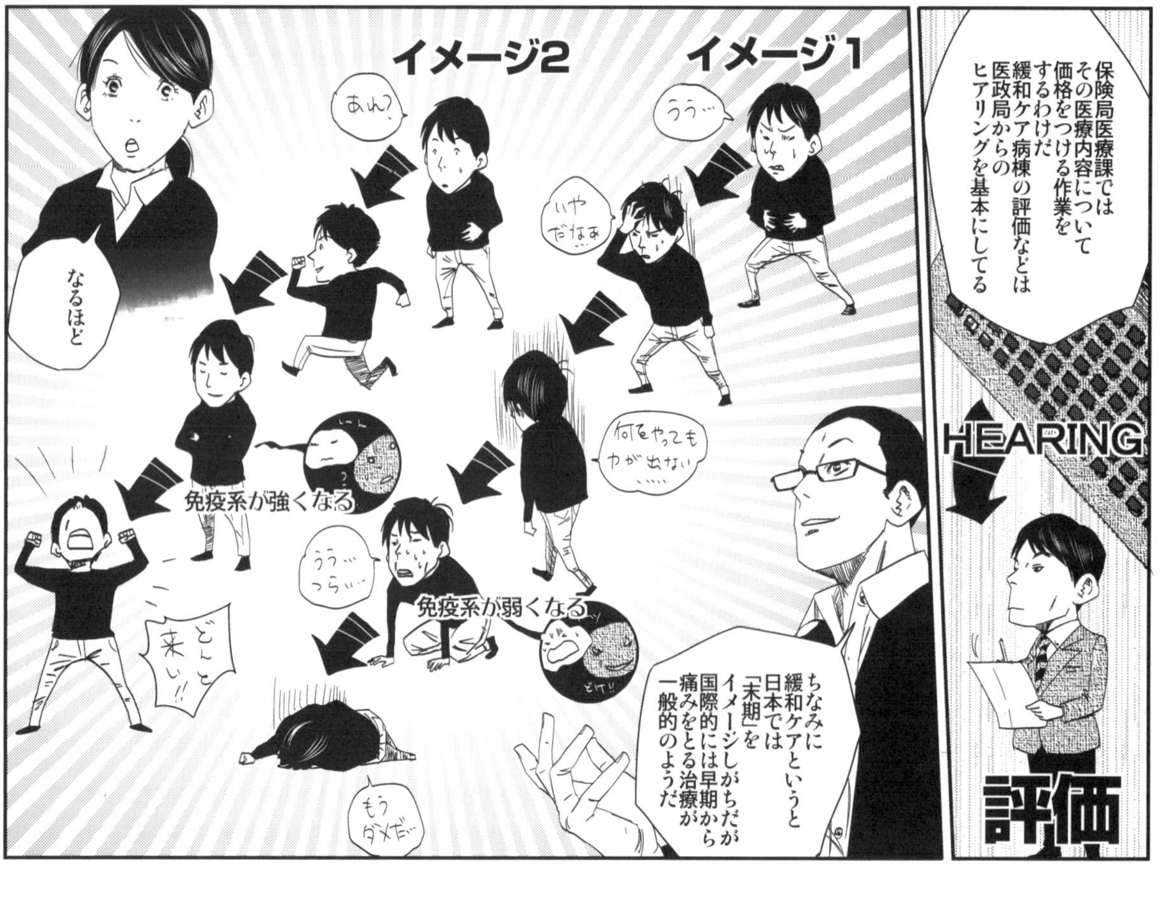
保険局医療課ではその医療内容について価格をつける作業をするわけだ緩和ケア病棟の評価などは医政局からのヒアリングを基本にしてる
HEARING
評価
イメージ1
うう…
いやだなぁ…
何をやっても力が出ない……
イメージ2
あれ?
免疫系が強くなる
どんと来い!!
免疫系が弱くなる
うう…つらい…
もうダメだ…
ちなみに緩和ケアというと日本では「末期」をイメージしがちだが国際的には早期から痛みをとる治療が一般的のようだ
なるほど

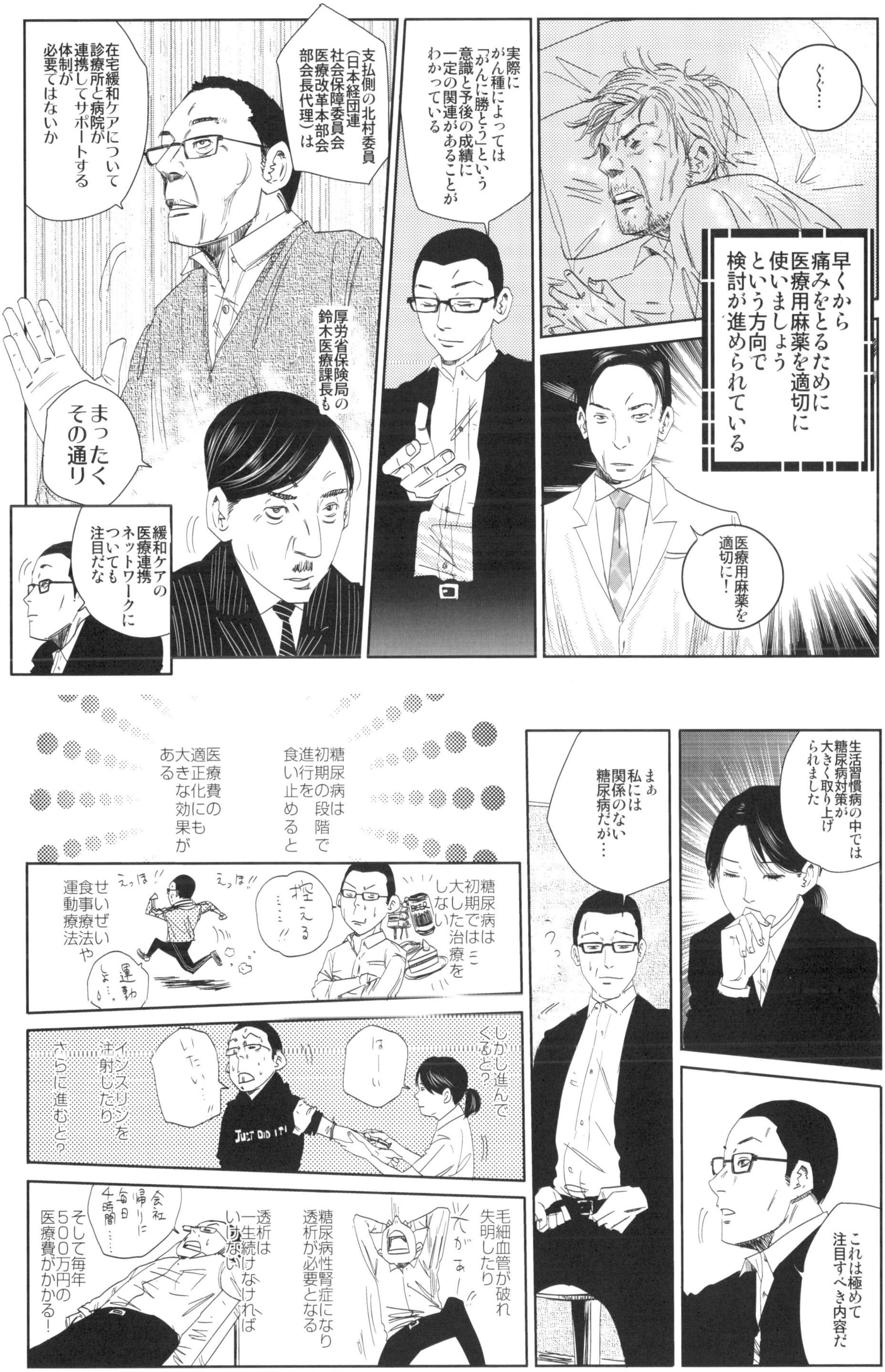
ぐぐ…
早くから痛みをとるために医療用麻薬を適切に使いましょうという方向で検討が進められている
医療用麻薬を適切に!
実際にがん種によっては「がんに勝とう」という意識と予後の成績に一定の関連があることがわかっている
厚労省保険局の鈴木医療課長も
支払側の北村委員（日本経団連社会保障委員会医療改革本部会部会長代理）は
在宅緩和ケアについて診療所と病院が連携してサポートする体制が必要ではないか
まったくその通り
緩和ケアの医療連携ネットワークについても注目だな
生活習慣病の中では糖尿病対策が大きく取り上げられました
まぁ私には関係のない糖尿病だが…
これは極めて注目すべき内容だ
糖尿病は初期の段階で進行を食い止めると医療適正化にも大きな効果がある
糖尿病は初期では大した治療をしない
控える……!!
BEER
せいぜい食事療法や運動療法
えっほ!!
えっほ!!
運動よ…
しかし進んでくると?
はーい
いたい…
JUST DID IT!
インスリンを注射したり
さらに進むと?
毛細血管が破れ失明したり
糖尿病性腎症になり透析が必要となる
透析は一生続けなければいけない
会社帰りに毎日4時間……
そして毎年500万円の医療費がかかる!

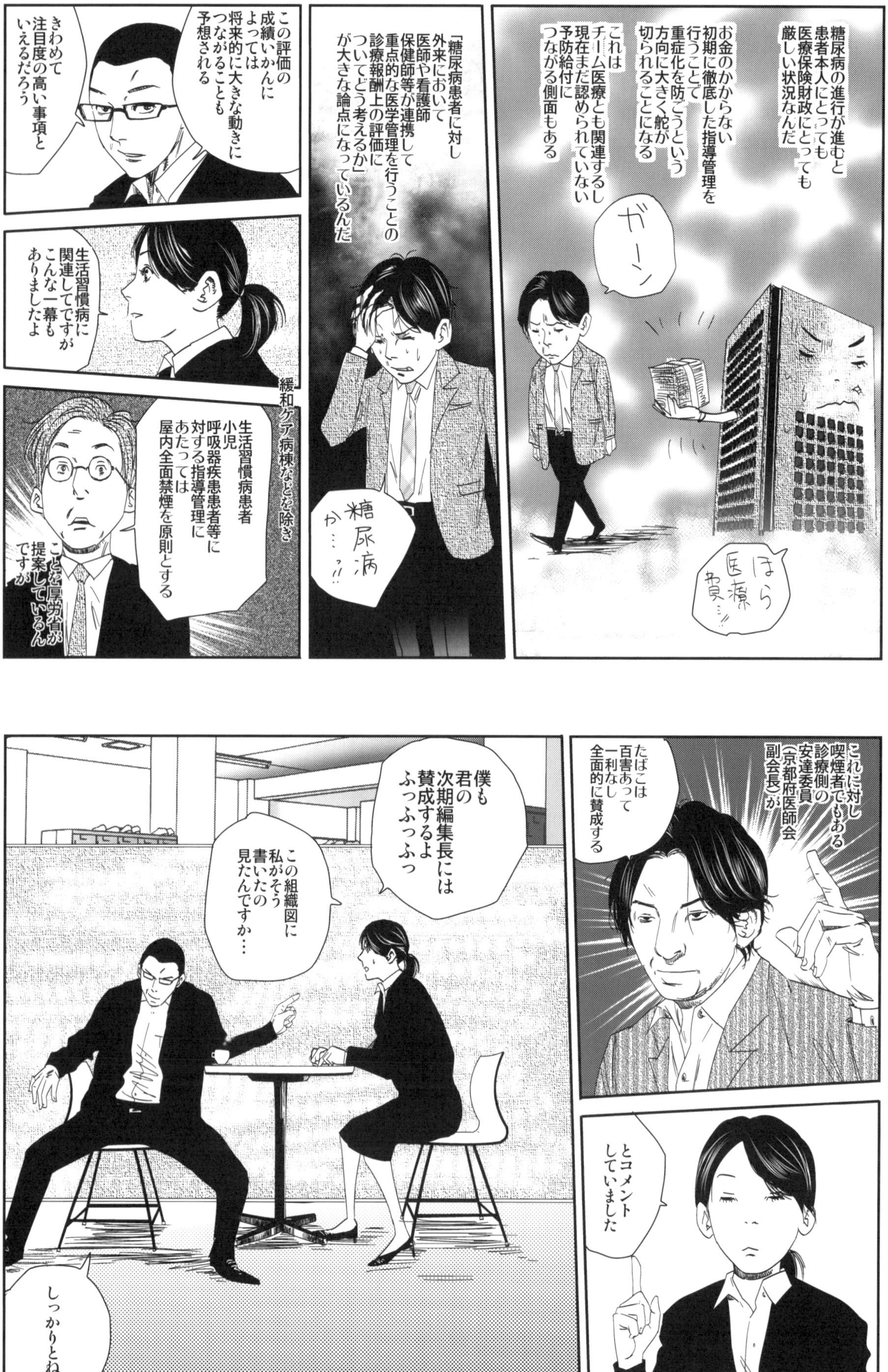
糖尿病の進行が進むと患者本人にとっても医療保険財政にとっても厳しい状況なんだ
お金のかからない初期に徹底した指導管理を行うことで重症化を防ごうという方向に大きく舵が切られることになる
これはチーム医療とも関連するし現在まだ認められていない予防給付につながる側面もある
ガーン
ほら医療費…!!
「糖尿病患者に対し外来において医師や看護師保健師等が連携して重点的な医学管理を行うことの診療報酬上の評価についてどう考えるか」が大きな論点になっているんだ
糖尿病か…?!!
この評価の成績いかんによっては将来的に大きな動きにつながることも予想される
きわめて注目度の高い事項といえるだろう
生活習慣病に関連してですがこんな一幕もありましたよ
緩和ケア病棟などを除き
生活習慣病患者小児呼吸器疾患患者等に対する指導管理にあたっては屋内全面禁煙を原則とする
ことを厚労省が提案しているんですが
これに対し喫煙者でもある診療側の安達委員（京都府医師会副会長）が
たばこは百害あって一利なし全面的に賛成する
とコメントしていました
僕も君の次期編集長には賛成するよふっふっふっ
この組織図に私がそう書いたの見たんですか…
しっかりとね

第3話　改定率のひみつ

プラス改定か？マイナス改定か？それが問題だ

厚生労働省 大臣官房 総務課

2011

東日本大震災▶

2011年 12月

2012

診療報酬改定▶
介護報酬改定

2013

2014

診療報酬改定▶

現在

当時の状況

担当政権：民主党・国民新党
総理大臣：野田 佳彦
厚生労働大臣：小宮山 洋子

当時の主なニュース

- 改正年金法成立
- 復興特区法、復興庁設置法が成立
- 診療報酬 0.004%引き上げ
- 柏レイソルが J1 リーグ初優勝

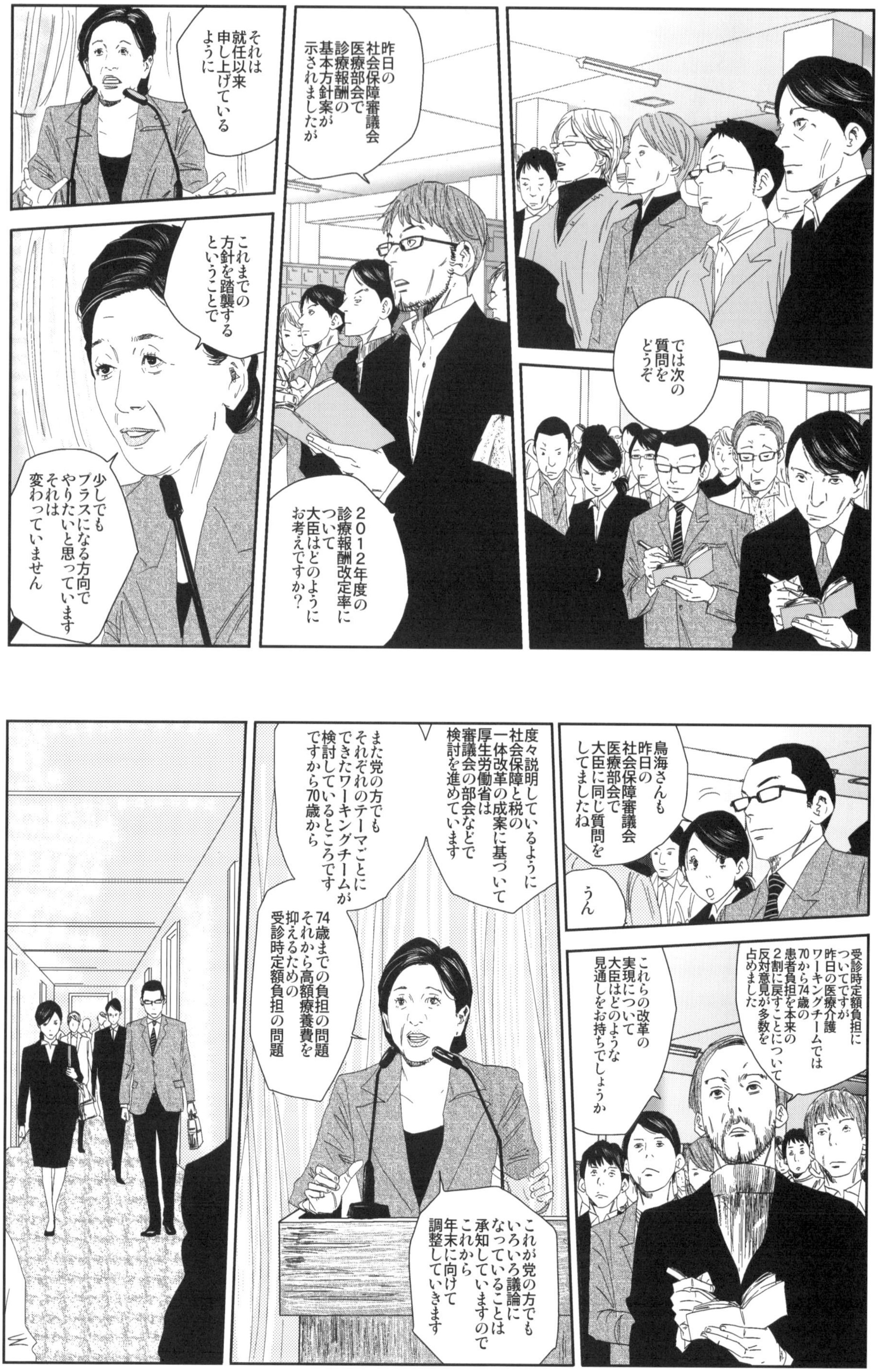
では次の質問をどうぞ
昨日の社会保障審議会医療部会で診療報酬の基本方針案が示されましたが
2012年度の診療報酬改定率について大臣はどのようにお考えですか？
それは就任以来申し上げているように
これまでの方針を踏襲するということで
少しでもプラスになる方向でやりたいと思っています それは変わっていません
鳥海さんも昨日の社会保障審議会医療部会で大臣に同じ質問をしてましたね
うん
受診時定額負担についてですが昨日の医療介護ワーキングチームでは70から74歳の患者負担を本来の2割に戻すことについて反対意見が多数を占めました
これらの改革の実現について大臣はどのような見通しをお持ちでしょうか
度々説明しているように社会保障と税の一体改革の成案に基づいて厚生労働省は審議会の部会などで検討を進めています
また党の方でもそれぞれのテーマごとにできたワーキングチームが検討しているところです ですから70歳から
74歳までの負担の問題 それから高額療養費を抑えるための受診時定額負担の問題
これが党の方でもいろいろ議論になっていることは承知していますので これから年末に向けて調整していきます

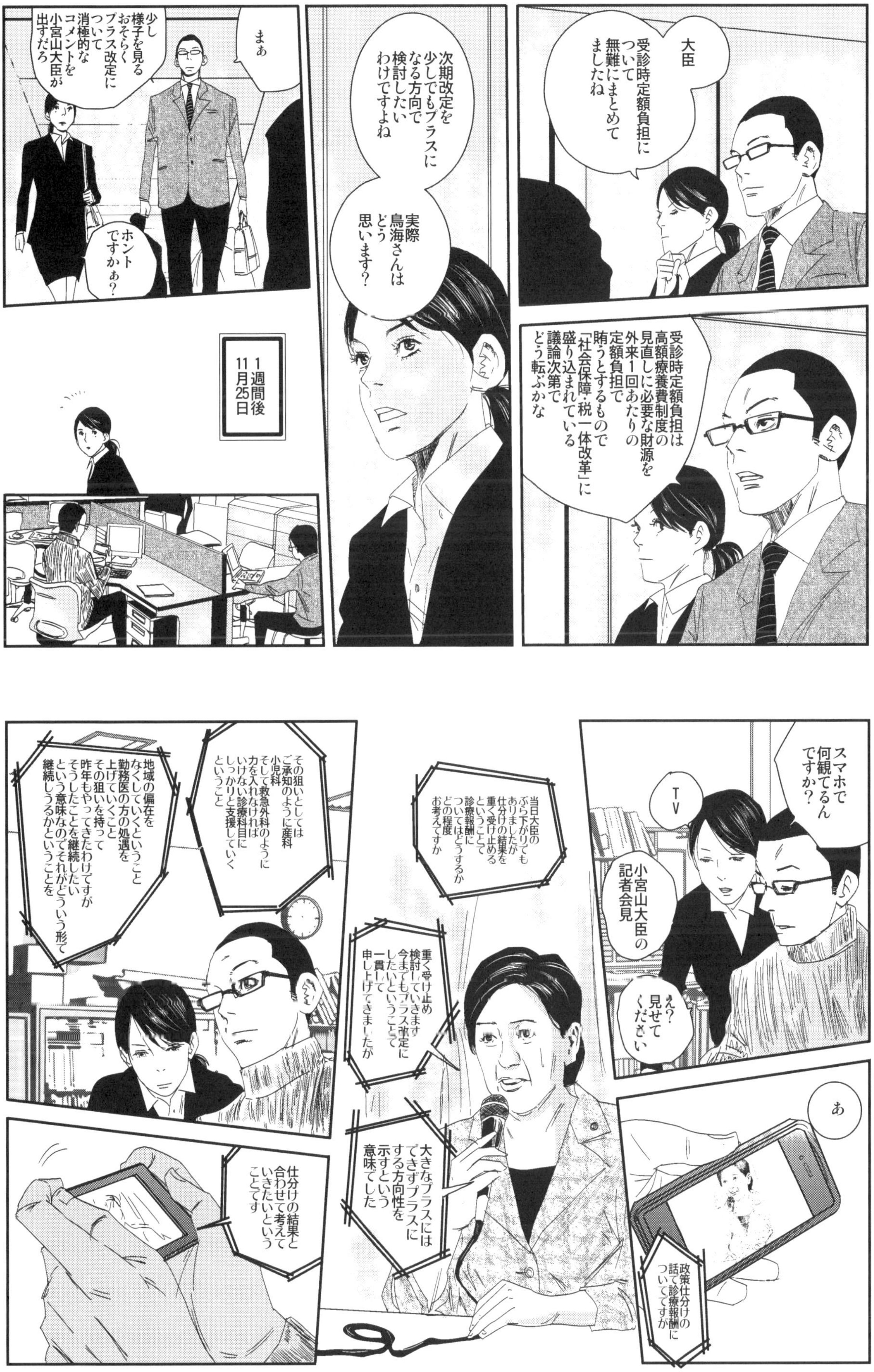
大臣 受診時定額負担について無難にまとめてましたね
次期改定を少しでもプラスになる方向で検討したいわけですよね
実際鳥海さんはどう思います？
まぁ
少し様子を見るおそらくプラス改定について消極的なコメントを小宮山大臣が出すだろ
ホントですかぁ？
受診時定額負担は高額療養費制度の見直しに必要な財源を外来1回あたりの定額負担で賄うとするもので「社会保障・税一体改革」に盛り込まれている議論次第でどう転ぶかな
1週間後 11月25日
スマホで何観てるんですか？
TV
小宮山大臣の記者会見
え？ 見せてください
あ
政策仕分けの話で診療報酬についてですが
当日大臣のぶら下がりでもありましたが仕分けの結果を重く受け止めるということで診療報酬についてはどうするかどの程度お考えですか
重く受け止め検討していきます今までもプラス改定にしたいということで一貫して申し上げてきましたが
大きなプラスにはできずプラスにする方向性を示すという意味でした
その狙いとしてはご承知のように産科小児科そして救急外科のように力を入れなければいけない診療科目にしっかりと支援していくということ
地域の偏在をなくしていくということ勤務医の方の処遇を上げていくことその狙いを持って昨年もやってきたわけですがそうしたことを継続したいという意味なのでそれがどういう形で継続しうるかということを
仕分けの結果と合わせて考えていきたいということです

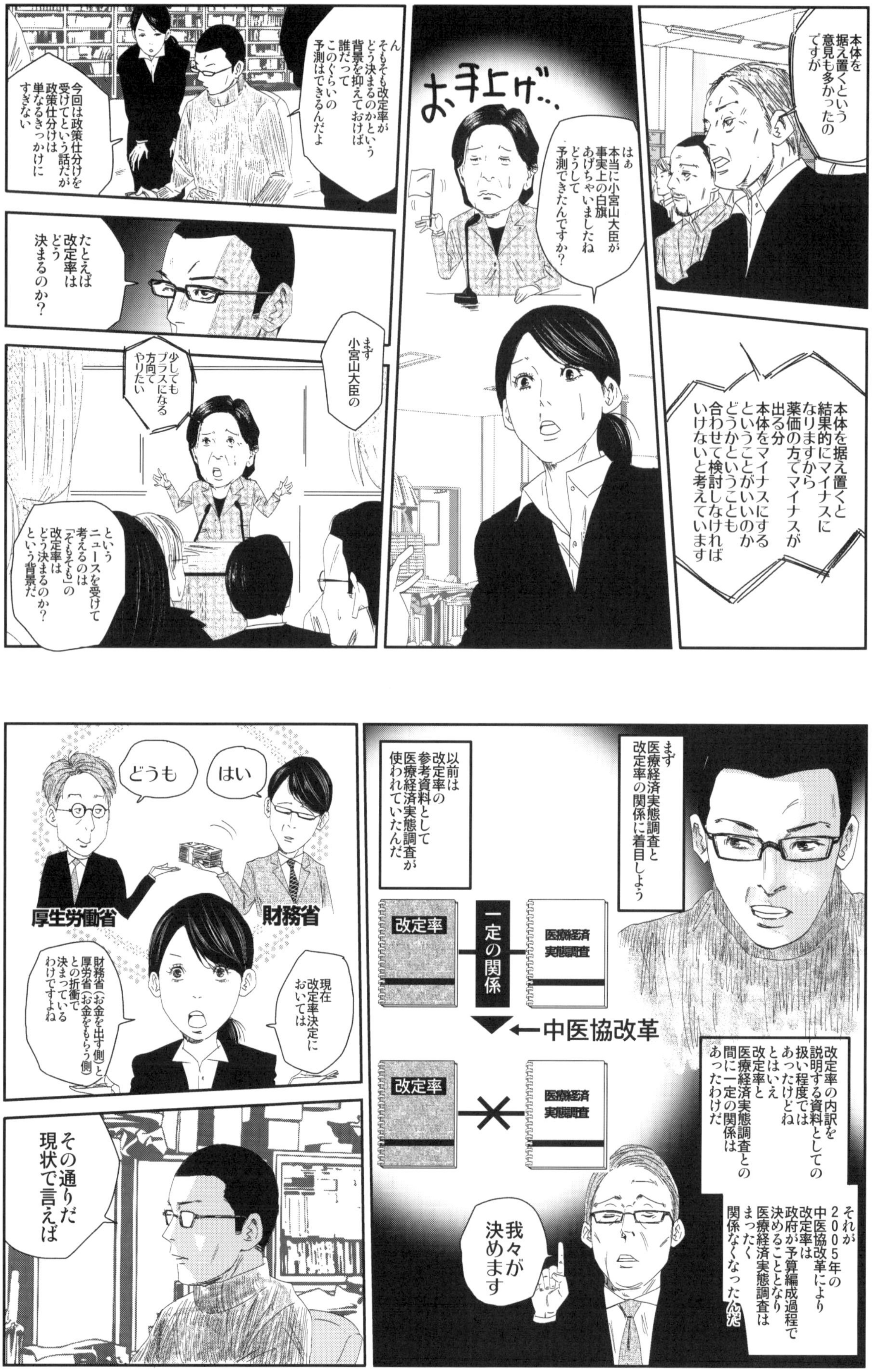
本体を据え置くという意見も多かったのですが
お手上げ…
はぁ 本当に小宮山大臣が事実上の白旗あげちゃいましたね どうして予測できたんですか？
ん
そもそも改定率がどう決まるのかという背景を抑えておけば誰だって このぐらいの予測はできるんだよ
今回は政策仕分けを受けてという話だが政策仕分けは単なるきっかけにすぎない
本体を据え置くと結果的にマイナスになりますから薬価の方でマイナスが出る分本体をマイナスにするということがいいのかどうかということも合わせて検討しなければいけないと考えています
たとえば改定率はどう決まるのか？
まず小宮山大臣の
少しでもプラスになる方向でやりたい
というニュースを受けて考えるのは「そもそも」の改定率はどう決まるのか？という背景だ
まず医療経済実態調査と改定率の関係に着目しよう
以前は改定率の参考資料として医療経済実態調査が使われていたんだ
改定率
一定の関係
医療経済実態調査
中医協改革
改定率
医療経済実態調査
改定率の内訳を説明する資料としての扱い程度ではあったけどね とはいえ改定率と医療経済実態調査との間に一定の関係はあったわけだ
それが2005年の中医協改革により改定率は政府が予算編成過程で決めることとなり医療経済実態調査はまったく関係なくなったんだ
我々が決めます
どうも
はい
厚生労働省
財務省
現在改定率決定においては
財務省（お金を出す側）と厚労省（お金をもらう側）との折衝で決まっているわけですよね
その通りだ 現状で言えば

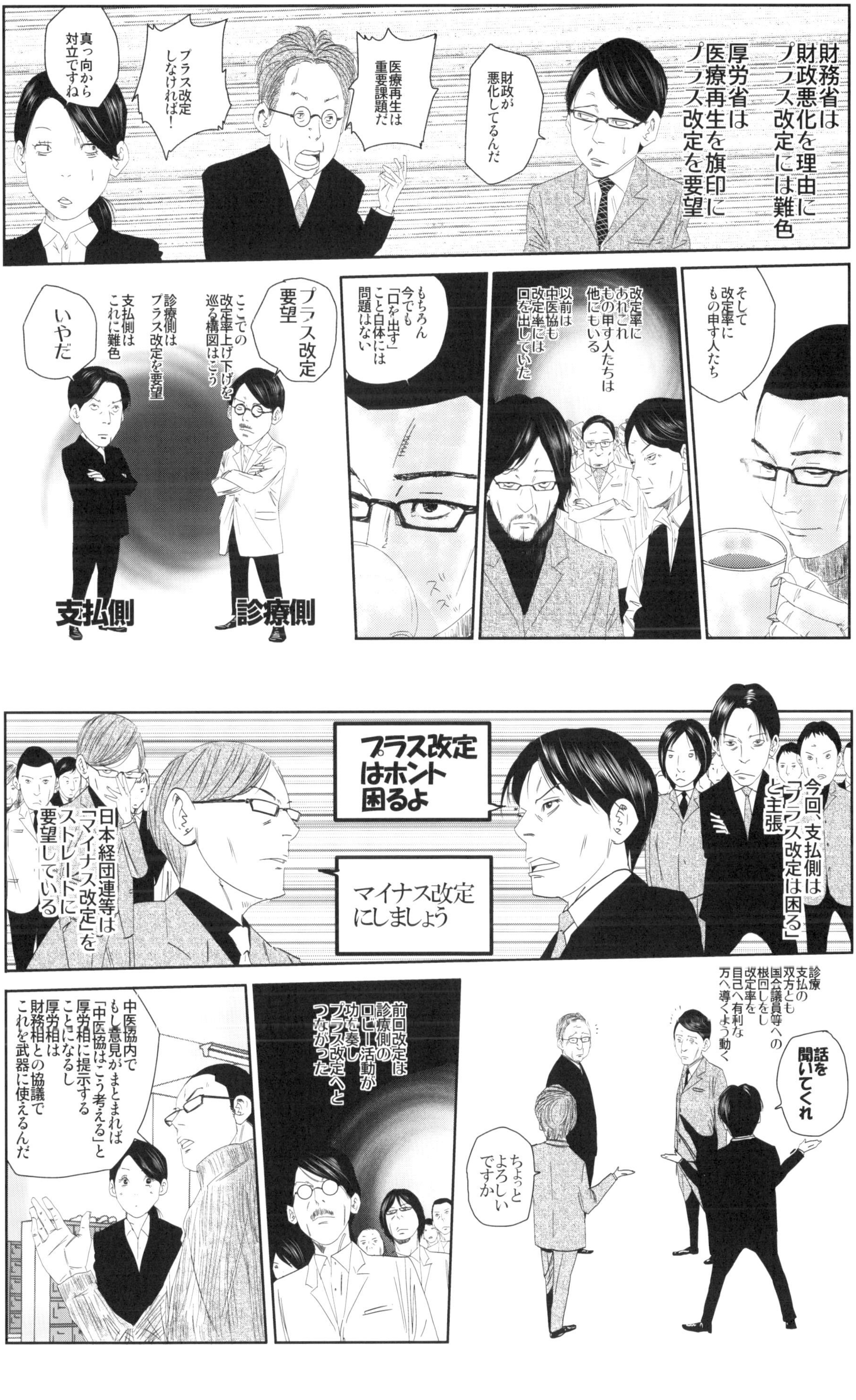

財務省は財政悪化を理由にプラス改定には難色
厚労省は医療再生を旗印にプラス改定を要望
財政が悪化してるんだ
医療再生は重要課題だ
プラス改定しなければ!
真っ向から対立ですね
そして改定率にもの申す人たち
改定率にあれこれもの申す人たちは他にもいる
以前は中医協も改定率には口を出していた
もちろん今でも「口を出す」こと自体には問題はない
ここでの改定率上げ下げを巡る構図はこう
プラス改定要望
診療側はプラス改定を要望
支払側はこれに難色
いやだ
診療側
支払側
今回、支払側は「プラス改定は困る」と主張
プラス改定はホント困るよ
マイナス改定にしましょう
日本経団連等は「マイナス改定」をストレートに要望している
診療支払の双方とも国会議員等への根回しをし改定率を自己へ有利な方へ導くよう動く
話を聞いてくれ
ちょっとよろしいですか
前回改定は診療側のロビー活動が功を奏しプラス改定へとつながった
中医協内でもし意見がまとまれば「中医協はこう考える」と厚労相に提示することになるし厚労相は財務相との協議でこれを武器に使えるんだ

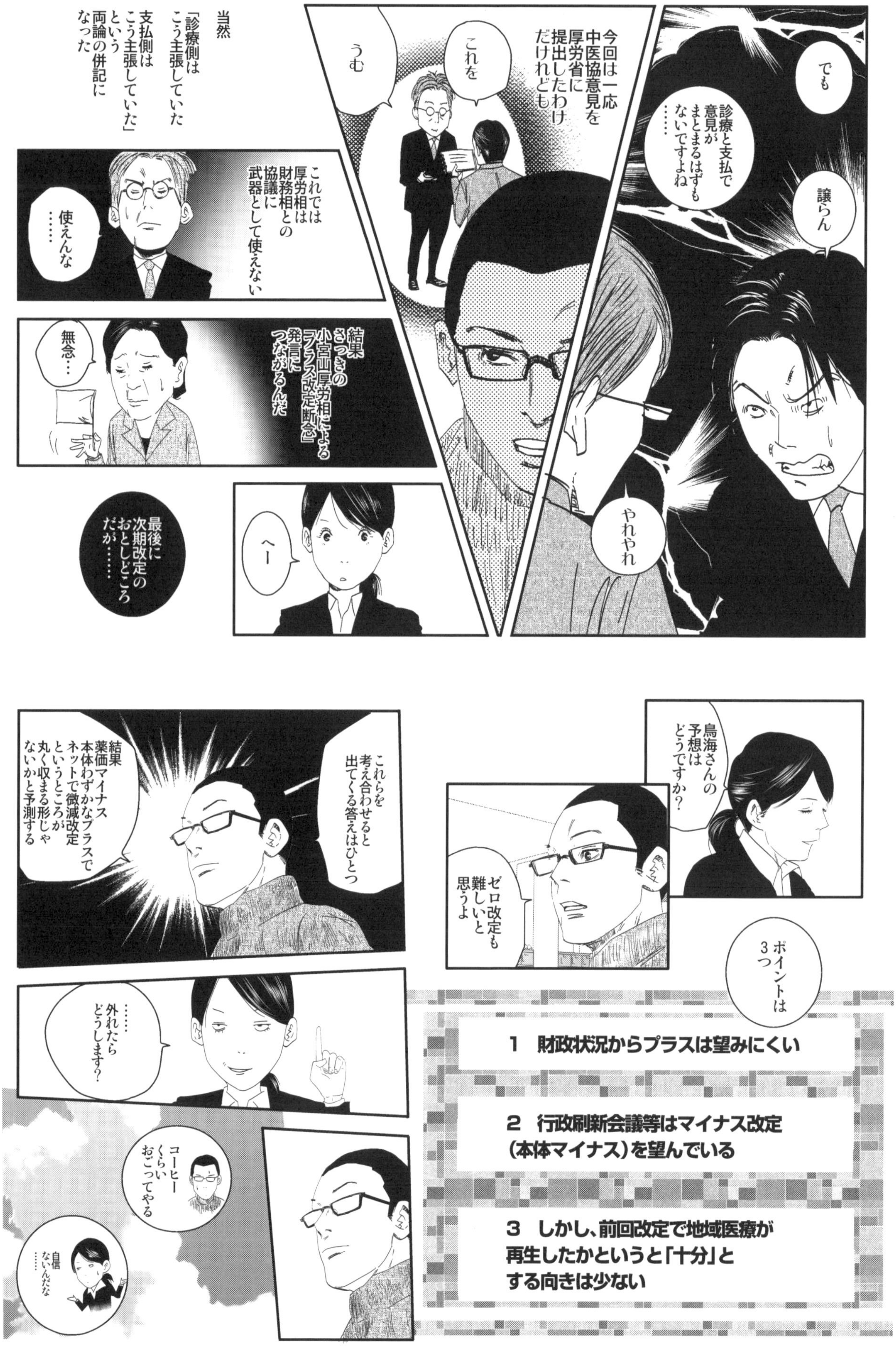
でも
診療と支払で意見がまとまるはずもないですよね……
譲らん
やれやれ
今回は一応中医協意見を厚労省に提出したわけだけれども
これを
うむ
当然「診療側はこう主張していた 支払側はこう主張していた」という両論の併記になった
これでは厚労相は財務相との協議に武器として使えない
使えんな……
結果さっきの小宮山厚労相による「プラス改定断念」発言につながるんだ
無念……
へー
最後に次期改定のおとしどころだが……
鳥海さんの予想はどうですか？
ゼロ改定も難しいと思うよ
これらを考え合わせると出てくる答えはひとつ
結果 薬価マイナス 本体わずかなプラス ネットで微減改定 というところが丸く収まる形じゃないかと予測する
ポイントは3つ
1　財政状況からプラスは望みにくい
2　行政刷新会議等はマイナス改定（本体マイナス）を望んでいる
3　しかし、前回改定で地域医療が再生したかというと「十分」とする向きは少ない
……外れたらどうします？
コーヒーくらいおごってやる
自信ないんだな……

第4話 短冊のひみつ
病床機能の分化。7対1の選別スタート

厚生労働省 保険局 医療課

2011

東日本大震災▶

2012

2012年 2月
診療報酬改定▶
介護報酬改定

2013

2014

診療報酬改定▶

現在

当時の状況

担当政権：民主党・国民新党
総理大臣：野田 佳彦
厚生労働大臣：小宮山 洋子

当時の主なニュース

・復興庁が発足
・半導体メモリー世界3位のエルピーダメモリが破綻
・投資顧問会社「AIJ投資顧問」、企業年金資産2000億円を消失

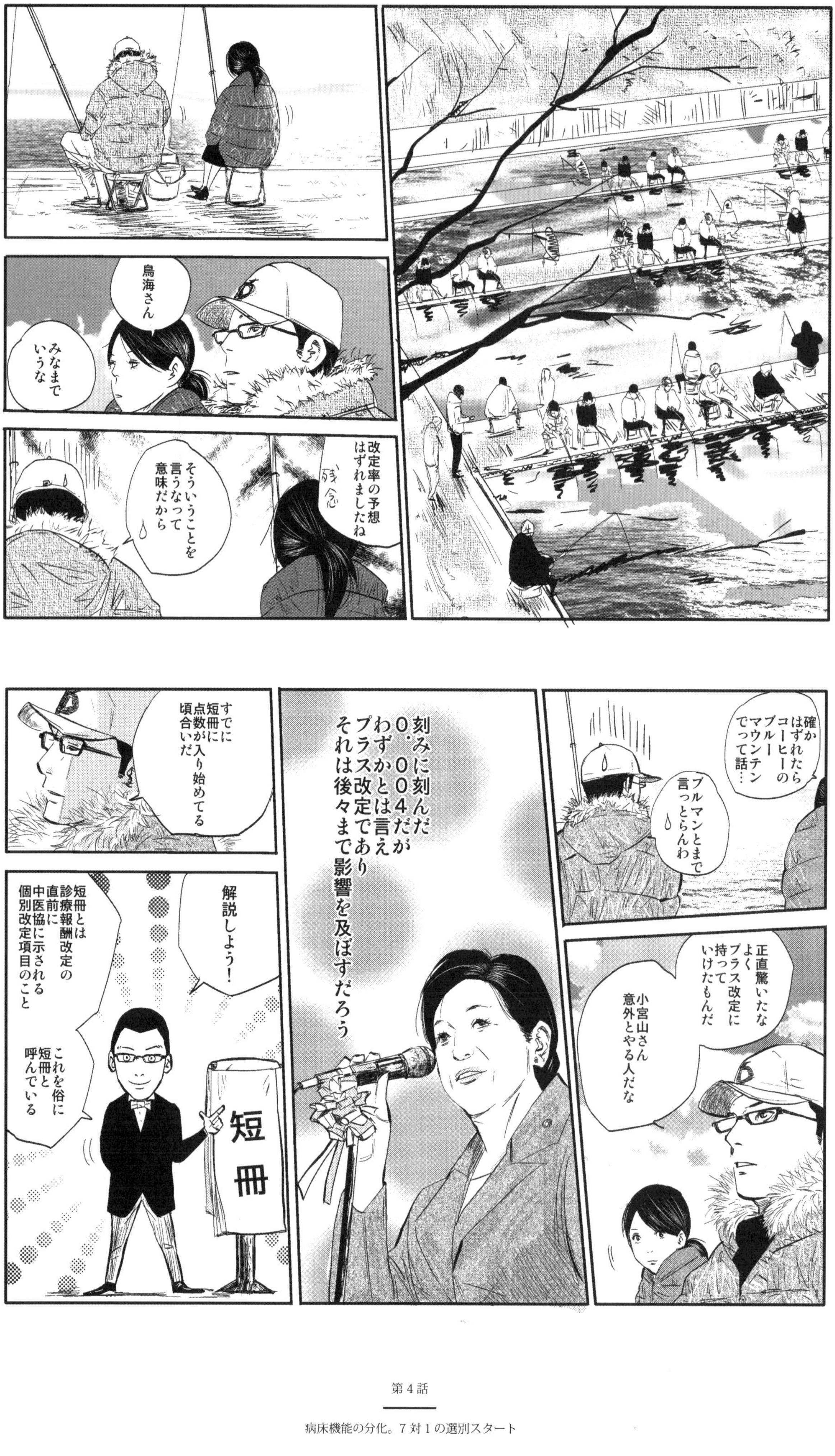
鳥海さん
みなまでいうな
改定率の予想はずれましたね
残念
そういうことを言うなって意味だから
確かはずれたらコーヒーのブルーマウンテンでって話…
ブルマンとまで言っとらんわ
正直驚いたなよくプラス改定に持っていけたもんだ
小宮山さん意外とやる人だな
刻みに刻んだ0.004だがわずかとは言えプラス改定でありそれは後々まで影響を及ぼすだろう
すでに短冊に点数が入り始めてる頃合いだ
解説しよう!
短冊とは診療報酬改定の直前に中医協に示される個別改定項目のこと
これを俗に短冊と呼んでいる
短冊

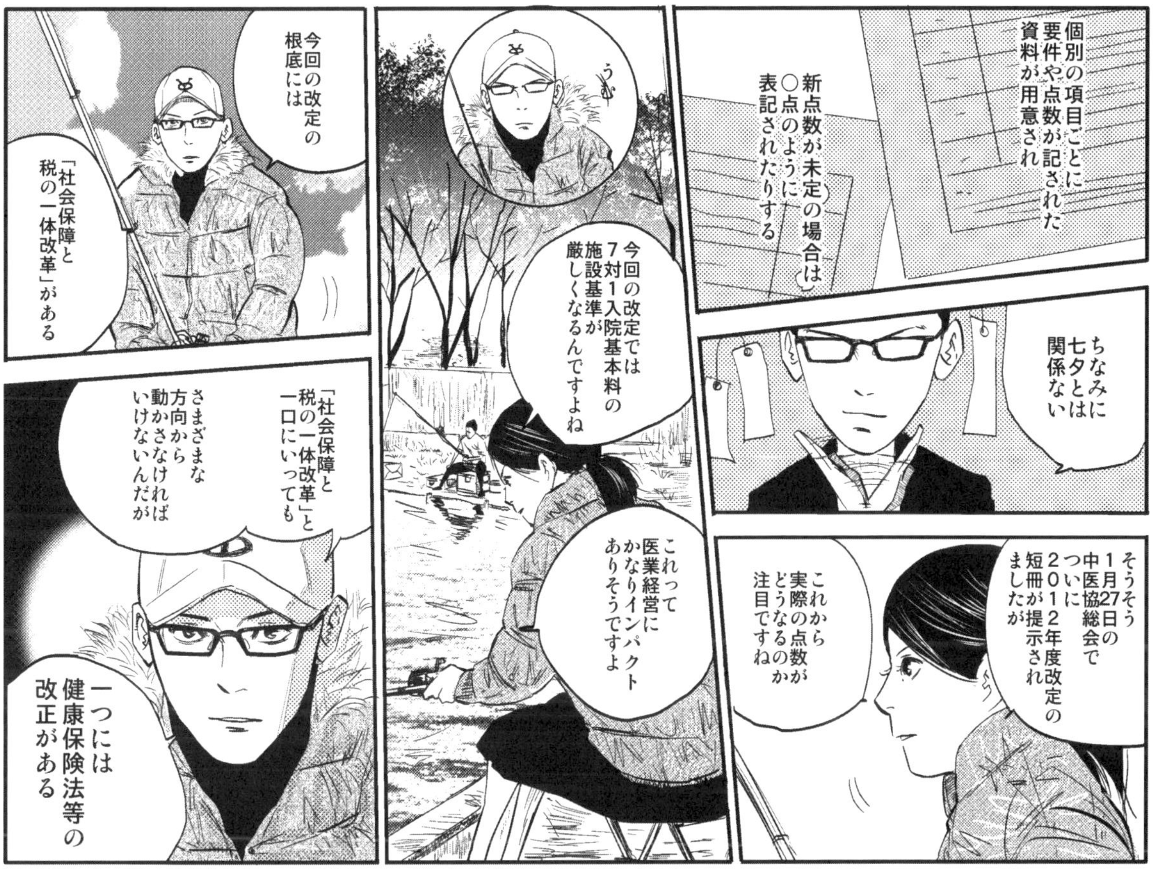

そうそう 1月27日の中医協総会でついに2012年度改定の短冊が提示されましたが
これから実際の点数がどうなるのか注目ですね
うむ
個別の項目ごとに要件や点数が記された資料が用意され
新点数が未定の場合は○点のように表記されたりする
ちなみに七夕とは関係ない
今回の改定では7対1入院基本料の施設基準が厳しくなるんですよね
これって医業経営にかなりインパクトありそうですよ
今回の改定の根底には
「社会保障と税の一体改革」がある
「社会保障と税の一体改革」と一口にいってもさまざまな方向から動かさなければいけないんだが
一つには健康保険法等の改正がある

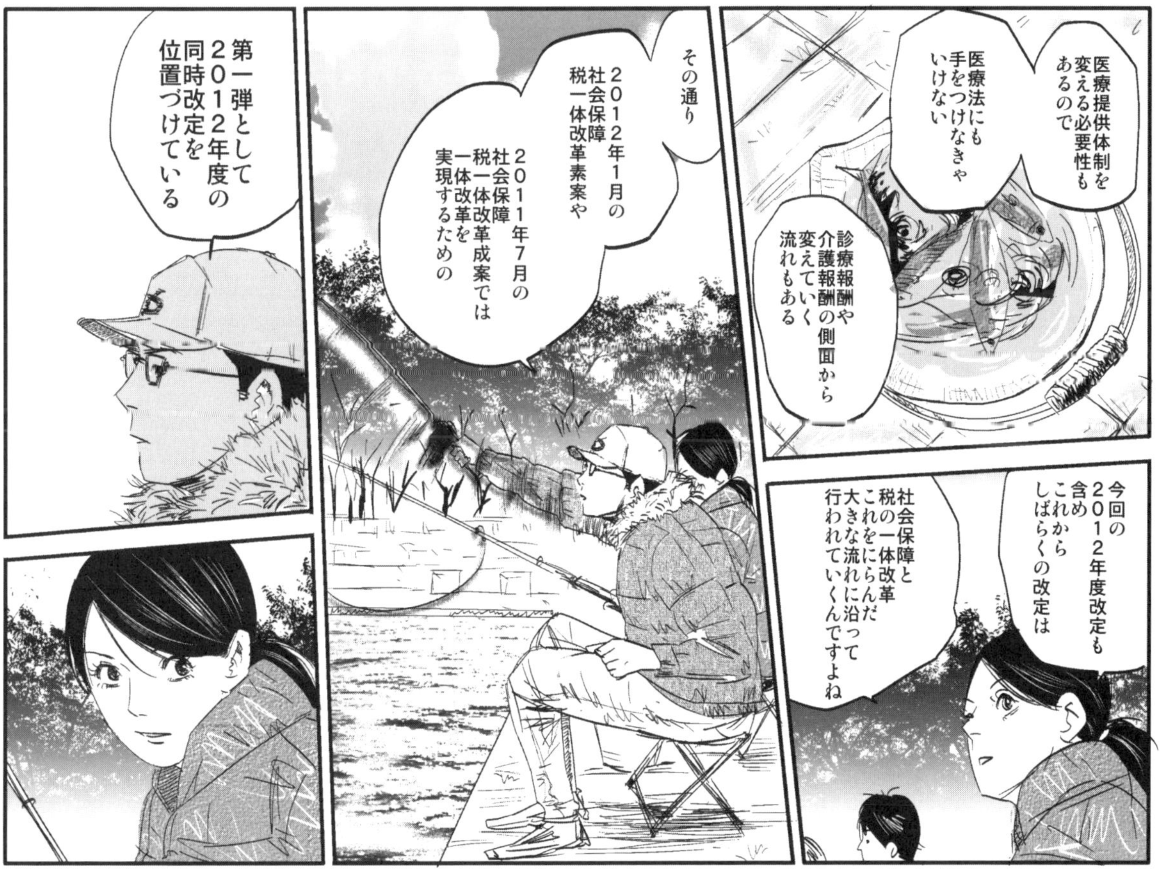

医療提供体制を変える必要性もあるので
医療法にも手をつけなきゃいけない
診療報酬や介護報酬の側面から変えていく流れもある
今回の2012年度改定も含めこれからしばらくの改定は
社会保障と税の一体改革 これをにらんだ大きな流れに沿って行われていくんですよね
その通り
2012年1月の社会保障税一体改革素案や
2011年7月の社会保障税一体改革成案では一体改革を実現するための
第一弾として2012年度の同時改定を位置づけている

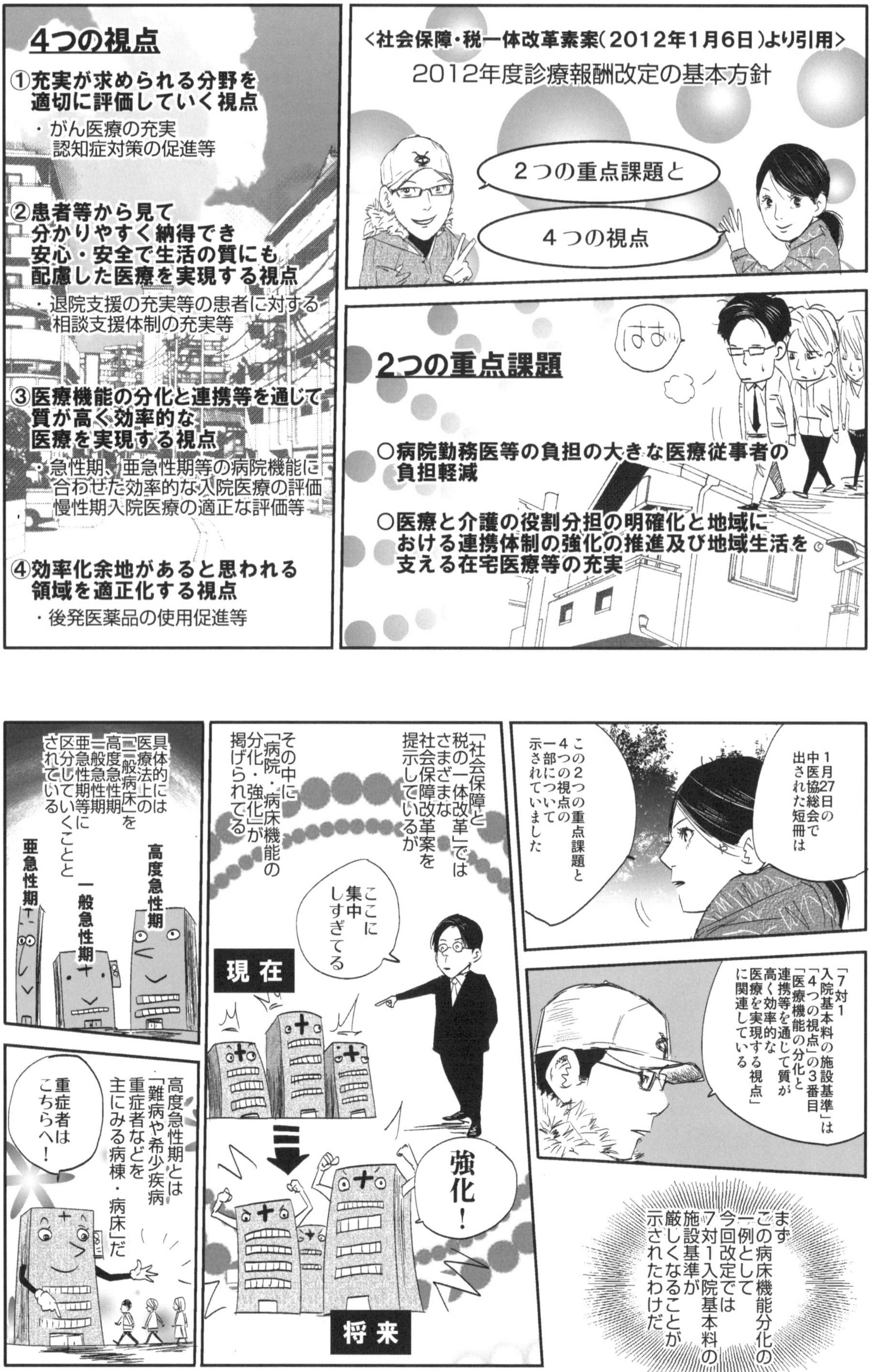
＜社会保障・税一体改革素案（2012年1月6日）より引用＞
2012年度診療報酬改定の基本方針
2つの重点課題と
4つの視点
2つの重点課題
○病院勤務医等の負担の大きな医療従事者の負担軽減
○医療と介護の役割分担の明確化と地域における連携体制の強化の推進及び地域生活を支える在宅医療等の充実
はぁ
4つの視点
①充実が求められる分野を適切に評価していく視点
・がん医療の充実
認知症対策の促進等
②患者等から見て分かりやすく納得でき安心・安全で生活の質にも配慮した医療を実現する視点
・退院支援の充実等の患者に対する相談支援体制の充実等
③医療機能の分化と連携等を通じて質が高く効率的な医療を実現する視点
・急性期、亜急性期等の病院機能に合わせた効率的な入院医療の評価
慢性期入院医療の適正な評価等
④効率化余地があると思われる領域を適正化する視点
・後発医薬品の使用促進等
1月27日の中医協総会で出された短冊は
この2つの重点課題と4つの視点の一部について示されていました
「7対1入院基本料の施設基準」は「4つの視点」の3番目「医療機能の分化と連携等を通じて質が高く効率的な医療を実現する視点」に関連している
まずこの病床機能分化の一例として今回改定では7対1入院基本料の施設基準が厳しくなることが示されたわけだ
「社会保障と税の一体改革」ではさまざまな社会保障改革案を提示しているが
その中に「病院・病床機能の分化・強化」が掲げられてる
ここに集中しすぎてる
現在
強化！
将来
具体的には医療法上の「一般病床」を高度急性期一般急性期亜急性期等に区分していくことと されている
高度急性期
一般急性期
亜急性期
高度急性期とは「難病や希少疾病重症者などを主にみる病棟・病床」だ
重症者はこちらへ！

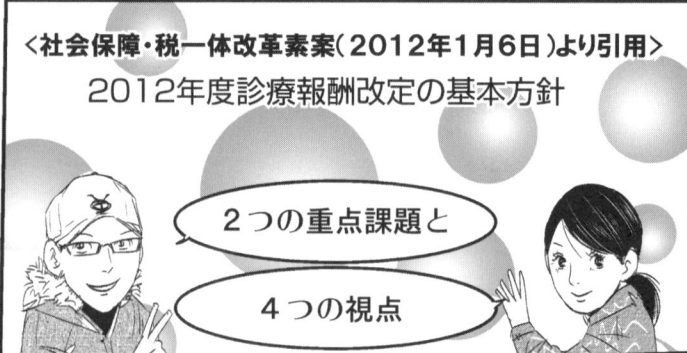

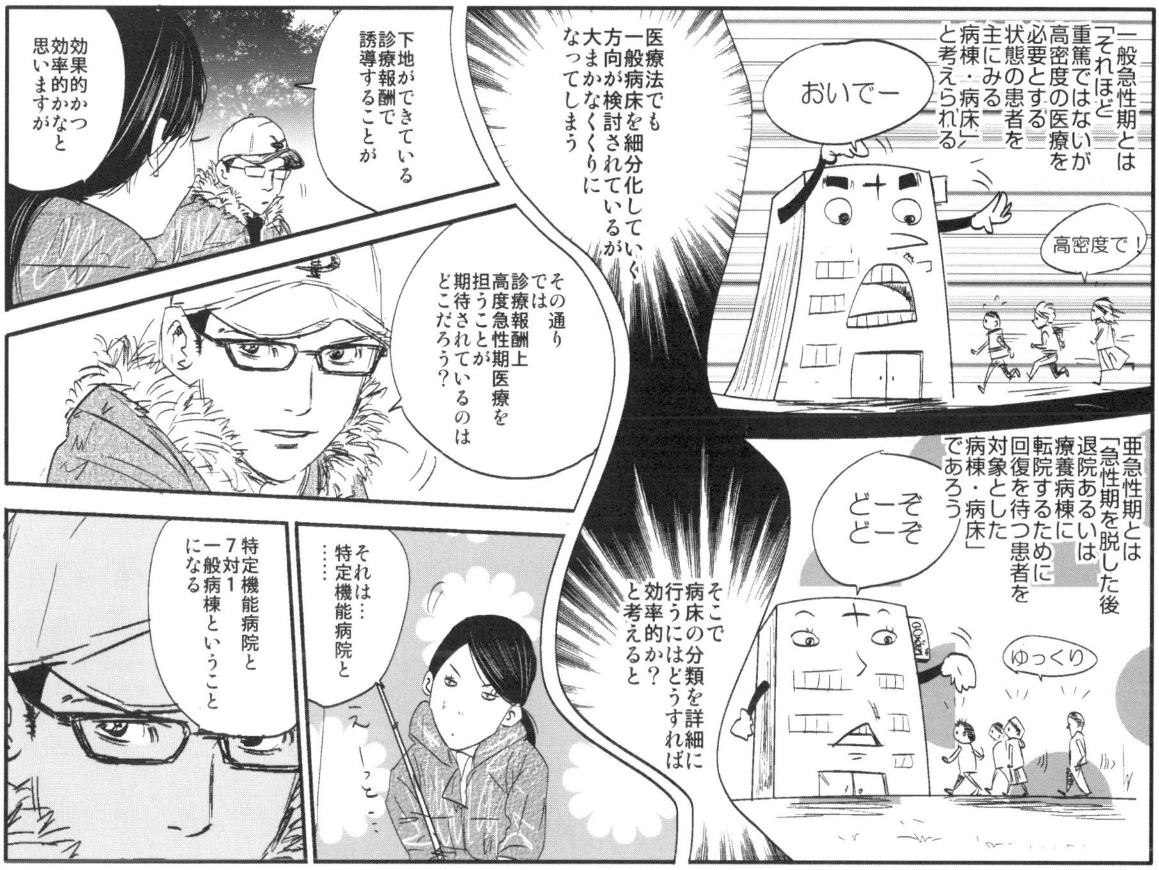
一般急性期とは「それほど重篤ではないが高密度の医療を必要とする状態の患者を主にみる病棟・病床」と考えられる
おいでー
高密度で！
医療法でも一般病床を細分化していく方向が検討されているが大まかなくくりになってしまう
下地ができている診療報酬で誘導することが
効果的かつ効率的かなと思いますが
亜急性期とは「急性期を脱した後退院あるいは療養病棟に転院するために回復を待つ患者を対象とした病棟・病床」であろう
どーぞどーぞ
ゆっくり
そこで病床の分類を詳細に行うにはどうすれば効率的か？と考えると
その通りでは診療報酬上高度急性期医療を担うことが期待されているのはどこだろう？
それは…特定機能病院と……
えーっと…
特定機能病院と7対1一般病棟ということになる

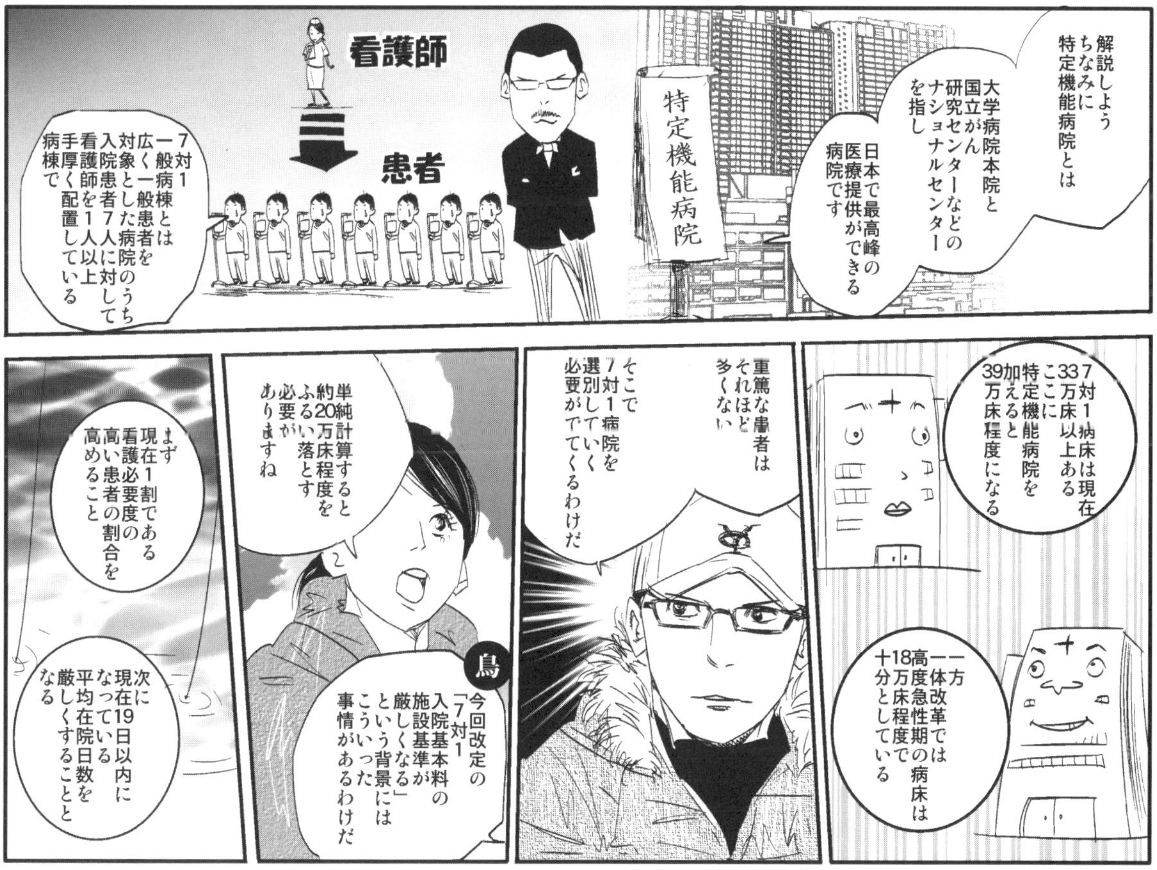
解説しようちなみに特定機能病院とは
大学病院本院と国立がん研究センターなどのナショナルセンターを指し
日本で最高峰の医療提供ができる病院です
特定機能病院
看護師
患者
7対1一般病棟とは広く一般患者を対象とした病院のうち入院患者7人に対して看護師を1人以上手厚く配置している病棟で
7対1病床は現在33万床以上あるここに特定機能病院を加えると39万床程度になる
一方一体改革では高度急性期の病床は18万床程度で十分としている
重篤な患者はそれほど多くない
そこで7対1病院を選別していく必要がでてくるわけだ
単純計算すると約20万床程度をふるい落とす必要がありますね
鳥
今回改定の「7対1入院基本料の施設基準が厳しくなる」という背景にはこういった事情があるわけだ
まず現在1割である看護必要度の高い患者の割合を高めること
次に現在19日以内になっている平均在院日数を厳しくすることとなる

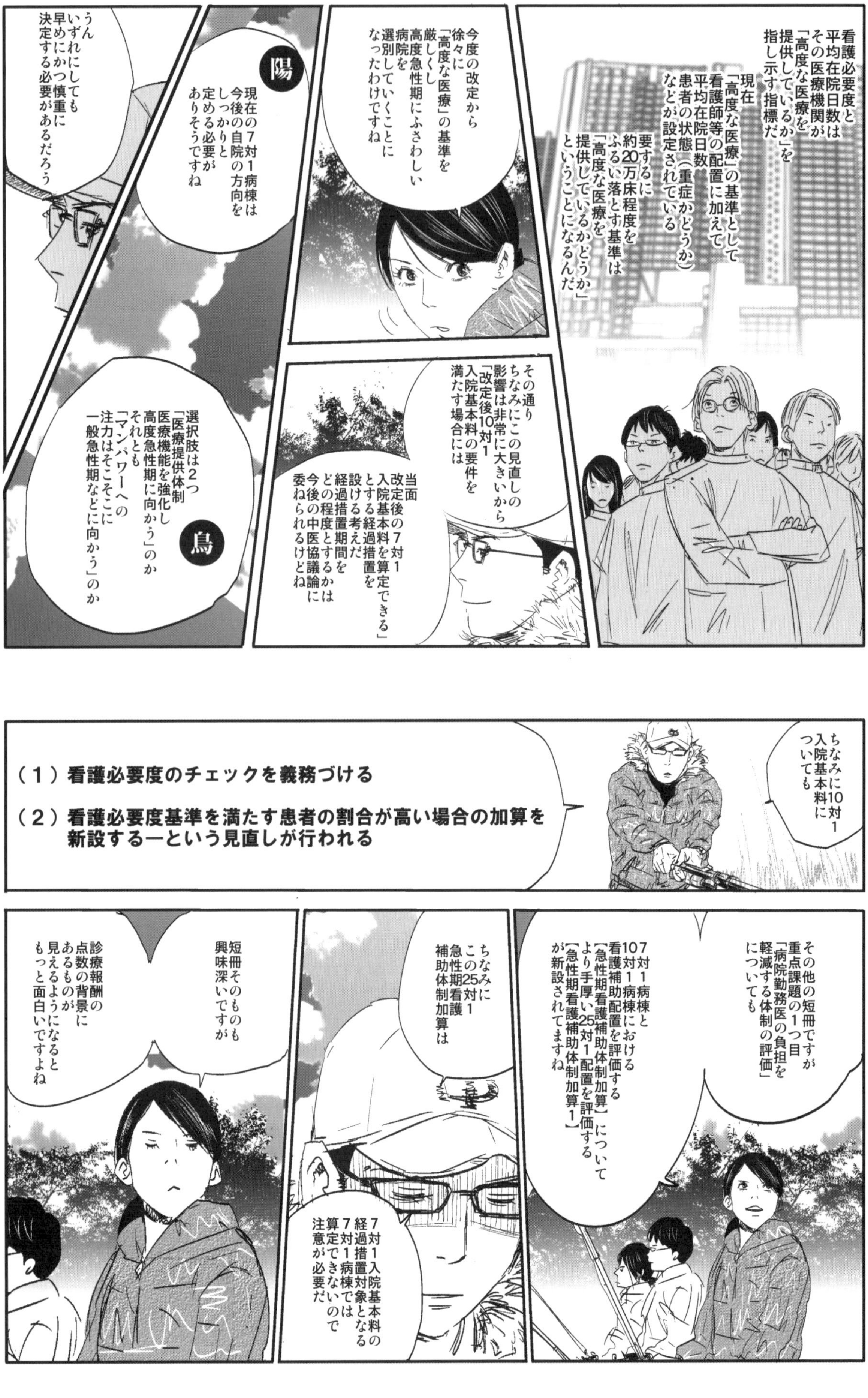
看護必要度と平均在院日数はその医療機関が「高度な医療を提供しているか」を指し示す指標だ
現在「高度な医療」の基準として看護師等の配置に加えて平均在院日数患者の状態（重症かどうか）などが設定されている
要するに約20万床程度をふるい落とす基準は「高度な医療を提供しているかどうか」ということになるんだ
今度の改定から徐々に「高度な医療」の基準を厳しくし高度急性期にふさわしい病院を選別していくことになったわけですね
陽
現在の7対1病棟は今後の自院の方向をしっかりと定める必要がありそうですね
うんいずれにしても早めにかつ慎重に決定する必要があるだろう
その通りちなみにこの見直しの影響は非常に大きいから「改定後10対1入院基本料の要件を満たす場合には
当面改定後の7対1入院基本料を算定できる」とする経過措置を設ける考えだどの程度経過措置期間をとするかは今後の中医協議論に委ねられるけどね
鳥
選択肢は2つ「医療提供体制医療機能を強化し高度急性期に向かう」のかそれとも「マンパワーへの注力はそこそこに一般急性期などに向かう」のか
ちなみに10対1入院基本料についても
（１）看護必要度のチェックを義務づける
（２）看護必要度基準を満たす患者の割合が高い場合の加算を新設する—という見直しが行われる
その他の短冊ですが重点課題の1つ目「病院勤務医の負担を軽減する体制の評価」についても
7対1病棟と10対1病棟における看護補助配置を評価する【急性期看護補助体制加算】についてより手厚い25対1配置を評価する【急性期看護補助体制加算1】が新設されてますね
ちなみにこの25対1急性期看護補助体制加算は
7対1入院基本料の経過措置対象となる7対1病棟では算定できないので注意が必要だ
短冊そのものも興味深いですが
診療報酬の点数の背景にあるものが見えるようになるともっと面白いですよね

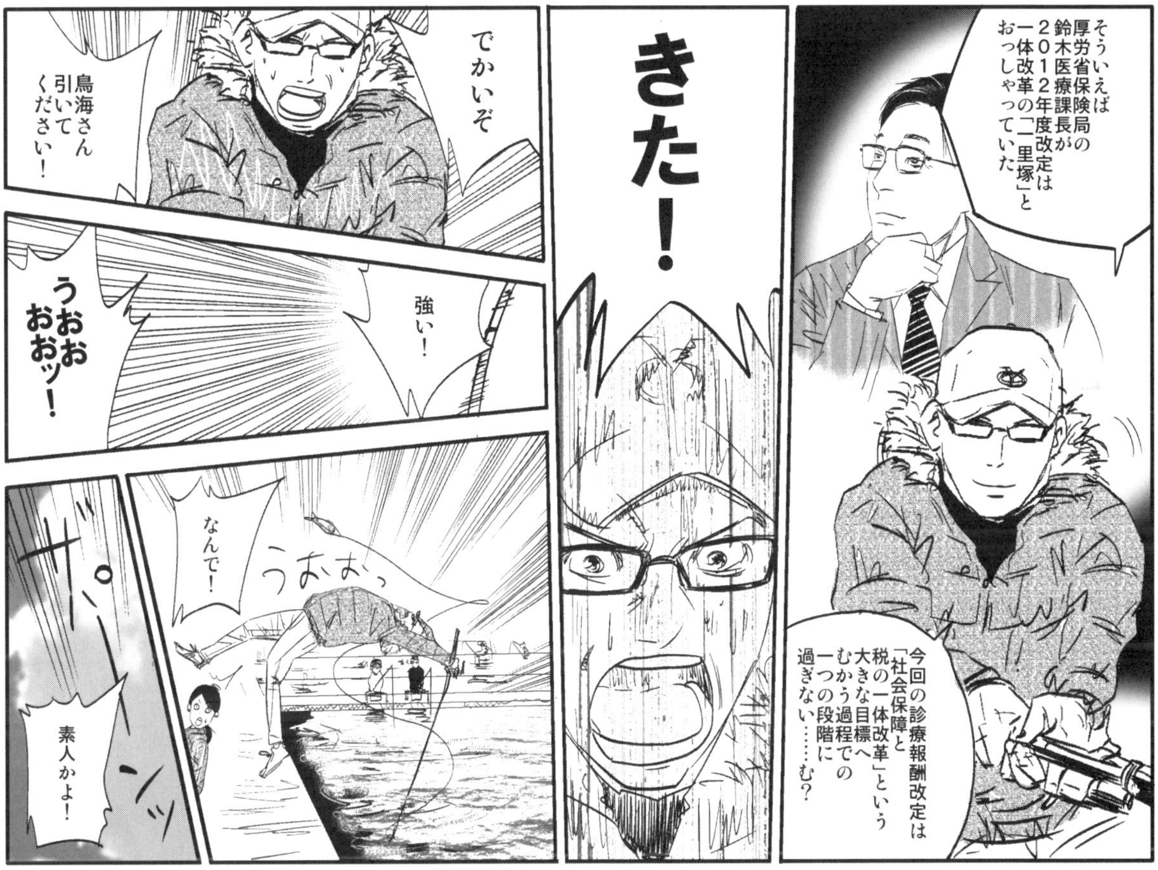
そういえば厚労省保険局の鈴木医療課長が２０１２年度改定は一体改革の「一里塚」とおっしゃっていた
今回の診療報酬改定は「社会保障と税の一体改革」という大きな目標へむかう過程での一つの段階に過ぎない……む？
きた！
でかいぞ
鳥海さん引いてください！
強い！
うおおおおッ！
なんで！
うおおっ
ザパーンッ
素人かよ！

第5話 改定の影響・効果のひみつ

2012年度診療報酬改定のポイント

内閣

2011

東日本大震災▶

2012

2012年 3月
診療報酬改定▶
介護報酬改定

2013

2014

診療報酬改定▶

現在

当時の状況

担当政権：民主党・国民新党
総理大臣：野田 佳彦
厚生労働大臣：小宮山 洋子

当時の主なニュース

- 改正児童手当法が成立
- シャープ、台湾大手・鴻海（ホンハイ）精密工業と資本・業務提携合意
- スキージャンプ・ワールドカップ（W杯）女子で高梨沙羅が最年少優勝

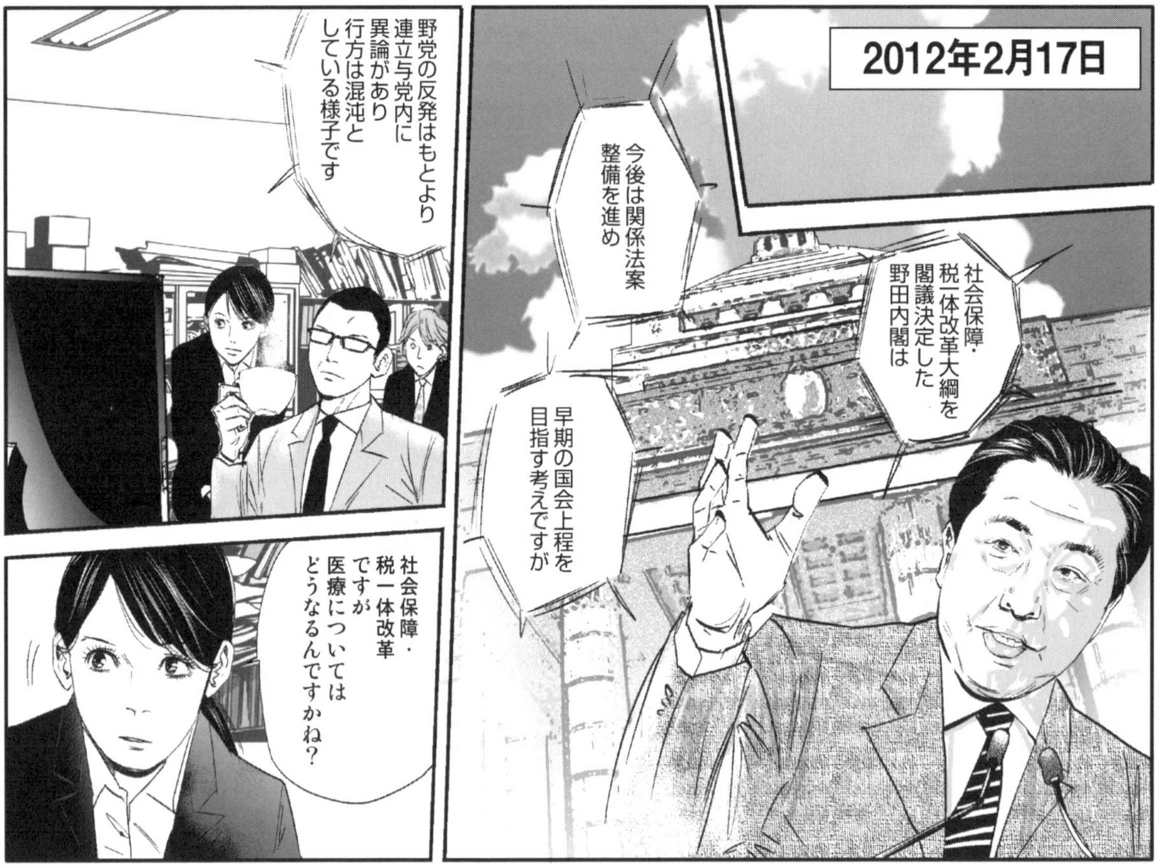
2012年2月17日
社会保障・税一体改革大綱を閣議決定した野田内閣は
今後は関係法案整備を進め
早期の国会上程を目指す考えですが
野党の反発はもとより連立与党内に異論があり行方は混沌としている様子です
社会保障・税一体改革ですが医療についてはどうなるんですかね？

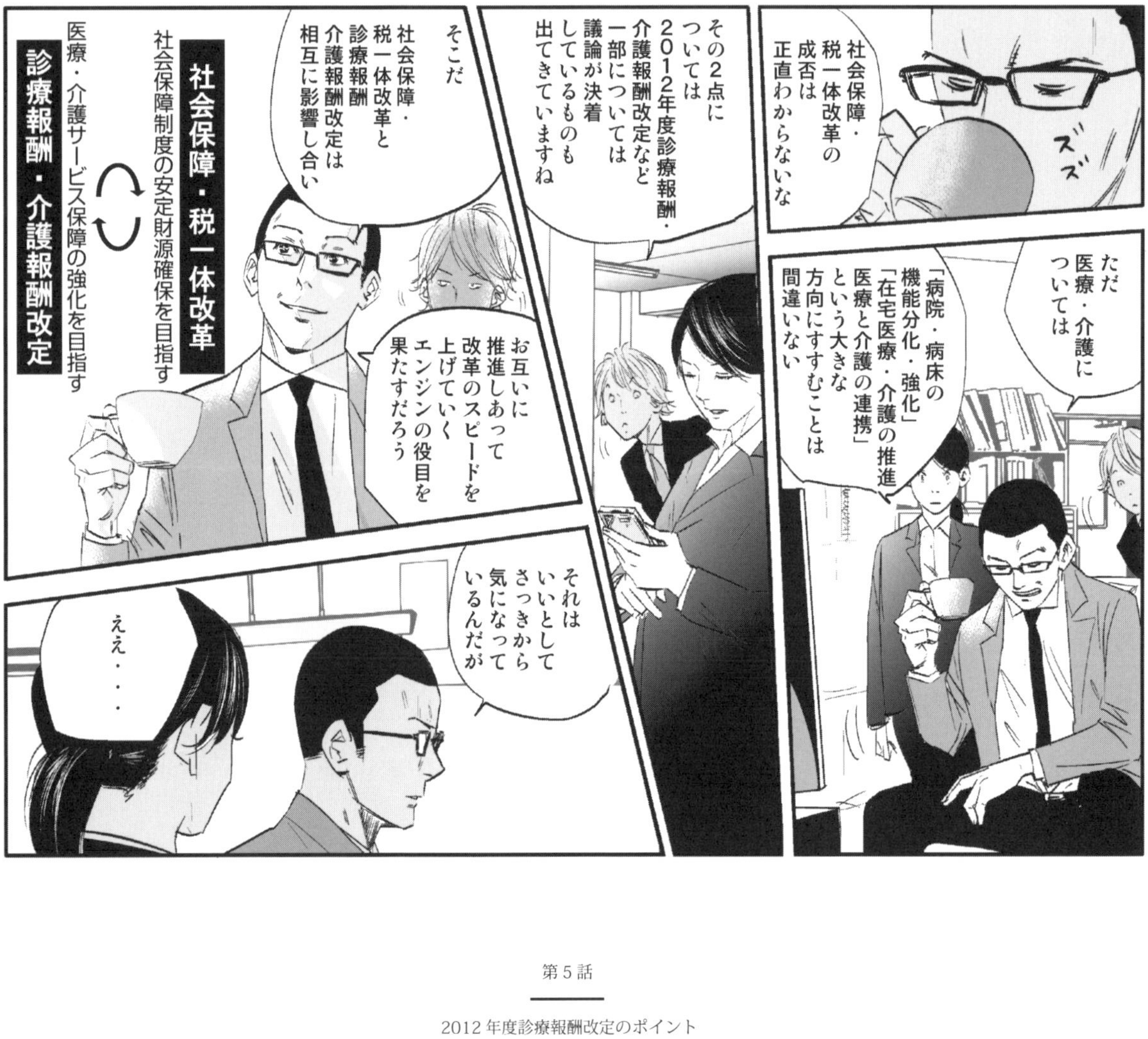
社会保障・税一体改革の成否は正直わからないな
ズズ
その2点については2012年度診療報酬・介護報酬改定など一部については議論が決着しているものも出てきていますね
そこだ
社会保障・税一体改革と診療報酬介護報酬改定は相互に影響し合い
お互いに推進しあって改革のスピードを上げていくエンジンの役目を果たすだろう
社会保障・税一体改革
社会保障制度の安定財源確保を目指す
医療・介護サービス保障の強化を目指す
診療報酬・介護報酬改定
ただ医療・介護については
「病院・病床の機能分化・強化」「在宅医療・介護の連携」医療と介護の連携の推進という大きな方向にすすむことは間違いない
それはいいとしてさっきから気になっているんだが
ええ・・・

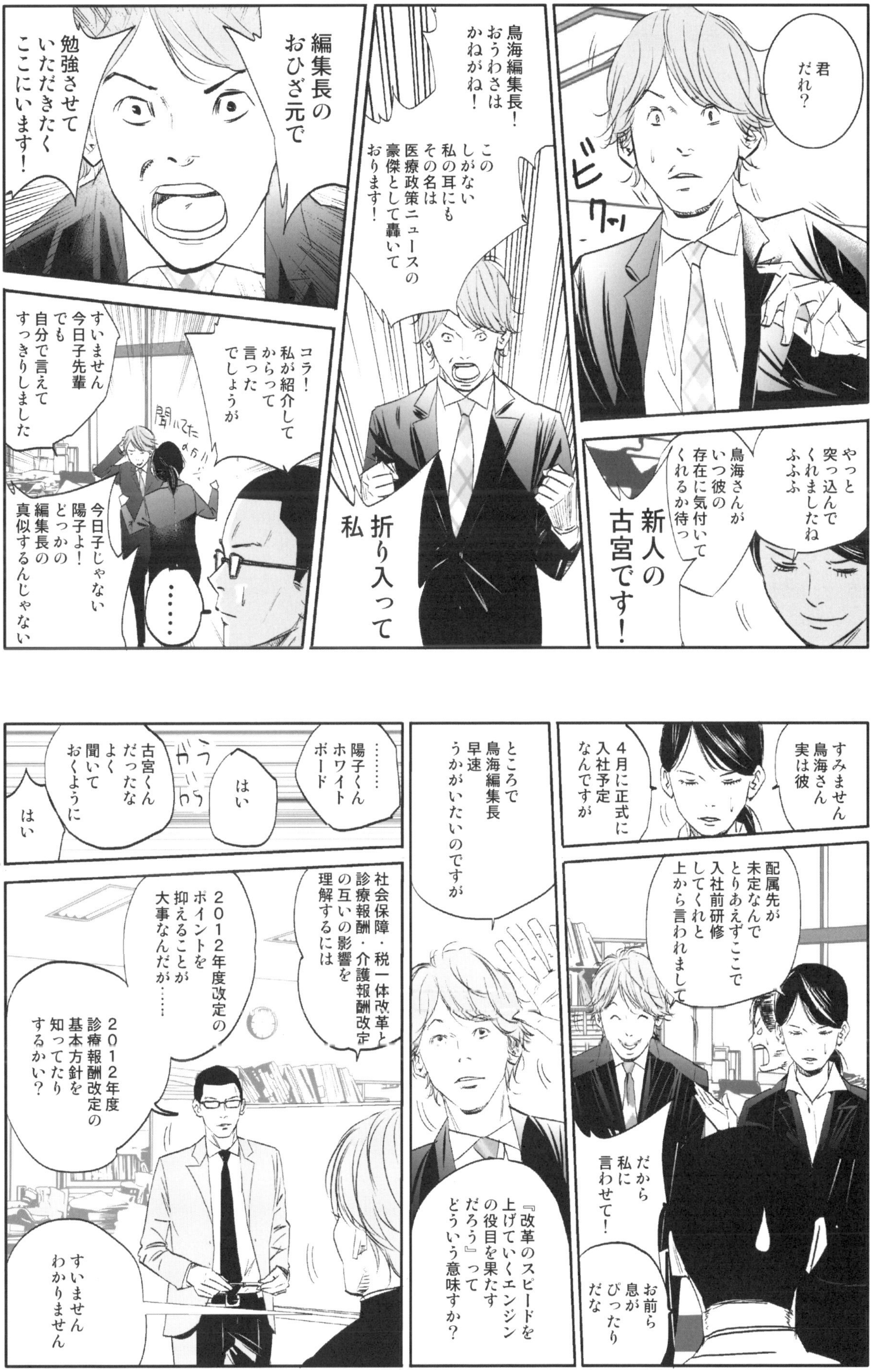
君
だれ？
やっと突っ込んでくれましたね
ふふふ
鳥海さんがいつ彼の存在に気付いてくれるか待っ
新人の古宮です！
鳥海編集長！
おうわさはかねがね！
このしがない私の耳にもその名は医療政策ニュースの豪傑として轟いております！
折り入って
私
編集長のおひざ元で
勉強させていただきたくここにいます！
コラ！
私が紹介してからって言ったでしょうが
すいません今日子先輩
でも自分で言えてすっきりしました
今日子じゃない陽子よ！
どっかの編集長の真似するんじゃない
……
すみません鳥海さん実は彼
4月に正式に入社予定なんですが
配属先が未定なんでとりあえずここで入社前研修してくれと上から言われまして
だから私に言わせて！
お前ら息がぴったりだな
ところで鳥海編集長早速うかがいたいのですが
『改革のスピードを上げていくエンジンの役目を果たすだろう』ってどういう意味すか？……陽子くんホワイトボード
はい
古宮くんだったなよく聞いておくように
はい
社会保障・税一体改革と診療報酬・介護報酬改定の互いの影響を理解するには
2012年度改定のポイントを抑えることが大事なんだが……
2012年度診療報酬改定の基本方針を知ってたりするかい？
すいませんわかりません

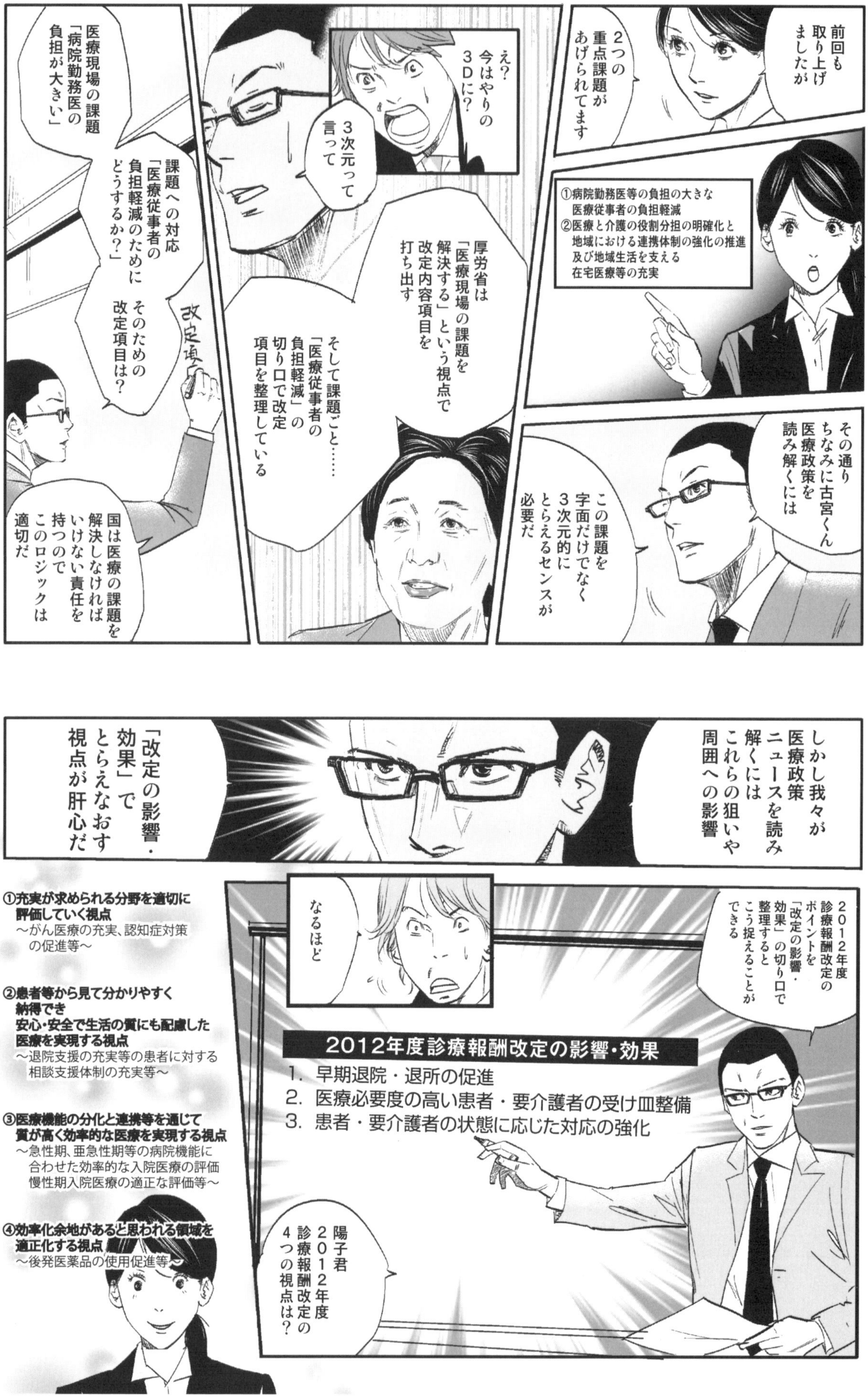

前回も取り上げましたが
2つの重点課題があげられてます
①病院勤務医等の負担の大きな
医療従事者の負担軽減
②医療と介護の役割分担の明確化と
地域における連携体制の強化の推進
及び地域生活を支える
在宅医療等の充実
その通り ちなみに古宮くん 医療政策を読み解くには
この課題を字面だけでなく3次元的にとらえるセンスが必要だ
え？ 今はやりの3Dに？
3次元って言って
厚労省は「医療現場の課題を解決する」という視点で改定内容項目を打ち出す
そして課題ごと……「医療従事者の負担軽減」の切り口で改定項目を整理している
医療現場の課題「病院勤務医の負担が大きい」
課題への対応「医療従事者の負担軽減のためにどうするか？」
そのための改定項目は？
改定項
国は医療の課題を解決しなければいけない責任を持つのでこのロジックは適切だ
しかし我々が医療政策ニュースを読み解くにはこれらの狙いや周囲への影響
「改定の影響・効果」でとらえなおす視点が肝心だ
2012年度診療報酬改定のポイントを「改定の影響・効果」の切り口で整理するとこう捉えることができる
なるほど
2012年度診療報酬改定の影響・効果
1. 早期退院・退所の促進
2. 医療必要度の高い患者・要介護者の受け皿整備
3. 患者・要介護者の状態に応じた対応の強化
陽子君 2012年度診療報酬改定の4つの視点は？
①充実が求められる分野を適切に評価していく視点
～がん医療の充実、認知症対策の促進等～
②患者等から見て分かりやすく納得でき安心・安全で生活の質にも配慮した医療を実現する視点
～退院支援の充実等の患者に対する相談支援体制の充実等～
③医療機能の分化と連携等を通じて質が高く効率的な医療を実現する視点
～急性期、亜急性期等の病院機能に合わせた効率的な入院医療の評価 慢性期入院医療の適正な評価等～
④効率化余地があると思われる領域を適正化する視点
～後発医薬品の使用促進等～

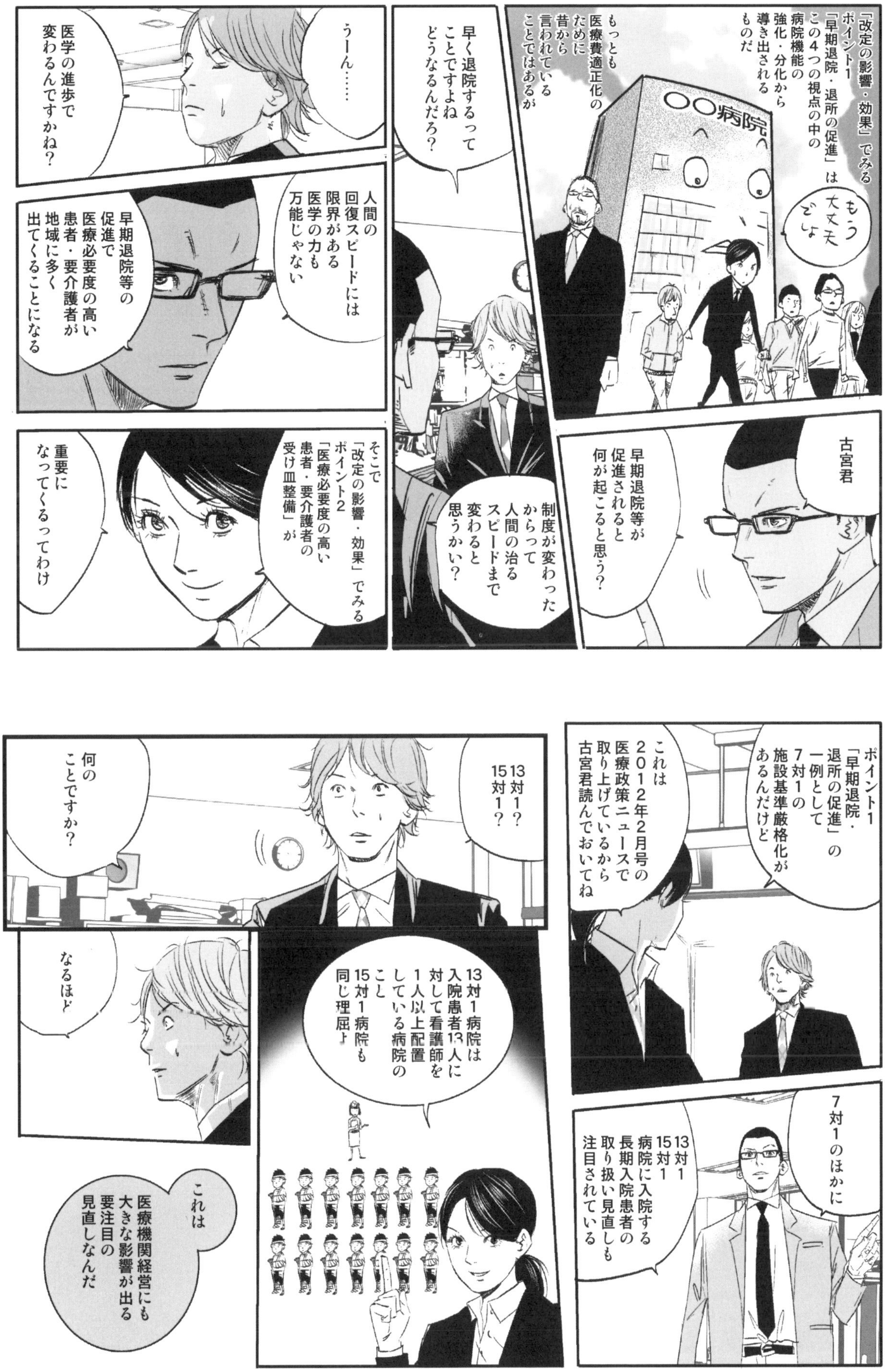
「改定の影響・効果」でみる ポイント1 「早期退院・退所の促進」は この4つの視点の中の 病院機能の 強化・分化から 導き出される ものだ
もっとも 医療費適正化の ために 昔から 言われている ことではあるが
○○病院
もう大丈夫だよ
古宮君
早期退院等が 促進されると 何が起こると思う?
早く退院するって ことですよね どうなるんだろ?
制度が変わった からって 人間の治る スピードまで 変わると 思うかい?
うーん……
医学の進歩で 変わるんですかね?
人間の 回復スピードには 限界がある 医学の力も 万能じゃない
早期退院等の 促進で 医療必要度の高い 患者・要介護者が 地域に多く 出てくることになる
そこで 「改定の影響・効果」でみる ポイント2 「医療必要度の高い 患者・要介護者の 受け皿整備」が
重要に なってくるってわけ
ポイント1 「早期退院・退所の促進」の 一例として 7対1の 施設基準厳格化が あるんだけど
これは 2012年2月号の 医療政策ニュースで 取り上げているから 古宮君読んでおいてね
7対1のほかに
13対1 15対1 病院に入院する 長期入院患者の 取り扱い見直しも 注目されている
13対1? 15対1?
何の ことですか?
13対1病院は 入院患者13人に 対して看護師を 1人以上配置 している病院の こと 15対1病院も 同じ理屈よ
なるほど
これは 医療機関経営にも 大きな影響が出る 要注目の 見直しなんだ

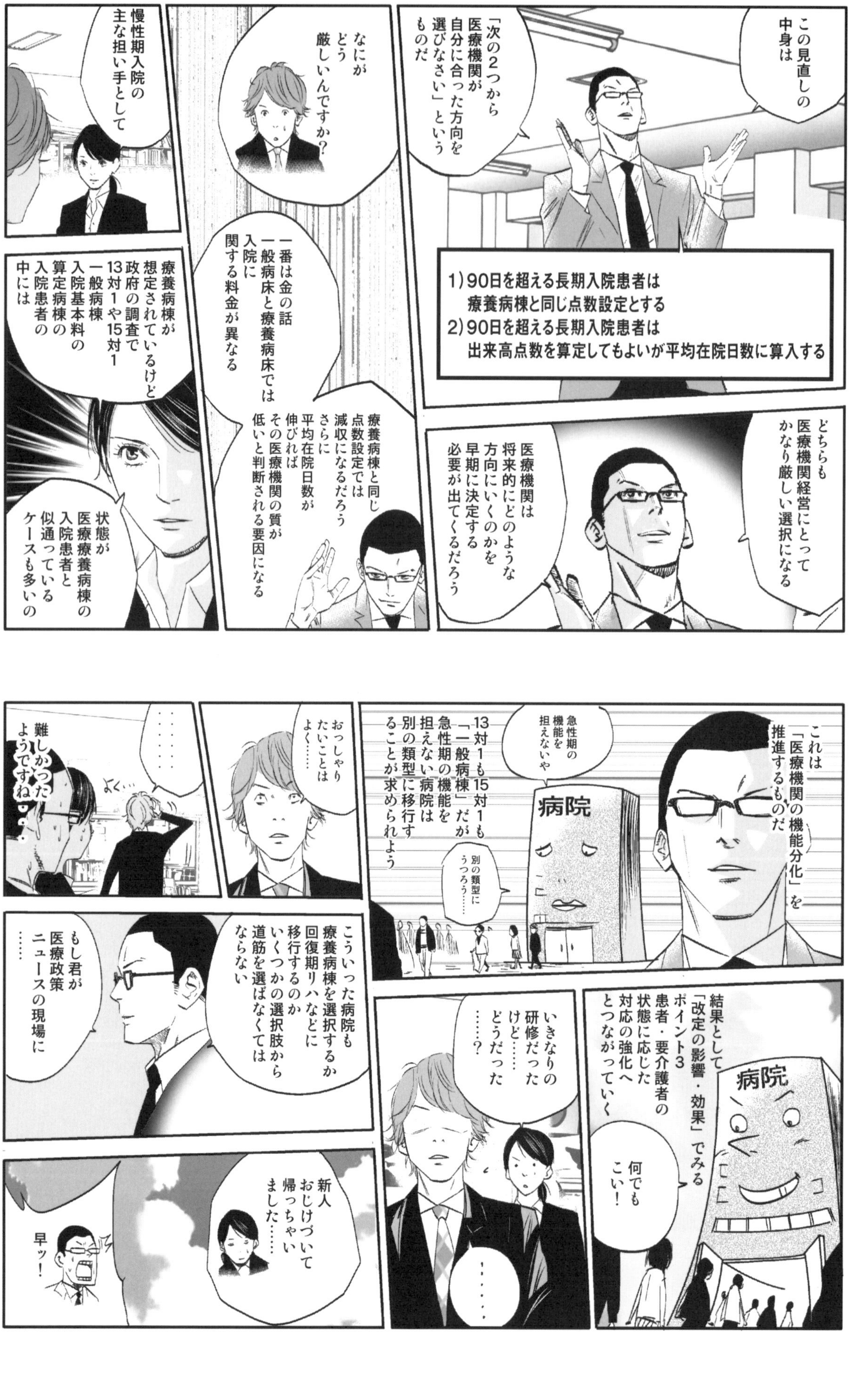
この見直しの中身は
「次の2つから医療機関が自分に合った方向を選びなさい」というものだ
1）90日を超える長期入院患者は療養病棟と同じ点数設定とする
2）90日を超える長期入院患者は出来高点数を算定してもよいが平均在院日数に算入する
なにがどう厳しいんですか？
慢性期入院の主な担い手として
どちらも医療機関経営にとってかなり厳しい選択になる
医療機関は将来的にどのような方向にいくのかを早期に決定する必要が出てくるだろう
一番は金の話 一般病床と療養病床では入院に関する料金が異なる
療養病棟と同じ点数設定では減収になるだろう さらに平均在院日数が伸びればその医療機関の質が低いと判断される要因になる
療養病棟が想定されているけど政府の調査で13対1や15対1一般病棟入院基本料の算定病棟の入院患者の中には
状態が医療療養病棟の入院患者と似通っているケースも多いの
これは「医療機関の機能分化」を推進するものだ
急性期の機能を担えないや
病院
13対1も15対1も「一般病棟」だが急性期の機能を担えない病院は別の類型に移行することが求められよう
別の類型にうつろう……
おっしゃりたいことはよく……
……
よく…
難しかったようですね・・・
こういった病院も療養病棟を選択するか回復期リハなどに移行するのかいくつかの選択肢から道筋を選ばなくてはならない
もし君が医療政策ニュースの現場に……
結果として「改定の影響・効果」でみるポイント3 患者・要介護者の状態に応じた対応の強化へとつながっていく
病院
何でもこい！
いきなりの研修だったけど……どうだった……？
……
新人おじけづいて帰っちゃいました……
早ッ！

第6話 DRG/PPS,DPCのひみつ

総括 DPCの10年間(2002-2012)

厚生労働省 保険局 医療課

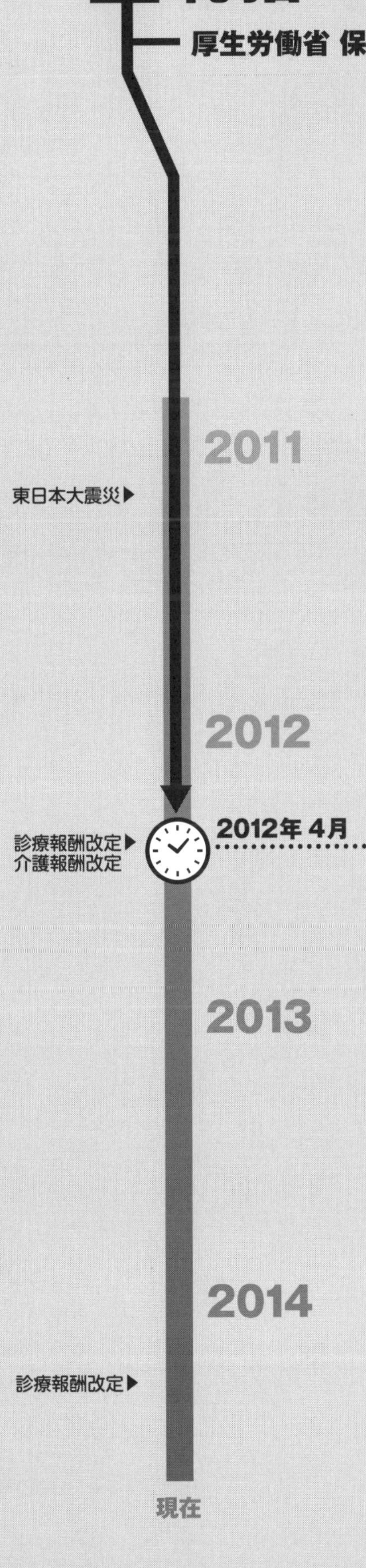
2011
東日本大震災
2012
2012年 4月
診療報酬改定
介護報酬改定
2013
2014
診療報酬改定
現在

当時の状況

担当政権：民主党・国民新党
総理大臣：野田 佳彦
厚生労働大臣：小宮山 洋子

当時の主なニュース

- 熊本市が全国20番目の政令指定都市に
- 国民新党、亀井代表を解任
- 2012年度予算成立
- フィギュア世界国別対抗、日本初優勝

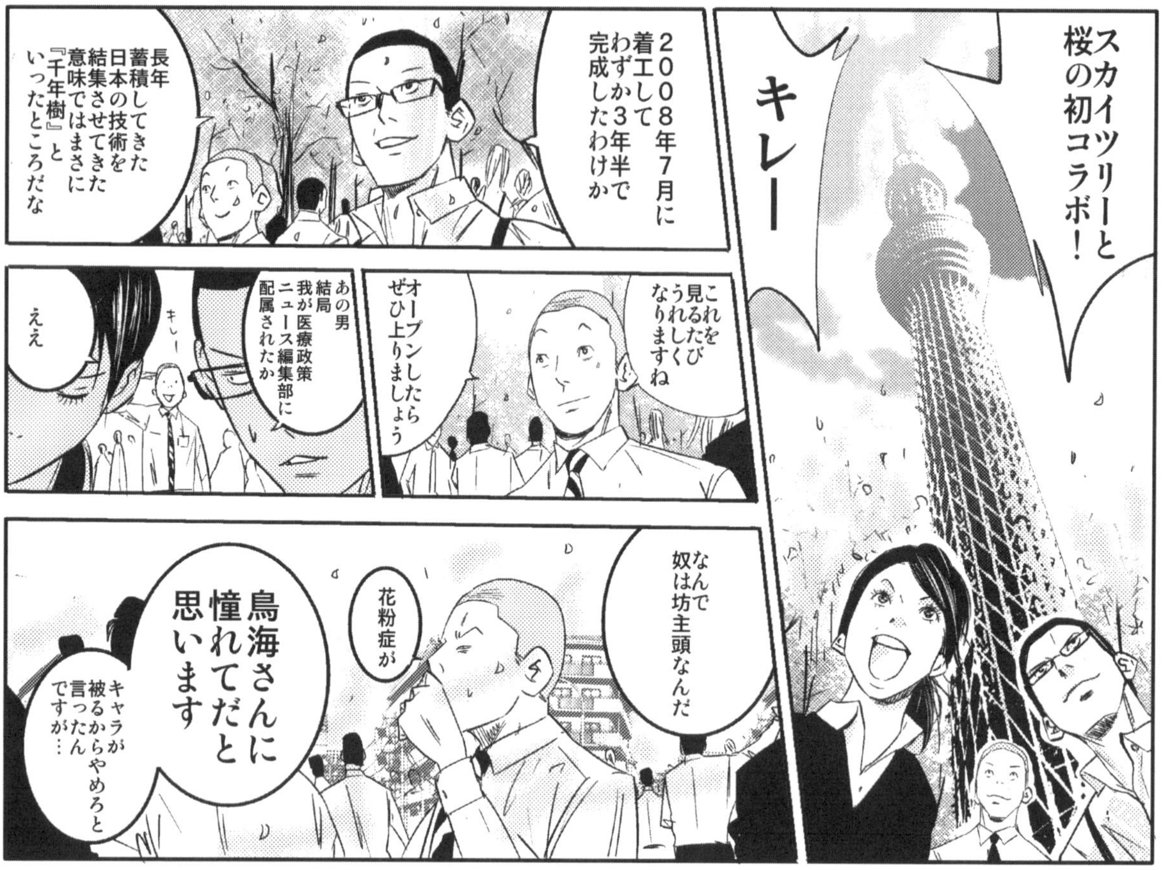
スカイツリーと桜の初コラボ!
キレー
2008年7月に着工してわずか3年半で完成したわけか
長年蓄積してきた日本の技術を結集させてきた意味ではまさに『千年樹』といったところだな
これを見るたびうれしくなりますね
オープンしたらぜひ上りましょう
あの男結局我が医療政策ニュース編集部に配属されたか
キレー
ええ
なんで奴は坊主頭なんだ
花粉症が
鳥海さんに憧れてだと思います
キャラが被るからやめろと言ったんですが…

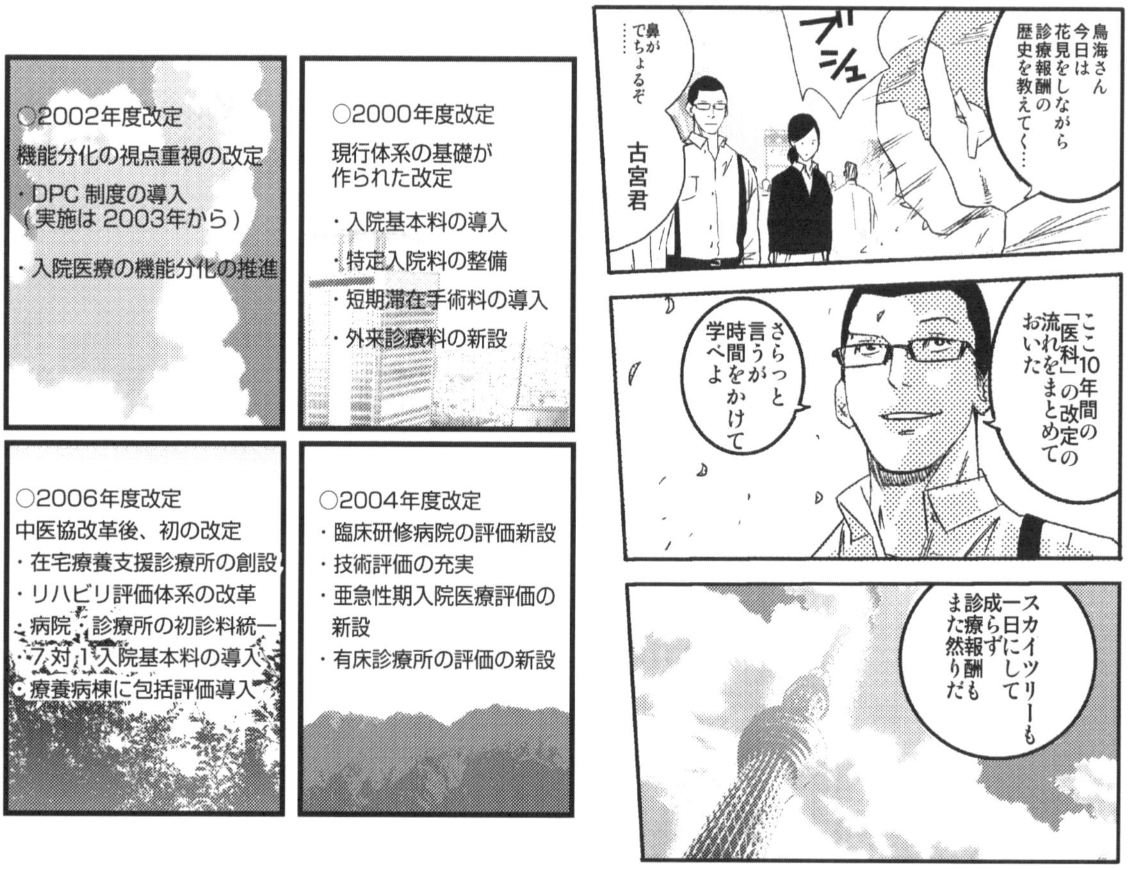
鳥海さん今日は花見をしながら診療報酬の歴史を教えてく……
ブシュ
鼻がでちょるぞ……古宮君
ここ10年間の「医科」の改定の流れをまとめておいた
さらっと言うが時間をかけて学べよ
スカイツリーも一日にして成らず診療報酬もまた然りだ
○2000年度改定
現行体系の基礎が作られた改定
・入院基本料の導入
・特定入院料の整備
・短期滞在手術料の導入
・外来診療料の新設
○2002年度改定
機能分化の視点重視の改定
・DPC 制度の導入（実施は 2003年から）
・入院医療の機能分化の推進
○2004年度改定
・臨床研修病院の評価新設
・技術評価の充実
・亜急性期入院医療評価の新設
・有床診療所の評価の新設
○2006年度改定
中医協改革後、初の改定
・在宅療養支援診療所の創設
・リハビリ評価体系の改革
・病院・診療所の初診料統一
・7対1入院基本料の導入
・療養病棟に包括評価導入

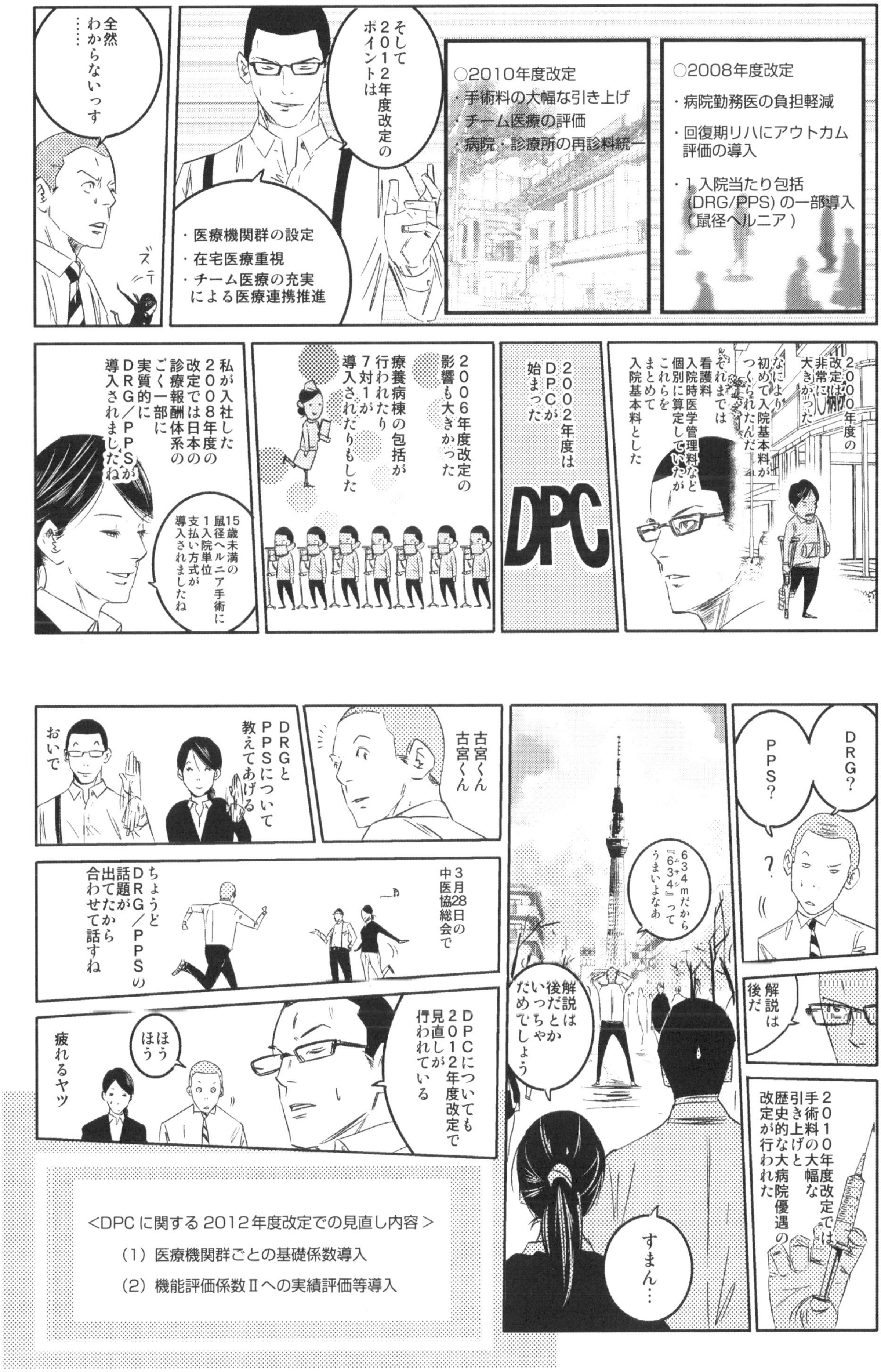
○2008年度改定
・病院勤務医の負担軽減
・回復期リハにアウトカム評価の導入
・1入院当たり包括（DRG/PPS）の一部導入（鼠径ヘルニア）
○2010年度改定
・手術料の大幅な引き上げ
・チーム医療の評価
・病院・診療所の再診料統一
そして2012年度改定のポイントは
・医療機関群の設定
・在宅医療重視
・チーム医療の充実による医療連携推進
全然わからないっす……
ズテ
2000年度の改定は非常に大きかった
なにより初めて入院基本料がつくられたんだ
それまでは看護料入院時医学管理料など個別に算定していたがこれらをまとめて入院基本料とした
2002年度はDPCが始まった
DPC
2006年度改定の影響も大きかった
療養病棟の包括が行われたり7対1が導入されたりもした
私が入社した2008年度の改定では日本の診療報酬体系のごく一部に実質的にDRG／PPSが導入されましたね
15歳未満の鼠径ヘルニア手術に1入院単位支払い方式が導入されましたね
DRG？
PPS？
？
解説は後だ
634mだから『634《ムサシ》』ってうまいよなあ
解説は後だとかいっちゃだめでしょう
2010年度改定では手術料の大幅な引き上げと歴史的な大病院優遇の改定が行われた
すまん…
古宮くん古宮くん
DRGとPPSについて教えてあげる
おいで
3月28日の中医協総会で
ちょうどDRG／PPSの話題が出てたから合わせて話すね
DPCについても2012年度改定で見直しが行われている
ほうほう
疲れるヤツ
<DPC に関する 2012 年度改定での見直し内容 >
（1）医療機関群ごとの基礎係数導入
（2）機能評価係数Ⅱへの実績評価等導入

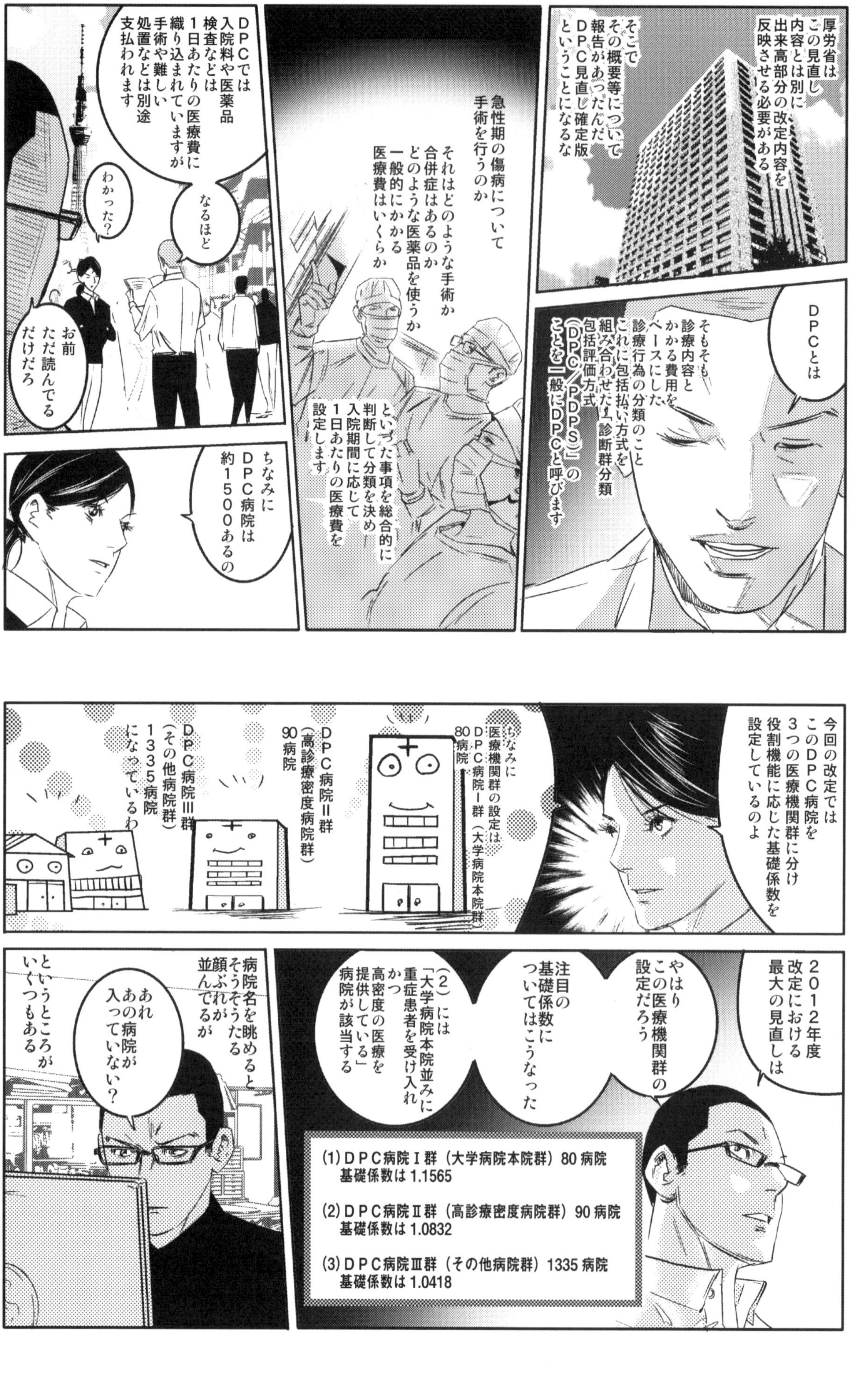
厚労省は この見直し内容とは別に 出来高部分の改定内容を 反映させる必要がある
そこで その概要等について 報告があったんだ DPC見直し確定版 ということになるな
DPCとは
そもそも 診療内容と かかる費用を ベースにした 診療行為の分類のこと これに包括払い方式を 組み合わせた「診断群分類 包括評価方式 （DPC／PDPS）」の ことを一般にDPCと呼びます
急性期の傷病について 手術を行うのか
それはどのような手術か 合併症はあるのか どのような医薬品を使うか 一般的にかかる 医療費はいくらか
といった事項を総合的に 判断して分類を決め 入院期間に応じて 1日あたりの医療費を 設定します
DPCでは 入院料や医薬品 検査などは 1日あたりの医療費に 織り込まれていますが 手術や難しい 処置などは別途 支払われます
なるほど
わかった?
お前 ただ読んでる だけだろ
ちなみに DPC病院は 約1500あるの
今回の改定では このDPC病院を 3つの医療機関群に分け 役割機能に応じた基礎係数を 設定しているのよ
ちなみに 医療機関群の設定は DPC病院Ⅰ群（大学病院本院群） 80病院
DPC病院Ⅱ群 （高診療密度病院群） 90病院
DPC病院Ⅲ群 （その他病院群） 1335病院 になっているわ
2012年度 改定における 最大の見直しは
やはり この医療機関群の 設定だろう
注目の 基礎係数に ついてはこうなった
（2）には 「大学病院本院並みに 重症患者を受け入れ かつ 高密度の医療を 提供している」 病院が該当する
(1) DPC病院Ⅰ群（大学病院本院群）80病院 基礎係数は 1.1565
(2) DPC病院Ⅱ群（高診療密度病院群）90病院 基礎係数は 1.0832
(3) DPC病院Ⅲ群（その他病院群）1335病院 基礎係数は 1.0418
病院名を眺めると そうそうたる 顔ぶれが 並んでるが
あれ あの病院が 入っていない?
というところが いくつもある

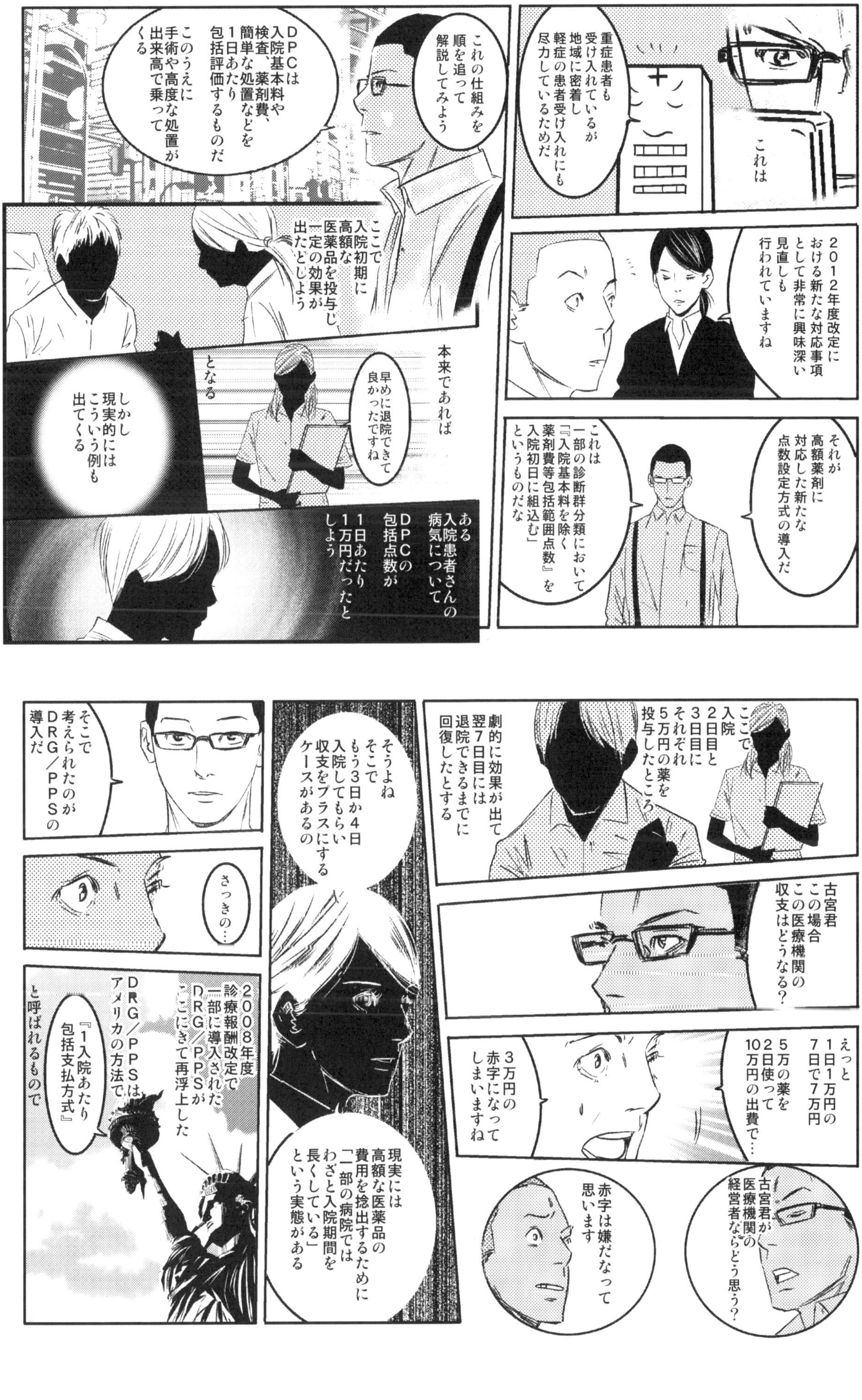
これは
重症患者も受け入れているが地域に密着し軽症の患者受け入れにも尽力しているためだ
2012年度改定における新たな対応事項として非常に興味深い見直しも行われていますね
それが高額薬剤に対応した新たな点数設定方式の導入だ
これは一部の診断群分類において『入院基本料を除く薬剤費等包括範囲点数』を入院初日に組込むというものだな
これの仕組みを順を追って解説してみよう
DPCは入院基本料や検査、薬剤費、簡単な処置などを1日あたり包括評価するものだ このうえに手術や高度な処置が出来高で乗ってくる
ここで入院初期に高額な医薬品を投与し一定の効果が出たとしよう
本来であれば
早めに退院できて良かったですね
となる
しかし現実的にはこういう例も出てくる
ある入院患者さんの病気についてDPCの包括点数が1日あたり1万円だったとしよう
ここで入院2日目と3日目にそれぞれ5万円の薬を投与したところ
劇的に効果が出て翌7日目には退院できるまでに回復したとする
古宮君この場合この医療機関の収支はどうなる?
えっと1日1万円の7日で7万円 5万の薬を2日使って10万円の出費で…
3万円の赤字になってしまいますね
古宮君が医療機関の経営者ならどう思う?
赤字は嫌だなって思います
そうよねそこでもう3日か4日入院してもらい収支をプラスにするケースがあるの
現実には高額な医薬品の費用を捻出するために「一部の病院ではわざと入院期間を長くしている」という実態がある
そこで考えられたのがDRG/PPSの導入だ
さっきの…
2008年度診療報酬改定で一部に導入されたDRG/PPSがここにきて再浮上した
DRG/PPSはアメリカの方法で
『1入院あたり包括支払方式』
と呼ばれるもので

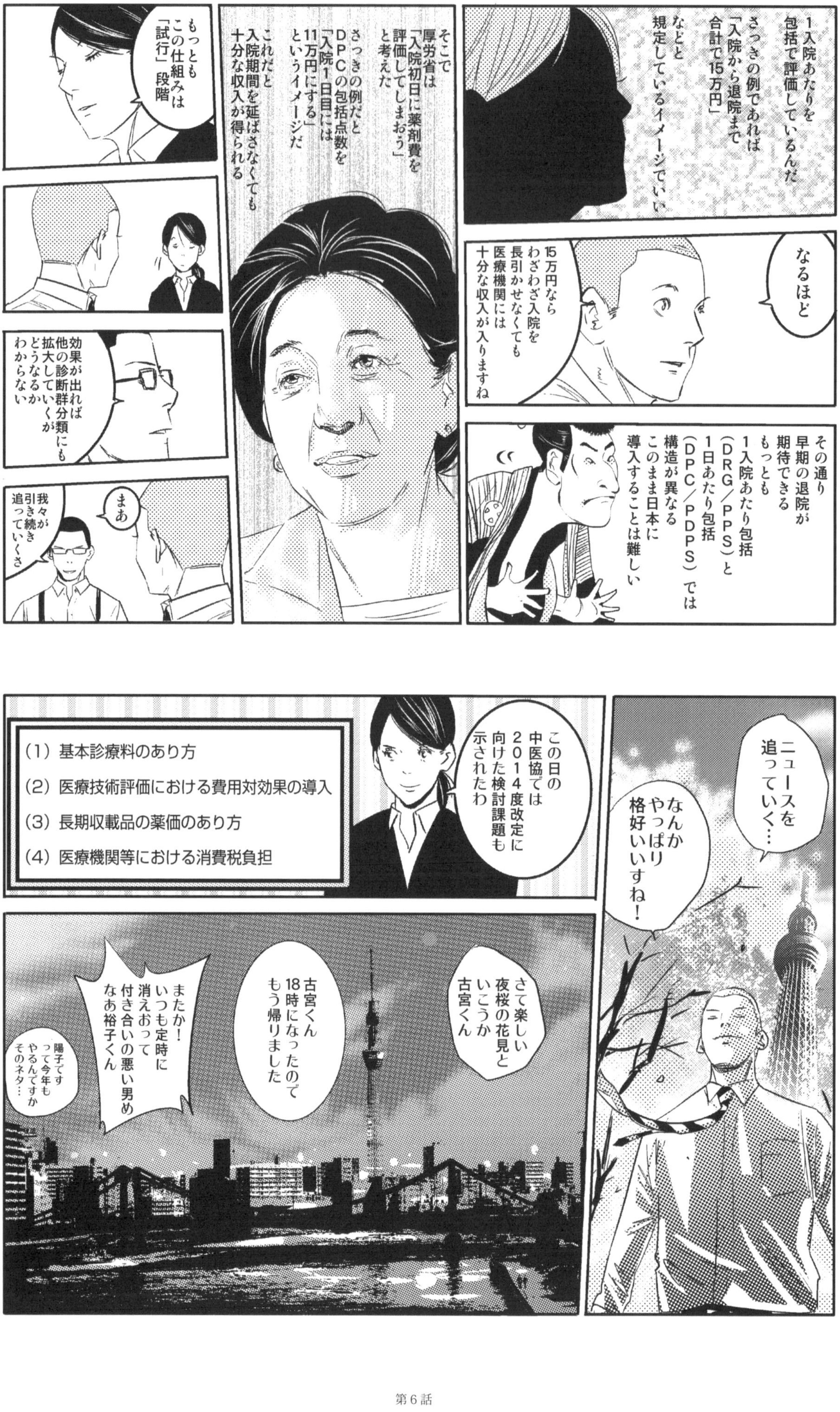
1入院あたりを
包括で評価しているんだ
さっきの例であれば
「入院から退院まで
合計で15万円」
などと
規定しているイメージでいい
なるほど
15万円なら
わざわざ入院を
長引かせなくても
医療機関には
十分な収入が入りますね
その通り
早期の退院が
期待できる
もっとも
1入院あたり包括
（DRG／PPS）と
1日あたり包括
（DPC／PDPS）では
構造が異なる
このまま日本に
導入することは難しい
そこで
厚労省は
「入院初日に薬剤費を
評価してしまおう」
と考えた
さっきの例だと
DPCの包括点数を
「入院1日目には
11万円にする」
というイメージだ
これだと
入院期間を延ばさなくても
十分な収入が得られる
もっとも
この仕組みは
「試行」段階
効果が出れば
他の診断群分類にも
拡大していくが
どうなるか
わからない
まあ
我々が
引き続き
追っていくさ
ニュースを
追っていく…
なんか
やっぱり
格好いいすね！
この日の
中医協では
2014度改定に
向けた検討課題も
示されたわ
（1）基本診療料のあり方
（2）医療技術評価における費用対効果の導入
（3）長期収載品の薬価のあり方
（4）医療機関等における消費税負担
さて楽しい
夜桜の花見と
いこうか
古宮くん
古宮くん
18時になったので
もう帰りました
またか！
いつも定時に
消えおって
付き合いの悪い男め
なあ裕子くん
陽子です
って今年も
やるんですか
そのネタ…

第7話 医療にかかる消費税のひみつ

あるべき『医療の消費税の姿』を考える

厚生労働省 保険局 医療課

2011

東日本大震災▶

2012

診療報酬改定▶
介護報酬改定

2012年 7月

2013

2014

診療報酬改定▶

現在

当時の状況

担当政権：民主党・国民新党
総理大臣：野田 佳彦
厚生労働大臣：小宮山 洋子

当時の主なニュース

- ロンドン五輪開幕
- 九州北部豪雨で、死者 30 人
- 東京電力を実質国有化
- 新粒子“ヒッグス粒子”を発見

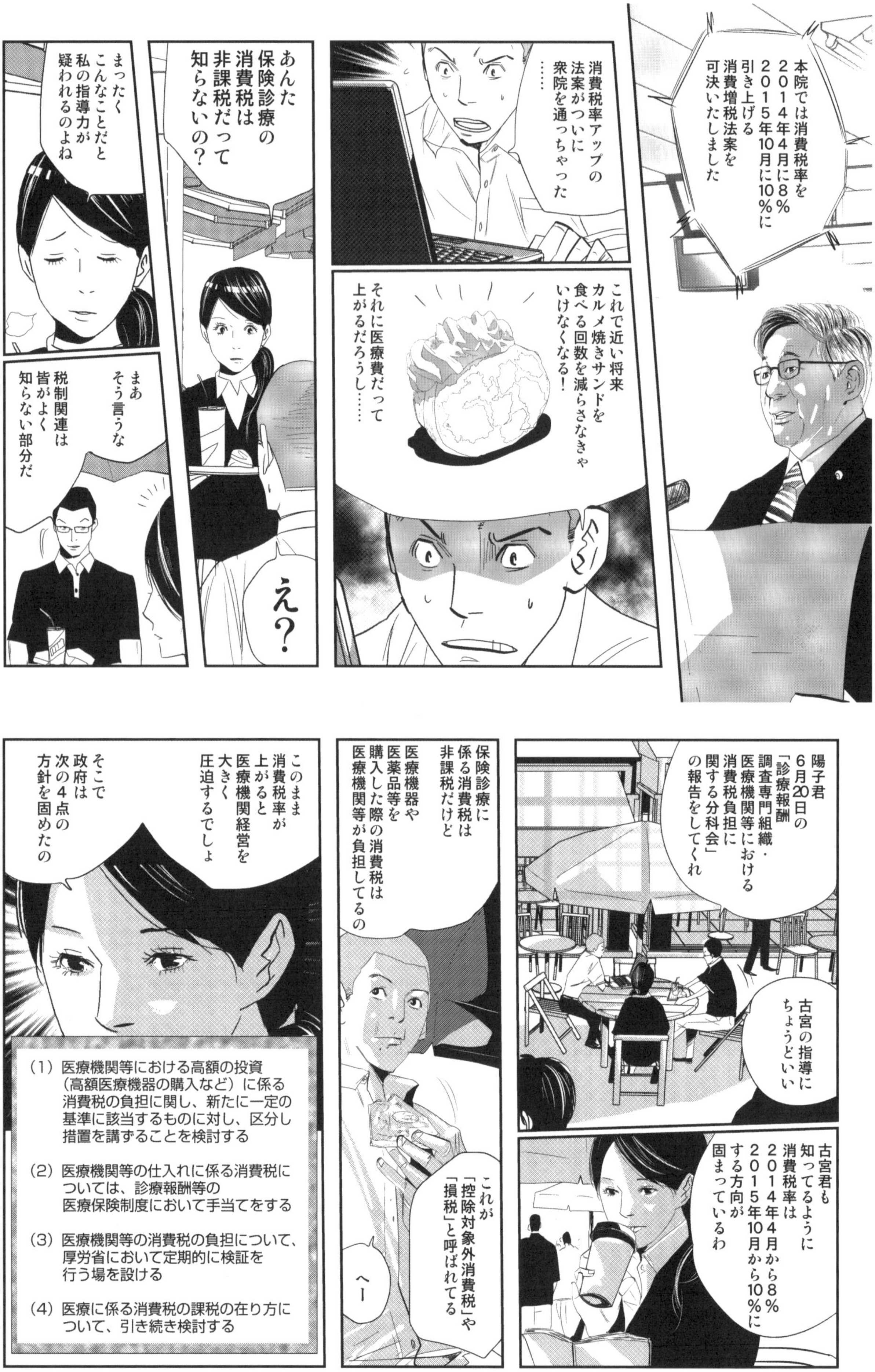
本院では消費税率を2014年4月に8%2015年10月に10%に引き上げる消費増税法案を可決いたしました
消費税率アップの法案がついに衆院を通っちゃった……
これで近い将来カルメ焼きサンドを食べる回数を減らさなきゃいけなくなる！
それに医療費だって上がるだろうし……
あんた保険診療の消費税は非課税だって知らないの？
え？
まったくこんなことだと私の指導力が疑われるのよね
まあそう言うな
税制関連は皆がよく知らない部分だ
陽子君6月20日の「診療報酬調査専門組織・医療機関等における消費税負担に関する分科会」の報告をしてくれ
古宮の指導にちょうどいい
古宮君も知ってるように消費税率は2014年4月から8%2015年10月から10%にする方向が固まっているわ
保険診療に係る消費税は非課税だけど
医療機器や医薬品等を購入した際の消費税は医療機関等が負担してるの
これが「控除対象外消費税」や「損税」と呼ばれてる
へー
このまま消費税率が上がると医療機関経営を大きく圧迫するでしょ
そこで政府は次の4点の方針を固めたの
（1）医療機関等における高額の投資（高額医療機器の購入など）に係る消費税の負担に関し、新たに一定の基準に該当するものに対し、区分し措置を講ずることを検討する
（2）医療機関等の仕入れに係る消費税については、診療報酬等の医療保険制度において手当てをする
（3）医療機関等の消費税の負担について、厚労省において定期的に検証を行う場を設ける
（4）医療に係る消費税の課税の在り方について、引き続き検討する

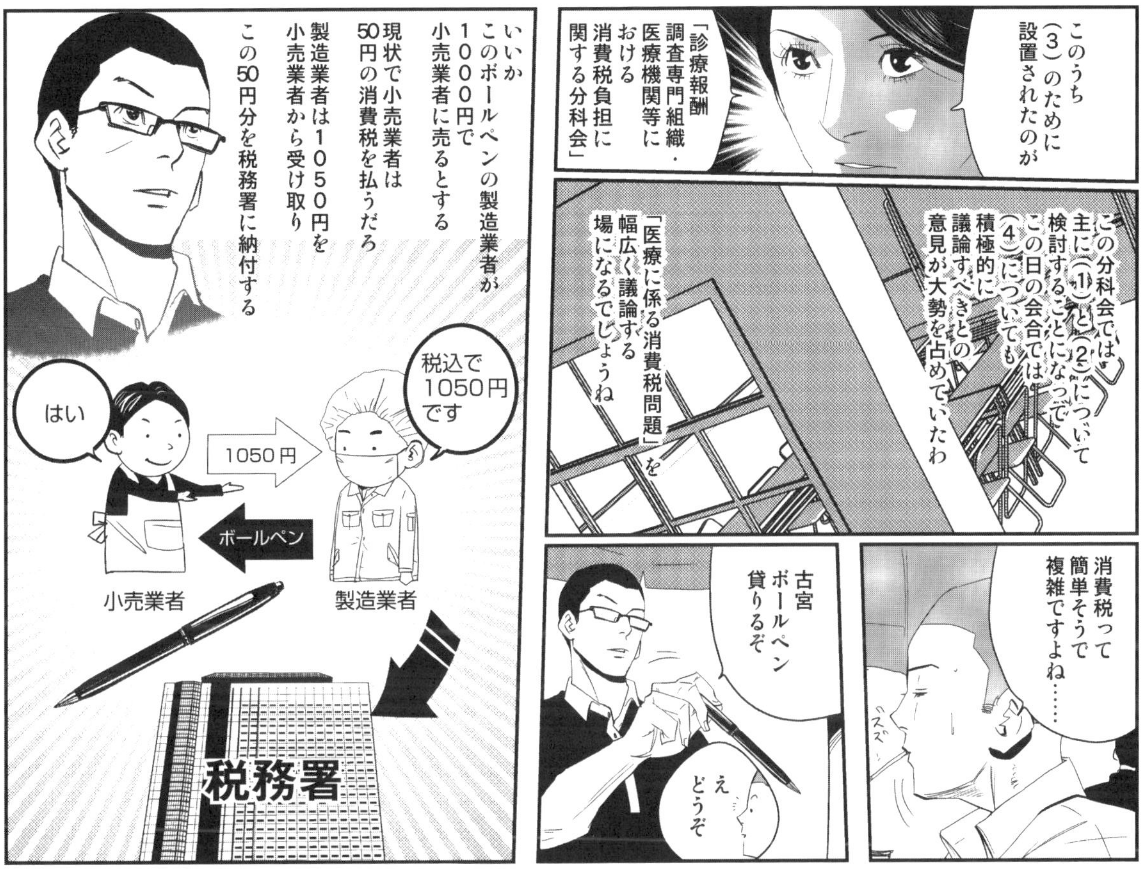
このうち(3)のために設置されたのが
「診療報酬調査専門組織・医療機関等における消費税負担に関する分科会」
この分科会では主に(1)と(2)について検討することになってこの日の会合では(4)についても積極的に議論すべきとの意見が大勢を占めていたわ
「医療に係る消費税問題」を幅広く議論する場になるでしょうね
消費税って簡単そうで複雑ですよね……
ズズ
古宮ボールペン貸りるぞ
え どうぞ
いいか このボールペンの製造業者が1000円で小売業者に売るとする
現状で小売業者は50円の消費税を払うだろ
製造業者は1050円を小売業者から受け取り
この50円分を税務署に納付する
税込で1050円です
はい
1050円
ボールペン
小売業者
製造業者
税務署

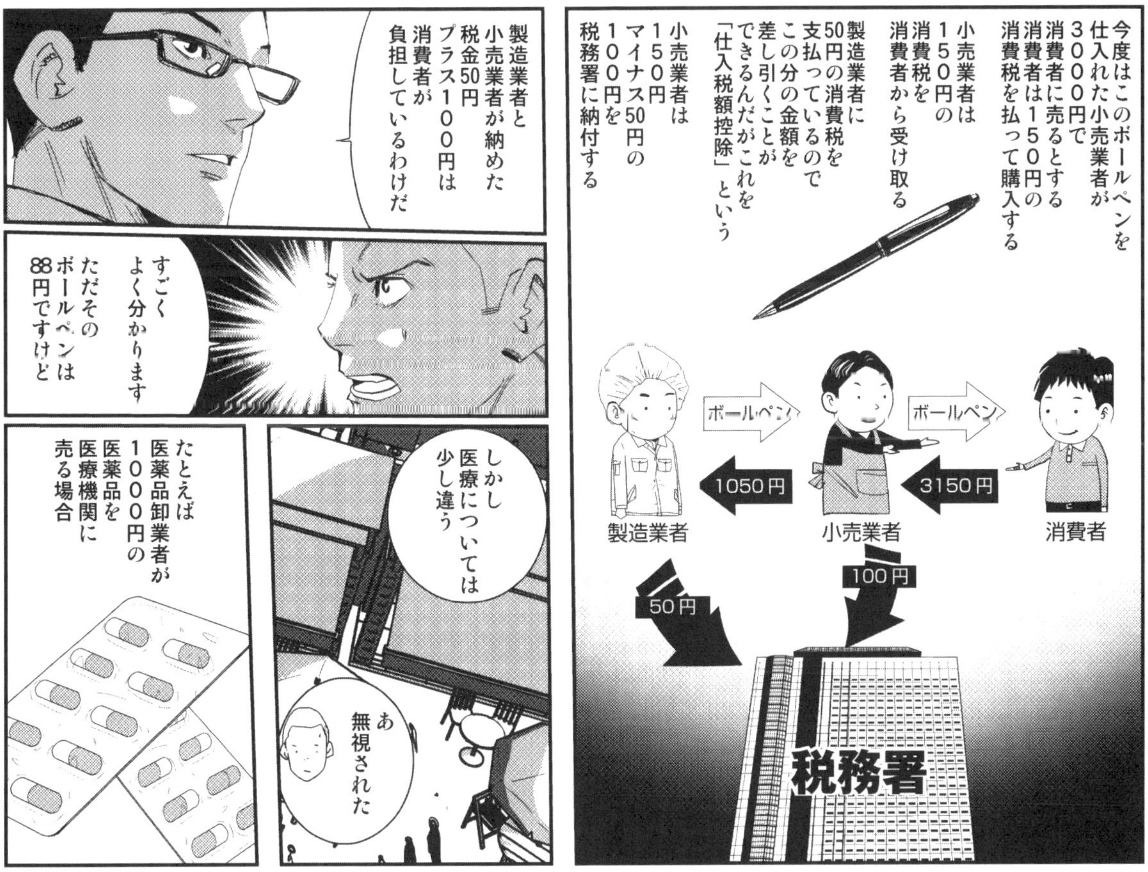
今度はこのボールペンを仕入れた小売業者が3000円で消費者に売るとする
消費者は150円の消費税を払って購入する
小売業者は150円の消費税を消費者から受け取る
製造業者に50円の消費税を支払っているのでこの分の金額を差し引くことができるんだがこれを「仕入税額控除」という
小売業者は150円マイナス50円の100円を税務署に納付する
ボールペン
ボールペン
1050円
3150円
製造業者
小売業者
消費者
50円
100円
税務署
製造業者と小売業者が納めた税金50円プラス100円は消費者が負担しているわけだ
すごくよく分かります
ただそのボールペンは88円ですけど
しかし医療については少し違う
あ 無視された
たとえば医薬品卸業者が1000円の医薬品を医療機関に売る場合

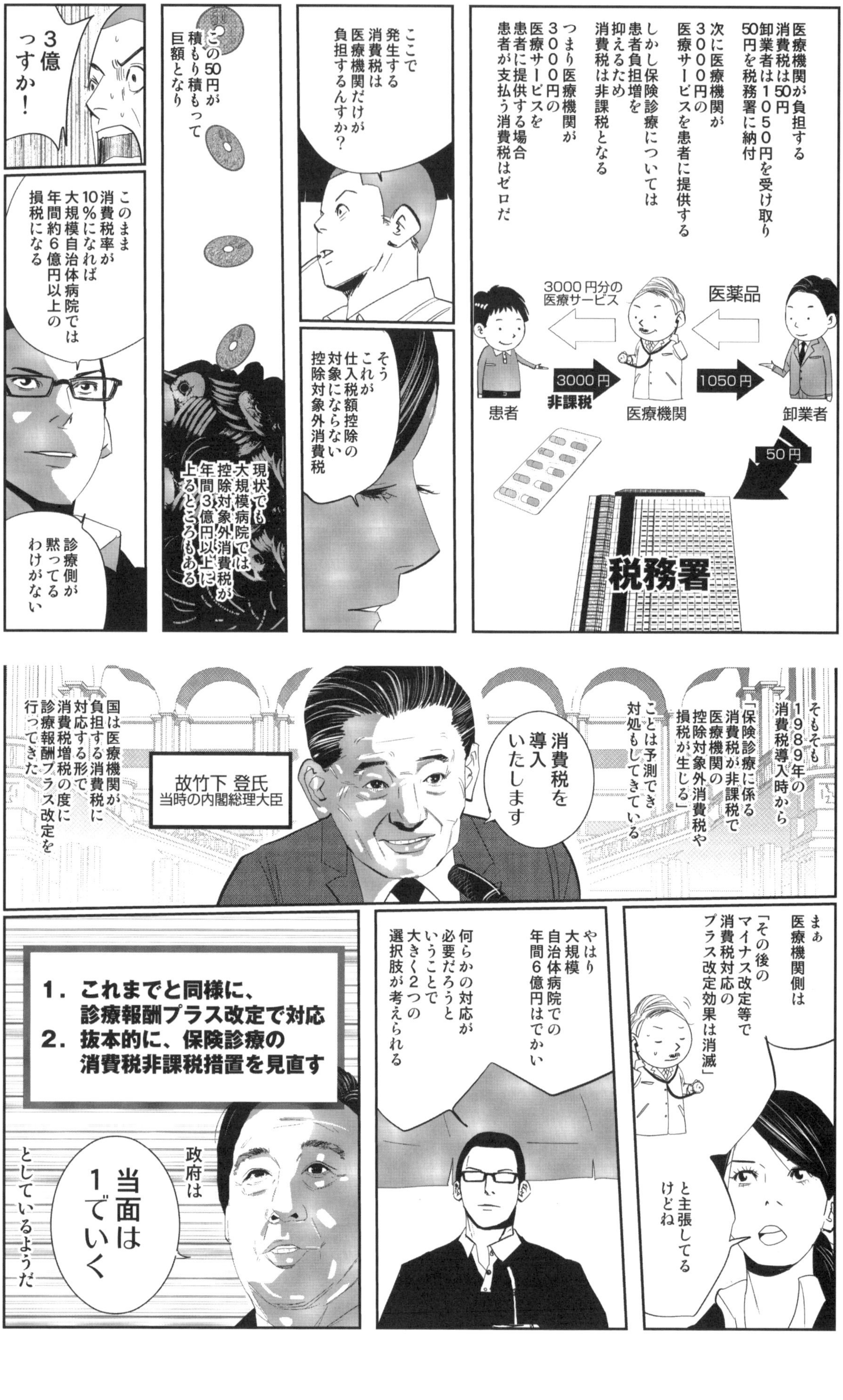
医療機関が負担する
消費税は50円
卸業者は1050円を受け取り
50円を税務署に納付
次に医療機関が
3000円の
医療サービスを患者に提供する
しかし保険診療については
患者負担増を
抑えるため
消費税は非課税となる
つまり医療機関が
3000円の
医療サービスを
患者に提供する場合
患者が支払う消費税はゼロだ
医薬品
3000円分の
医療サービス
3000円
非課税
1050円
患者
医療機関
卸業者
50円
税務署
ここで
発生する
消費税は
医療機関だけが
負担するんすか？
そう
これが
仕入税額控除の
対象にならない
控除対象外消費税
この50円が
積もり積もって
巨額となり
現状でも
大規模病院では
控除対象外消費税が
年間3億円以上に
上るところもある
3億
っすか！
このまま
消費税率が
10%になれば
大規模自治体病院では
年間約6億円以上の
損税になる
診療側が
黙ってる
わけがない
そもそも
1989年の
消費税導入時から
「保険診療に係る
消費税が非課税で
医療機関の
控除対象外消費税や
損税が生じる」
ことは予測でき
対処もしてきている
消費税を
導入
いたします
故竹下 登氏
当時の内閣総理大臣
国は医療機関が
負担する消費税に
対応する形で
消費税増税の度に
診療報酬プラス改定を
行ってきた
まぁ
医療機関側は
「その後の
マイナス改定等で
消費税対応の
プラス改定効果は消滅」
と主張してる
けどね
やはり
大規模
自治体病院での
年間6億円はでかい
何らかの対応が
必要だろうと
いうことで
大きく2つの
選択肢が考えられる
1．これまでと同様に、
診療報酬プラス改定で対応
2．抜本的に、保険診療の
消費税非課税措置を見直す
政府は
当面は
1でいく
としているようだ

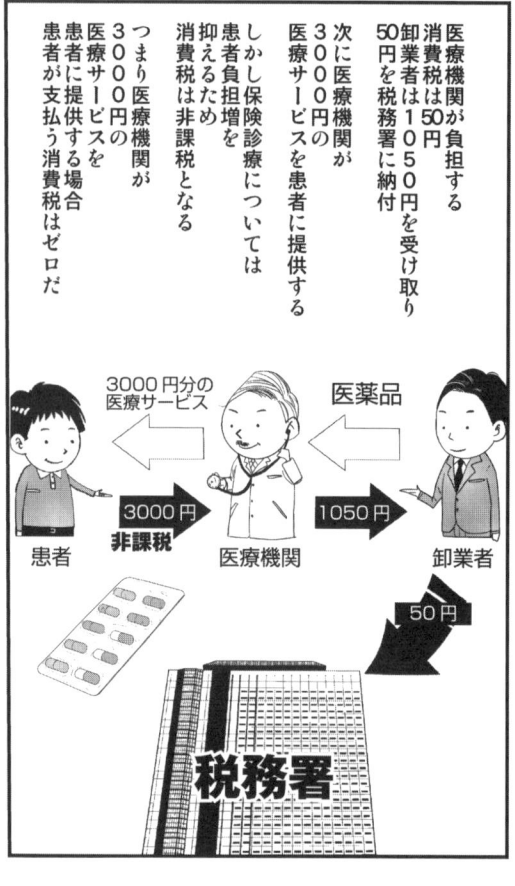

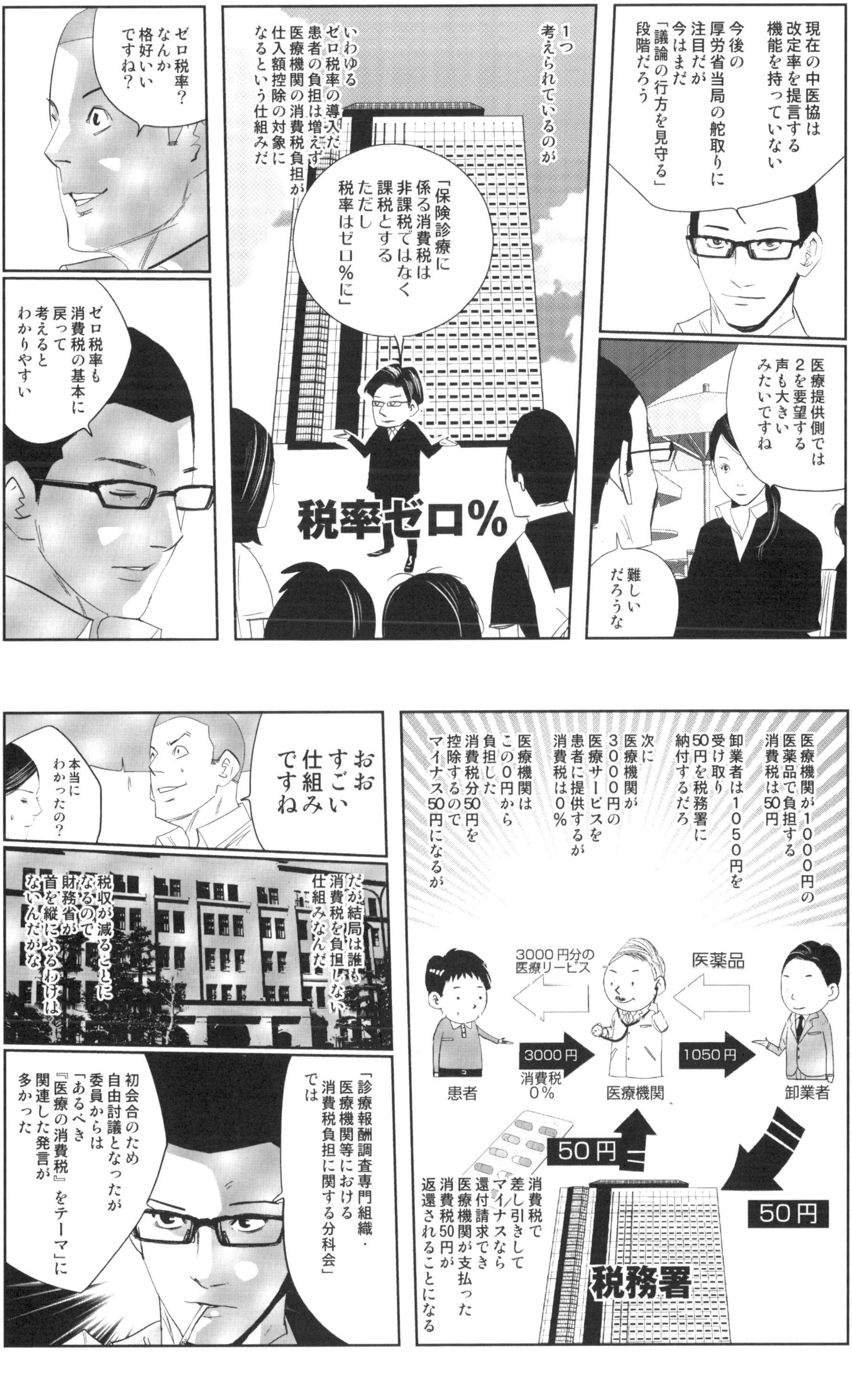
現在の中医協は改定率を提言する機能を持っていない
今後の厚労省当局の舵取りに注目だが今はまだ「議論の行方を見守る」段階だろう
医療提供側では2を要望する声も大きいみたいですね
難しいだろうな
1つ考えられているのが
「保険診療に係る消費税は非課税ではなく課税とする ただし税率はゼロ%に」
税率ゼロ%
いわゆるゼロ税率の導入だ 患者の負担は増えず医療機関の消費税負担が仕入額控除の対象になるという仕組みだ
ゼロ税率？なんか格好いいですね？
ゼロ税率も消費税の基本に戻って考えるとわかりやすい
医療機関が1000円の医薬品で負担する消費税は50円
卸業者は1050円を受け取り50円を税務署に納付するだろ
次に医療機関が3000円の医療サービスを患者に提供するが消費税は0%
医療機関はこの0円から負担した消費税分50円を控除するのでマイナス50円になるが
医薬品
3000円分の医療サービス
1050円
3000円
消費税0%
卸業者
医療機関
患者
50円
50円
消費税で差し引きしてマイナスなら還付請求でき医療機関が支払った消費税50円が返還されることになる
税務署
おおすごい仕組みですね
本当にわかったの？
だが結局は誰も消費税を負担しない仕組みなんだ
税収が減るとになるので財務省が首を縦にふるわけはないんだがな
「診療報酬調査専門組織・医療機関等における消費税負担に関する分科会」では
初会合のため自由討議となったが委員からは「あるべき『医療の消費税』をテーマ」に関連した発言が多かった

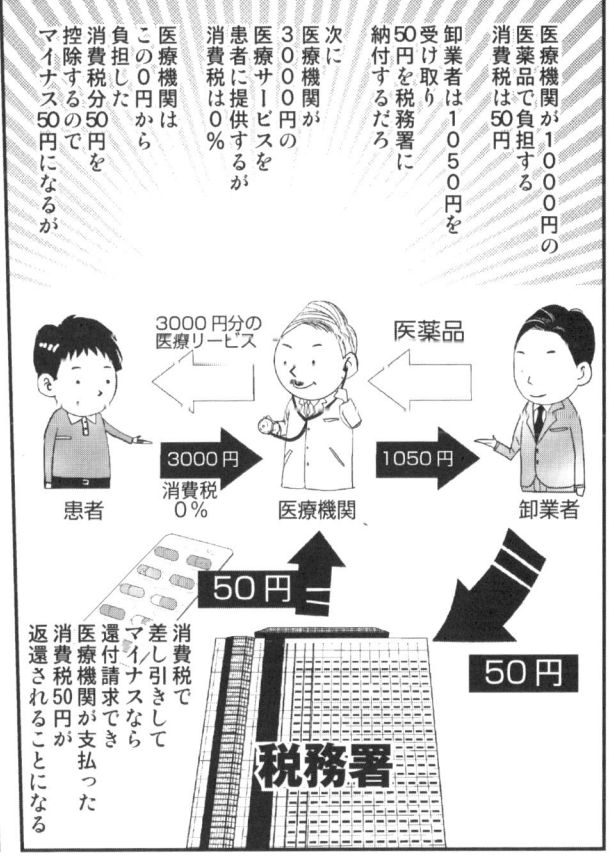

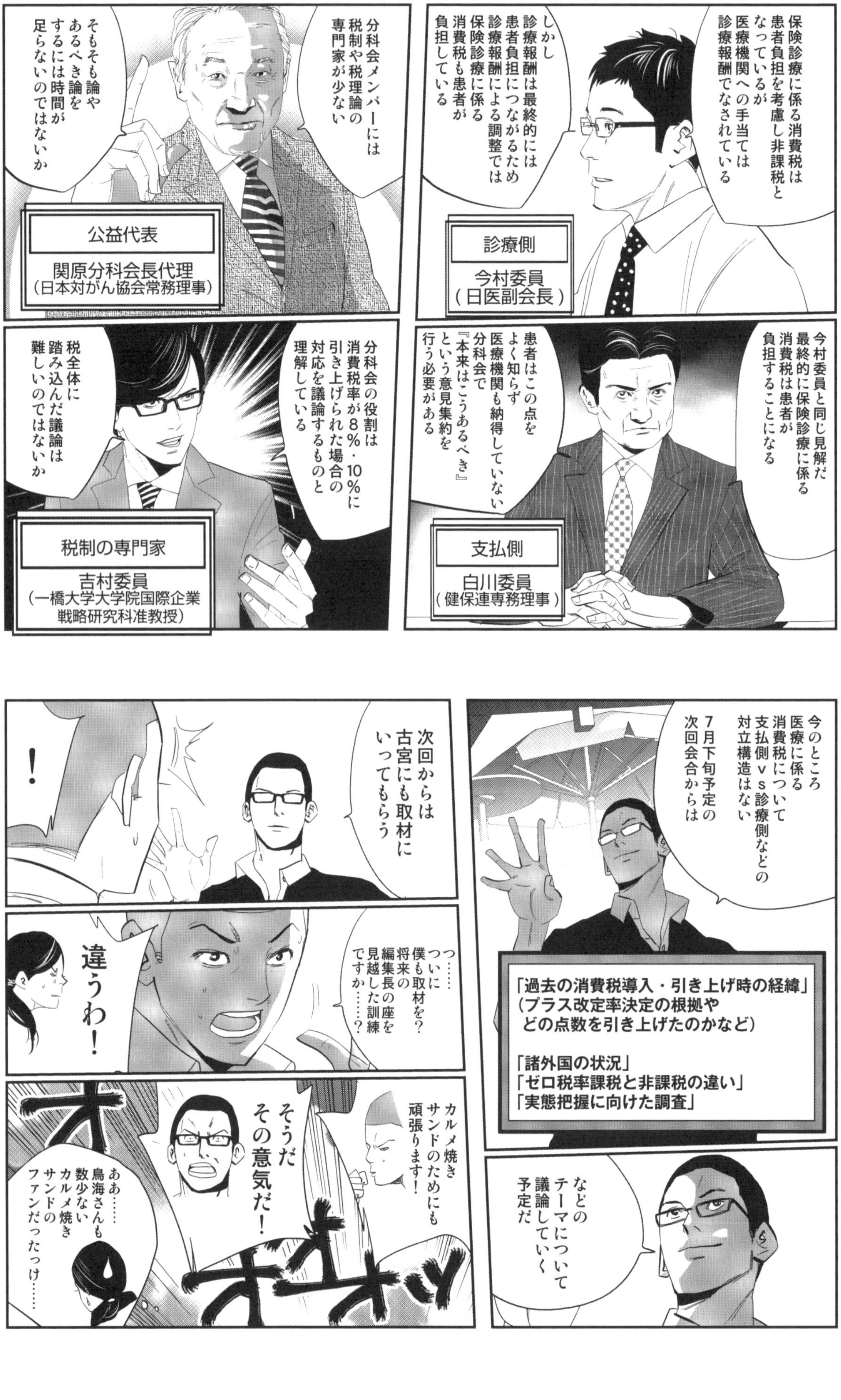
保険診療に係る消費税は患者負担を考慮し非課税となっているが医療機関への手当ては診療報酬でなされている
しかし診療報酬は最終的には患者負担につながるため診療報酬による調整では保険診療に係る消費税も患者が負担している
診療側
今村委員
（日医副会長）
分科会メンバーには税制や税理論の専門家が少ない
そもそも論やあるべき論をするには時間が足らないのではないか
公益代表
関原分科会長代理
（日本対がん協会常務理事）
今村委員と同じ見解だ最終的に保険診療に係る消費税は患者が負担することになる
患者はこの点をよく知らず医療機関も納得していない分科会で『本来はこうあるべき』という意見集約を行う必要がある
支払側
白川委員
（健保連専務理事）
分科会の役割は消費税率が8％・10％に引き上げられた場合の対応を議論するものと理解している
税全体に踏み込んだ議論は難しいのではないか
税制の専門家
吉村委員
（一橋大学大学院国際企業戦略研究科准教授）
今のところ医療に係る消費税について支払側vs診療側などの対立構造はない
7月下旬予定の次回会合からは
「過去の消費税導入・引き上げ時の経緯」
（プラス改定率決定の根拠やどの点数を引き上げたのかなど）
「諸外国の状況」
「ゼロ税率課税と非課税の違い」
「実態把握に向けた調査」
などのテーマについて議論していく予定だ
次回からは古宮にも取材にいってもらう
！
つ……ついに僕も取材を？将来の編集長の座を見越した訓練ですか……？
違うわ！
カルメ焼きサンドのためにも頑張ります！
そうだその意気だ！
ああ……鳥海さんも数少ないカルメ焼きサンドのファンだったっけ……

第8話 入院基本料のひみつ

基本診療料に関するあつ～い議論

厚生労働省 保険局 医療課

2011

東日本大震災▶

2012

診療報酬改定▶
介護報酬改定

2012年 9月

2013

2014

診療報酬改定▶

現在

当時の状況

担当政権：民主党・国民新党
総理大臣：野田 佳彦
厚生労働大臣：小宮山 洋子

当時の主なニュース

- 尖閣諸島の 3 島を国有化
- 原子力規制委員会が発足
- 日本銀行が 10 兆円追加の金融緩和策決定
- iPhone5 発売
- レスリング女子の世界選手権、吉田沙保里が 10 連覇

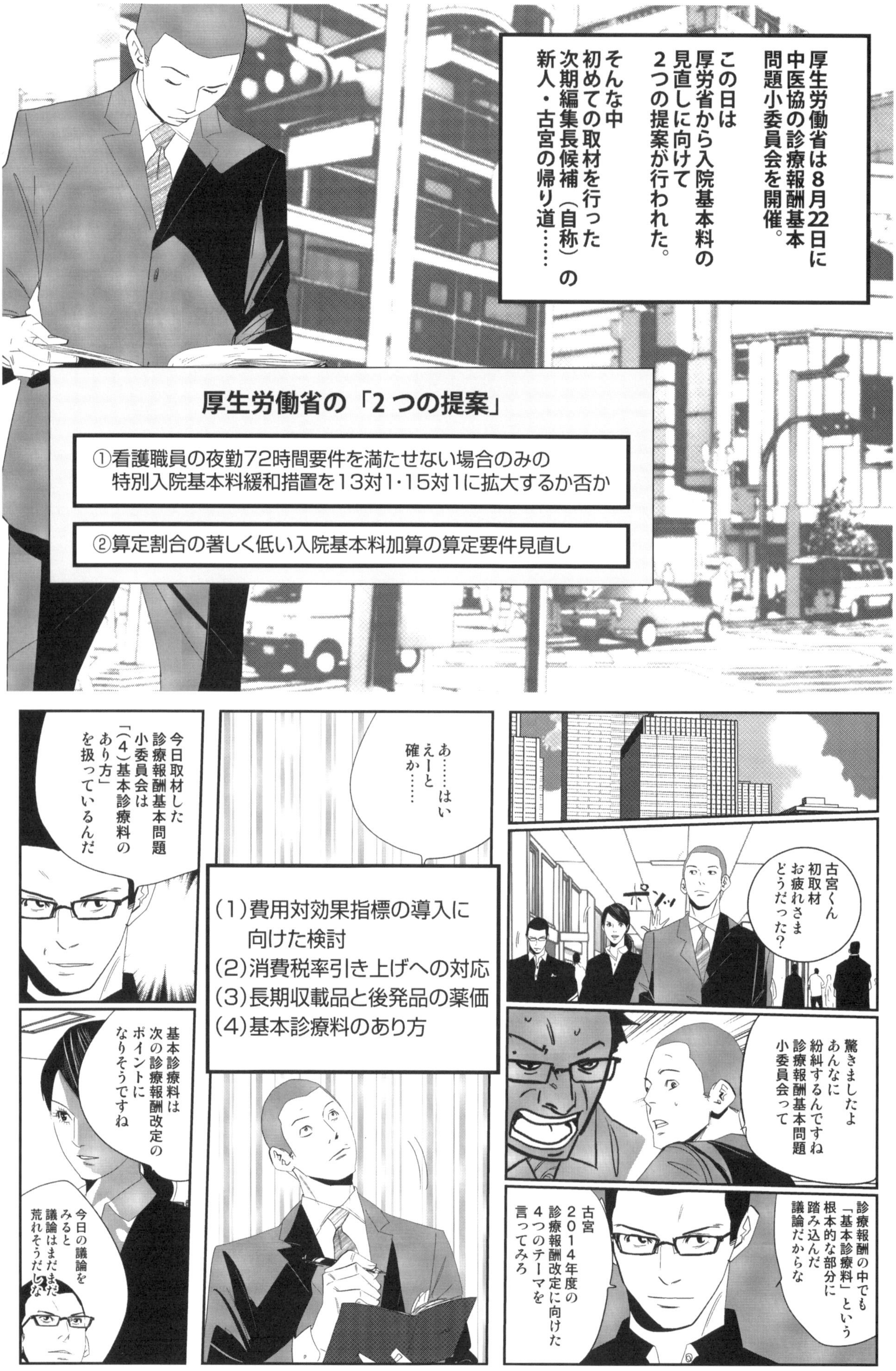
厚生労働省は8月22日に
中医協の診療報酬基本
問題小委員会を開催。
この日は
厚労省から入院基本料の
見直しに向けて
2つの提案が行われた。
そんな中
初めての取材を行った
次期編集長候補（自称）の
新人・古宮の帰り道……
厚生労働省の「2つの提案」
①看護職員の夜勤72時間要件を満たせない場合のみの特別入院基本料緩和措置を13対1・15対1に拡大するか否か
②算定割合の著しく低い入院基本料加算の算定要件見直し
ポンッ
古宮くん 初取材 お疲れさま どうだった？
驚きましたよ あんなに 紛糾するんですね 診療報酬基本問題 小委員会って
診療報酬の中でも 「基本診療料」という 根本的な部分に 踏み込んだ 議論だからな
古宮 2014年度の 診療報酬改定に向けた 4つのテーマを 言ってみろ
あ……はい えーと 確か……
(1)費用対効果指標の導入に向けた検討
(2)消費税率引き上げへの対応
(3)長期収載品と後発品の薬価
(4)基本診療料のあり方
今日取材した 診療報酬基本問題 小委員会は 「(4)基本診療料の あり方」 を扱っているんだ
基本診療料は 次の診療報酬改定の ポイントに なりそうですね
今日の議論を みると 議論はまだまだ 荒れそうだしな

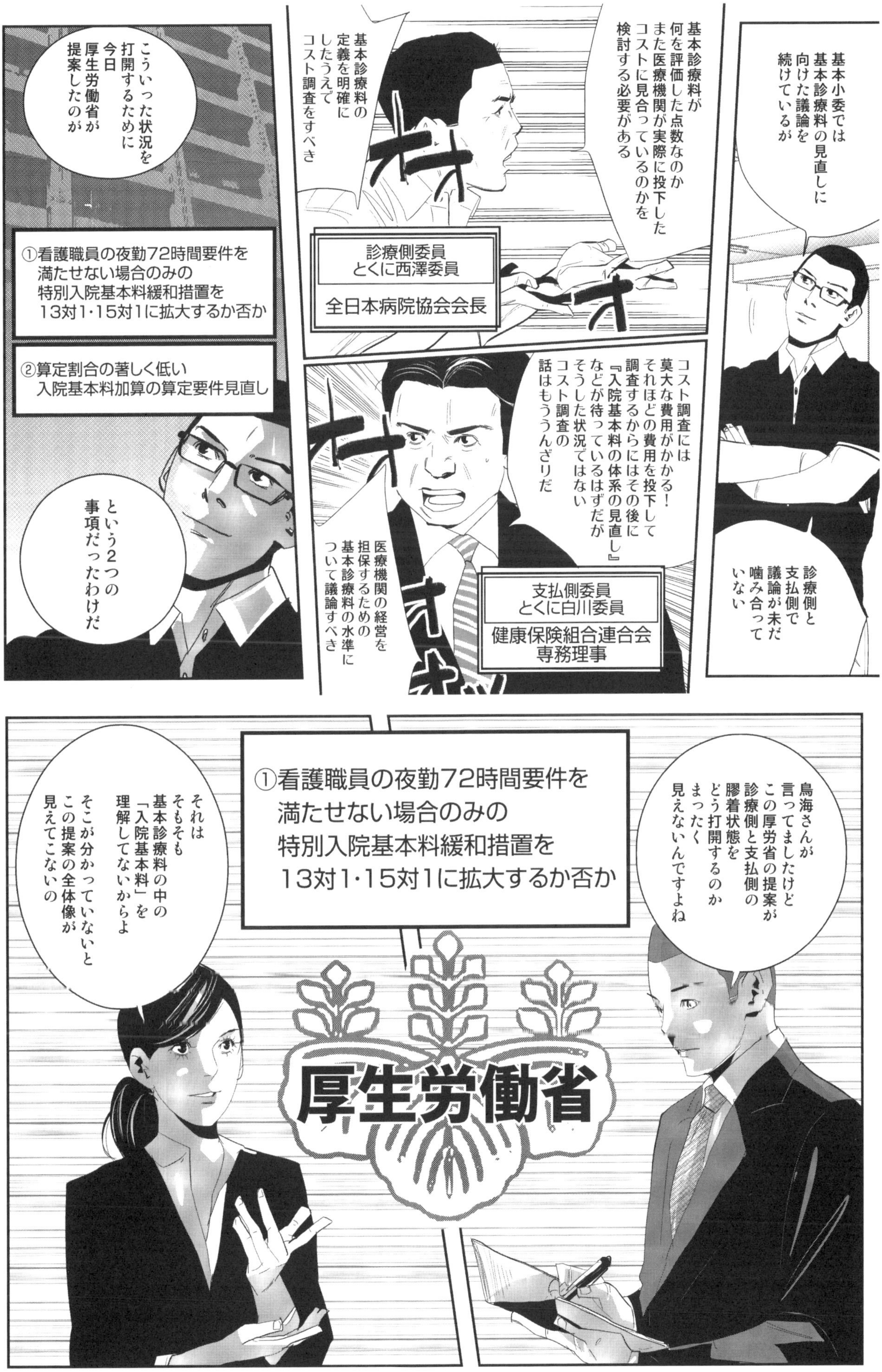
基本小委では基本診療料の見直しに向けた議論を続けているが
診療側と支払側で議論が未だ噛み合っていない
基本診療料が何を評価した点数なのかまた医療機関が実際に投下したコストに見合っているのかを検討する必要がある
基本診療料の定義を明確にしたうえでコスト調査をすべき
診療側委員 とくに西澤委員
全日本病院協会会長
コスト調査には莫大な費用がかかる！それほどの費用を投下して調査するからにはその後に『入院基本料の体系の見直し』などが待っているはずだがそうした状況ではないコスト調査の話はもううんざりだ
医療機関の経営を担保するための基本診療料の水準について議論すべき
支払側委員 とくに白川委員
健康保険組合連合会 専務理事
こういった状況を打開するために今日厚生労働省が提案したのが
①看護職員の夜勤72時間要件を満たせない場合のみの特別入院基本料緩和措置を13対1・15対1に拡大するか否か
②算定割合の著しく低い入院基本料加算の算定要件見直し
という2つの事項だったわけだ
鳥海さんが言ってましたけどこの厚労省の提案が診療側と支払側の膠着状態をどう打開するのかまったく見えないんですよね
①看護職員の夜勤72時間要件を満たせない場合のみの特別入院基本料緩和措置を13対1・15対1に拡大するか否か
それはそもそも基本診療料の中の「入院基本料」を理解してないからよ
そこが分かっていないとこの提案の全体像が見えてこないの
厚生労働省

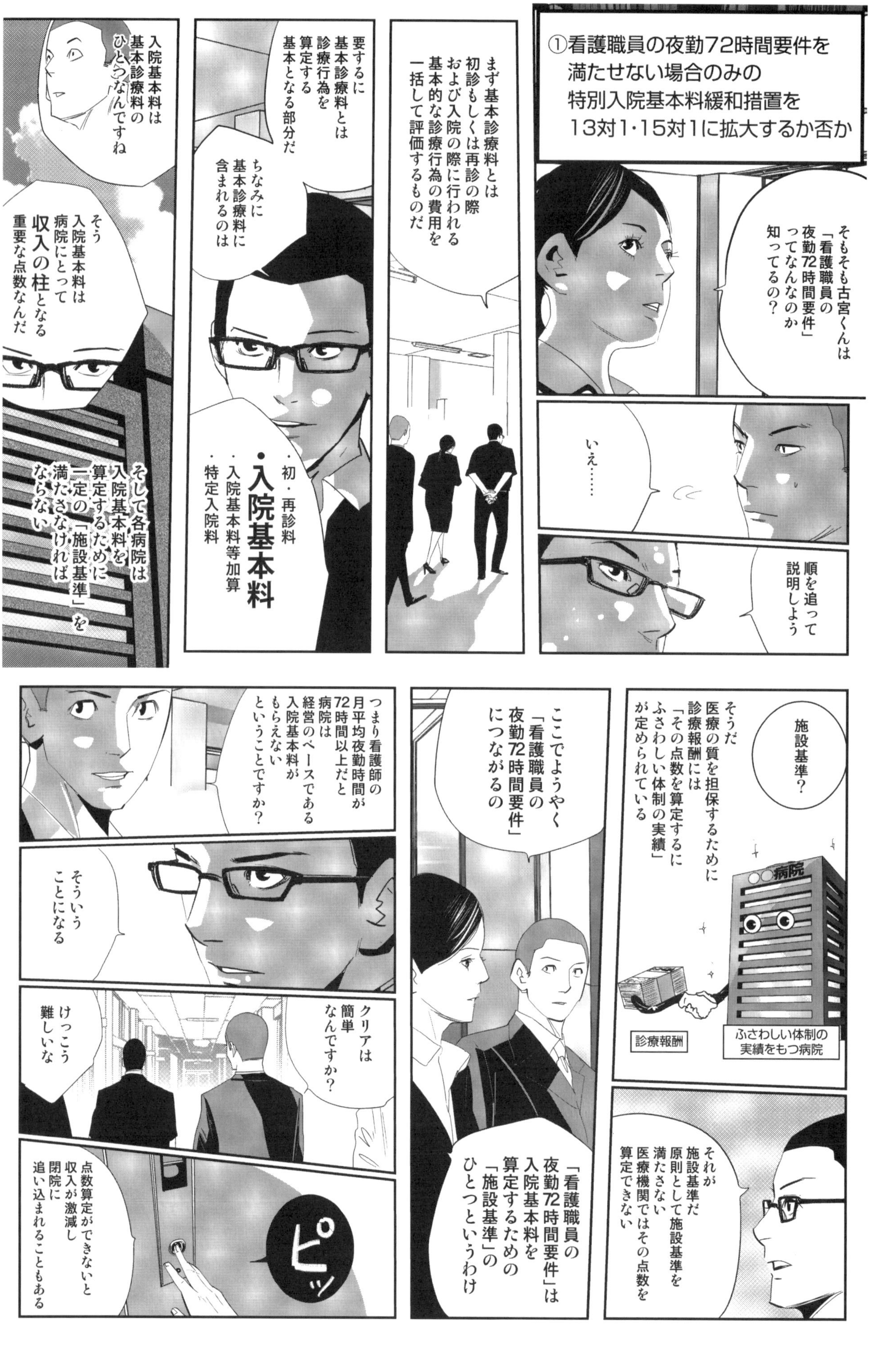
①看護職員の夜勤72時間要件を
満たせない場合のみの
特別入院基本料緩和措置を
13対1·15対1に拡大するか否か
そもそも古宮くんは「看護職員の夜勤72時間要件」ってなんなのか知ってるの？
いえ……
順を追って説明しよう
まず基本診療料とは初診もしくは再診の際および入院の際に行われる基本的な診療行為の費用を一括して評価するものだ
要するに基本診療料とは診療行為を算定する基本となる部分だ
ちなみに基本診療料に含まれるのは
・初・再診料
・入院基本料
・入院基本料等加算
・特定入院料
入院基本料は基本診療料のひとつなんですね
そう入院基本料は病院にとって収入の柱となる重要な点数なんだ
そして各病院は入院基本料を算定するために一定の「施設基準」を満たさなければならない
施設基準？
そうだ
医療の質を担保するために診療報酬には「その点数を算定するにふさわしい体制の実績」が定められている
〇〇病院
診療報酬
ふさわしい体制の実績をもつ病院
それが施設基準だ
原則として施設基準を満たさない医療機関ではその点数を算定できない
ここでようやく「看護職員の夜勤72時間要件」につながるの
「看護職員の夜勤72時間要件」は入院基本料を算定するための「施設基準」のひとつというわけ
つまり看護師の月平均夜勤時間が72時間以上だと病院は経営のベースである入院基本料がもらえないということですか？
そういうことになる
クリアは簡単なんですか？
けっこう難しいな
ピッ
点数算定ができないと収入が激減し閉院に追い込まれることもある

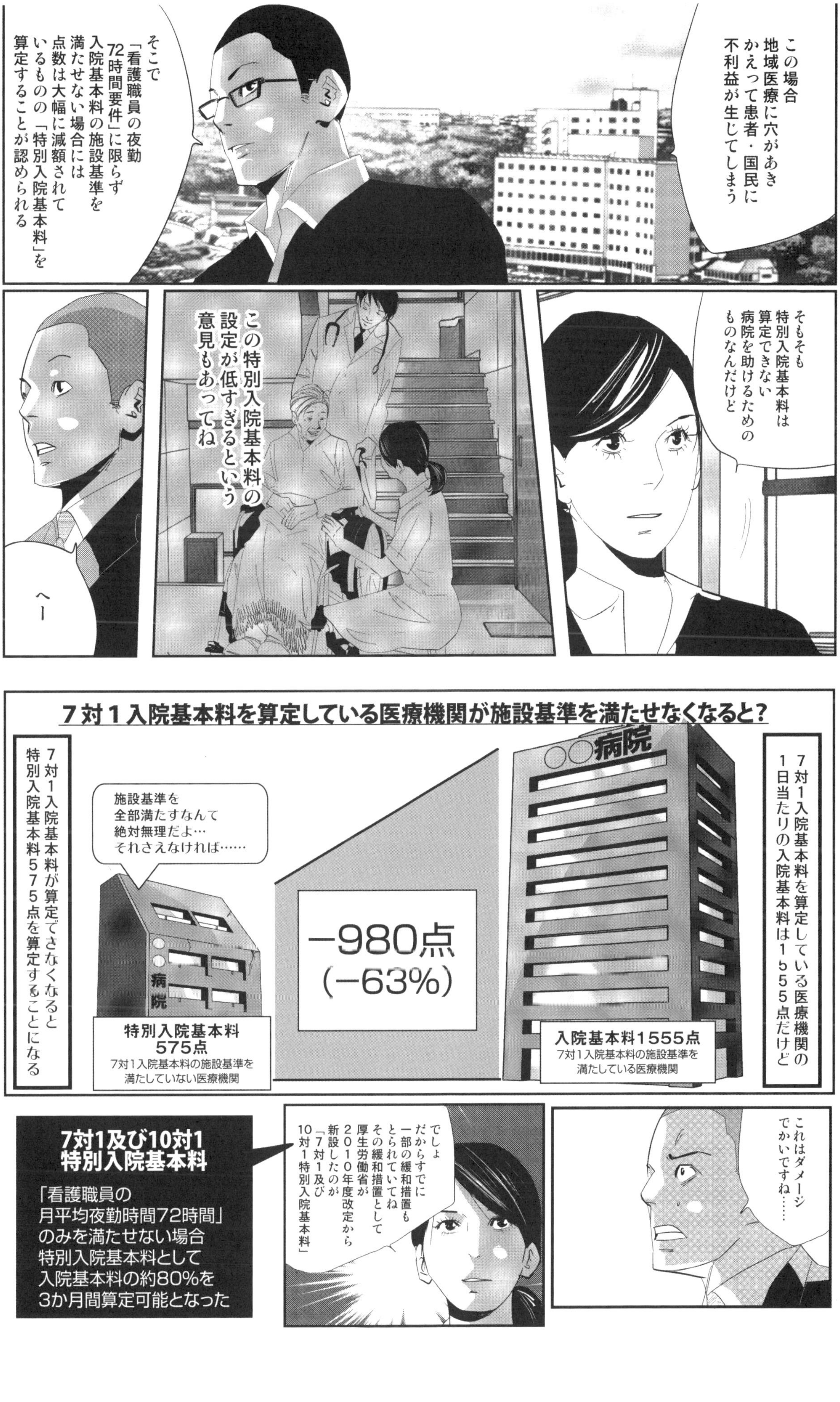
この場合
地域医療に穴があき
かえって患者・国民に
不利益が生じてしまう
そこで
「看護職員の夜勤72時間要件」に限らず
入院基本料の施設基準を満たせない場合には
点数は大幅に減額されているものの「特別入院基本料」を
算定することが認められる
そもそも
特別入院基本料は
算定できない
病院を助けるための
ものなんだけど
この特別入院基本料の
設定が低すぎるという
意見もあってね
へー
7対1入院基本料を算定している医療機関が施設基準を満たせなくなると？
7対1入院基本料を算定している医療機関の1日当たりの入院基本料は1555点だけど
○○病院
入院基本料1555点
7対1入院基本料の施設基準を
満たしている医療機関
−980点
(−63%)
施設基準を
全部満たすなんて
絶対無理だよ…
それさえなければ……
病院
特別入院基本料
575点
7対1入院基本料の施設基準を
満たしていない医療機関
7対1入院基本料が算定できなくなると特別入院基本料575点を算定することになる
これはダメージ
でかいですね……
でしょ
だからすでに
一部の緩和措置も
とられていてね
その緩和措置として
厚生労働省が
2010年度改定から
新設したのが
「7対1及び
10対1特別入院基本料」
7対1及び10対1
特別入院基本料
「看護職員の
月平均夜勤時間72時間」
のみを満たせない場合
特別入院基本料として
入院基本料の約80%を
3か月間算定可能となった

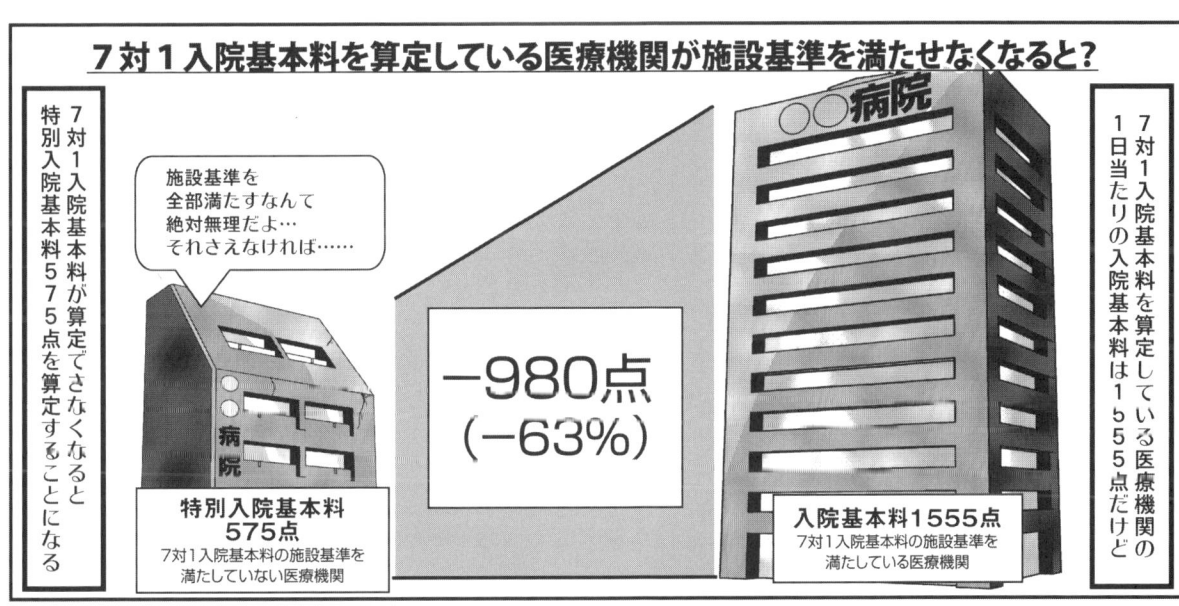

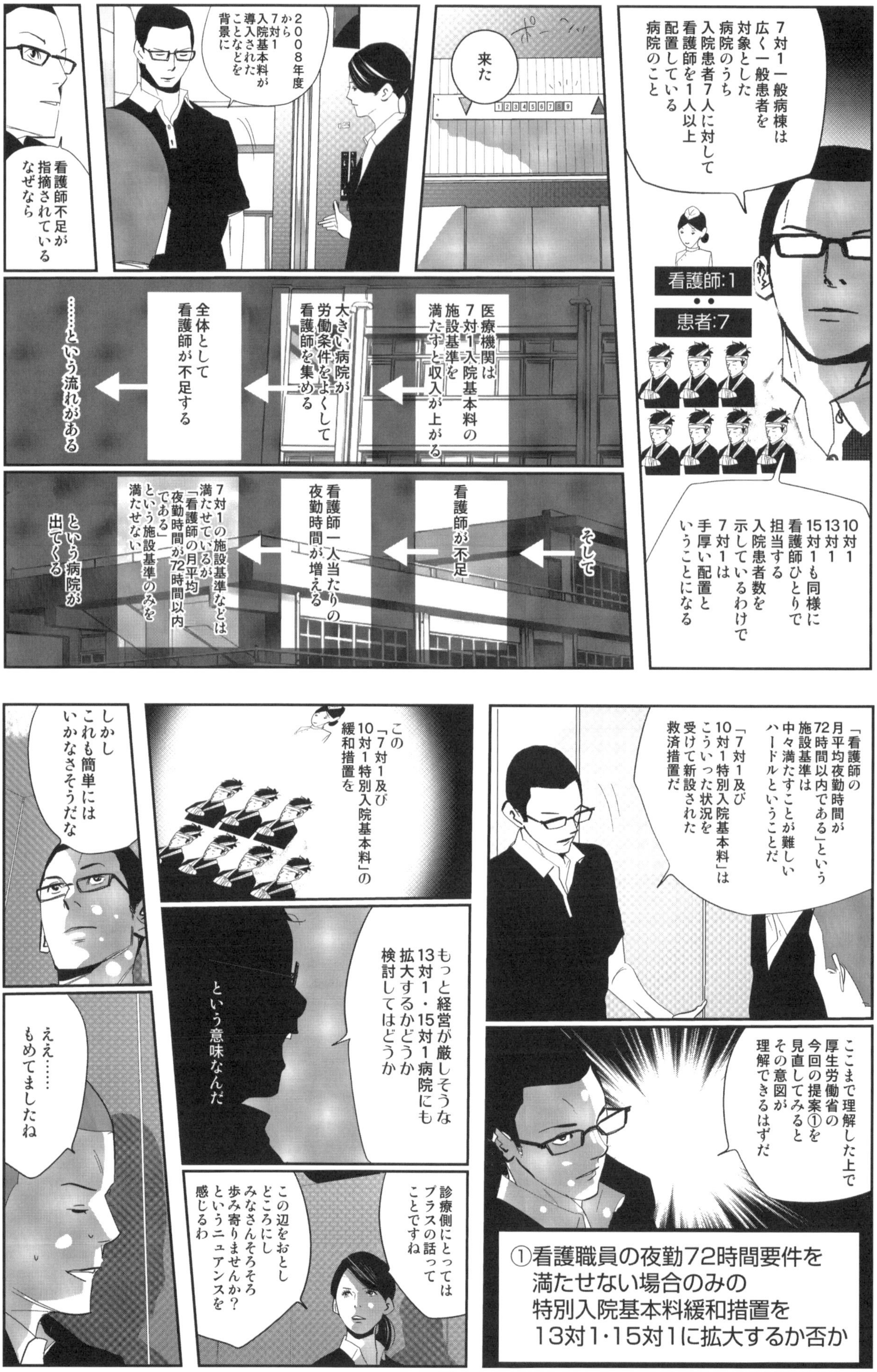
7対1一般病棟は広く一般患者を対象とした病院のうち入院患者7人に対して看護師を1人以上配置している病院のこと
看護師:1
患者:7
10対1 13対1 15対1も同様に看護師ひとりで担当する入院患者数を示しているわけで7対1は手厚い配置ということになる
来た
2008年度から7対1入院基本料が導入されたことなどを背景に
看護師不足が指摘されているなぜなら
医療機関は7対1入院基本料の施設基準を満たすと収入が上がる
大きい病院が労働条件をよくして看護師を集める
全体として看護師が不足する
……という流れがある
そして
看護師が不足
看護師一人当たりの夜勤時間が増える
7対1の施設基準などは満たせているが「看護師の月平均夜勤時間が72時間以内である」という施設基準のみを満たせない
という病院が出てくる
「看護師の月平均夜勤時間が72時間以内である」という施設基準は中々満たすことが難しいハードルということだ
「7対1及び10対1特別入院基本料」はこういった状況を受けて新設された救済措置だ
ここまで理解した上で厚生労働省の今回の提案①を見直してみるとその意図が理解できるはずだ
この「7対1及び10対1特別入院基本料」の緩和措置を
もっと経営が厳しそうな13対1・15対1病院にも拡大するかどうか検討してはどうか
という意味なんだ
①看護職員の夜勤72時間要件を満たせない場合のみの特別入院基本料緩和措置を13対1・15対1に拡大するか否か
診療側にとってはプラスの話ってことですね
この辺をおとしどころにしみなさんそろそろ歩み寄りませんか？というニュアンスを感じるわ
しかしこれも簡単にはいかなさそうだな
ええ……もめてましたね

二〇一二年
九月

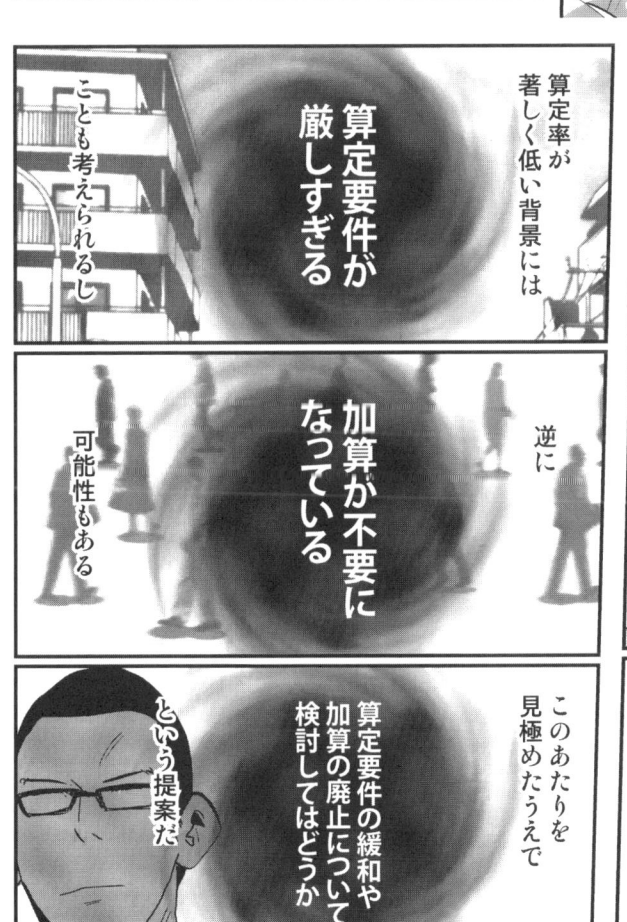

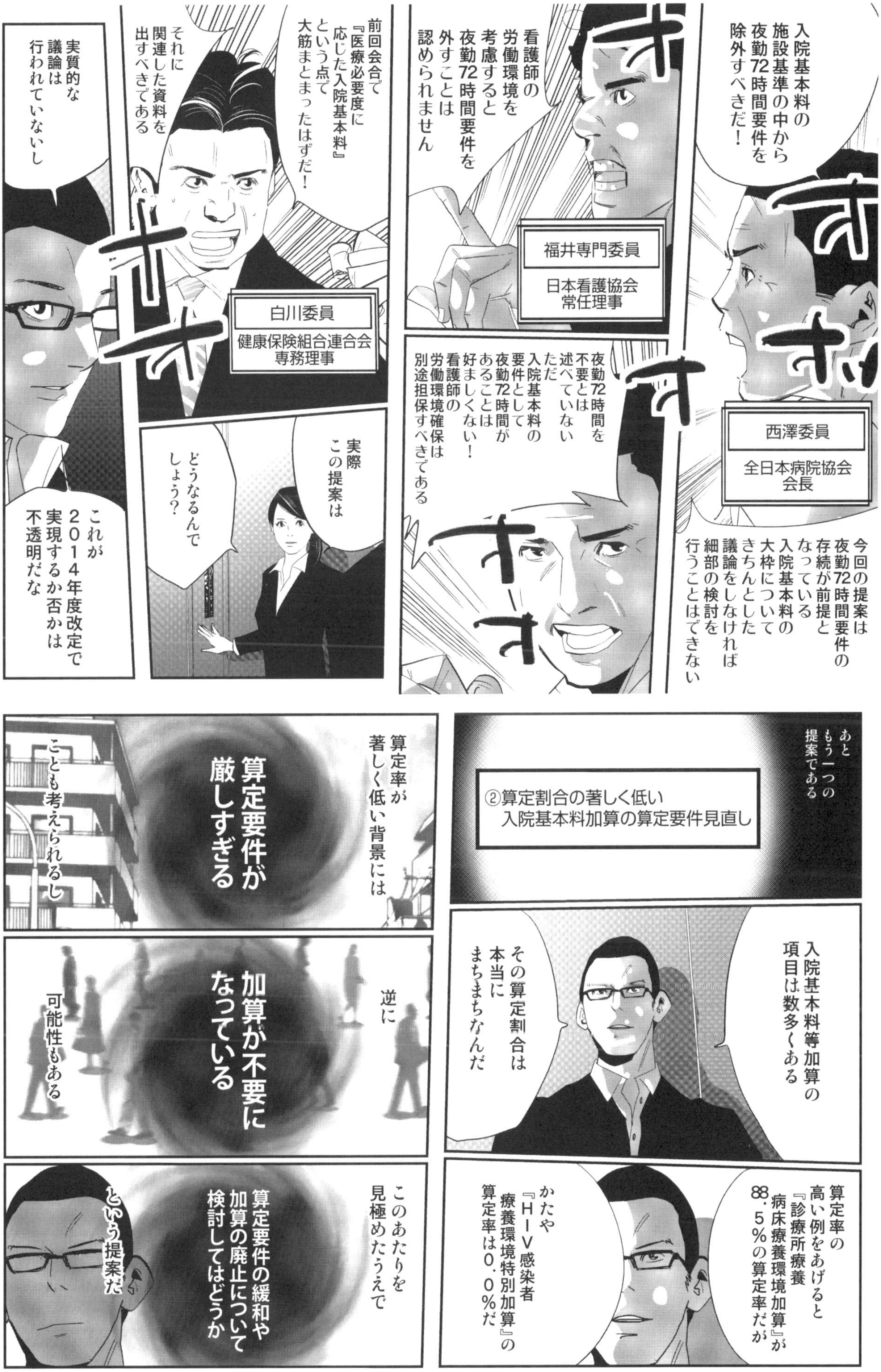
入院基本料の施設基準の中から夜勤72時間要件を除外すべきだ！
西澤委員
全日本病院協会
会長
看護師の労働環境を考慮すると夜勤72時間要件を外すことは認められません
福井専門委員
日本看護協会
常任理事
前回会合で『医療必要度に応じた入院基本料』という点で大筋まとまったはずだ！
それに関連した資料を出すべきである
白川委員
健康保険組合連合会
専務理事
実質的な議論は行われていないし
今回の提案は夜勤72時間要件の存続が前提となっている
入院基本料の大枠についてきちんとした議論をしなければ細部の検討を行うことはできない
夜勤72時間を不要とは述べていない
ただ入院基本料の要件として夜勤72時間があることは好ましくない！
看護師の労働環境確保は別途担保すべきである
実際この提案は
どうなるんでしょう？
これが2014年度改定で実現するか否かは不透明だな
あともう一つの提案である
②算定割合の著しく低い入院基本料加算の算定要件見直し
算定率が著しく低い背景には
算定要件が厳しすぎる
ことも考えられるし
入院基本料等加算の項目は数多くある
その算定割合は本当にまちまちなんだ
逆に
加算が不要になっている
可能性もある
算定率の高い例をあげると『診療所療養病床療養環境加算』が88．5％の算定率だが
かたや『HIV感染者療養環境特別加算』の算定率は0．0％だ
このあたりを見極めたうえで
算定要件の緩和や加算の廃止について検討してはどうか
という提案だ

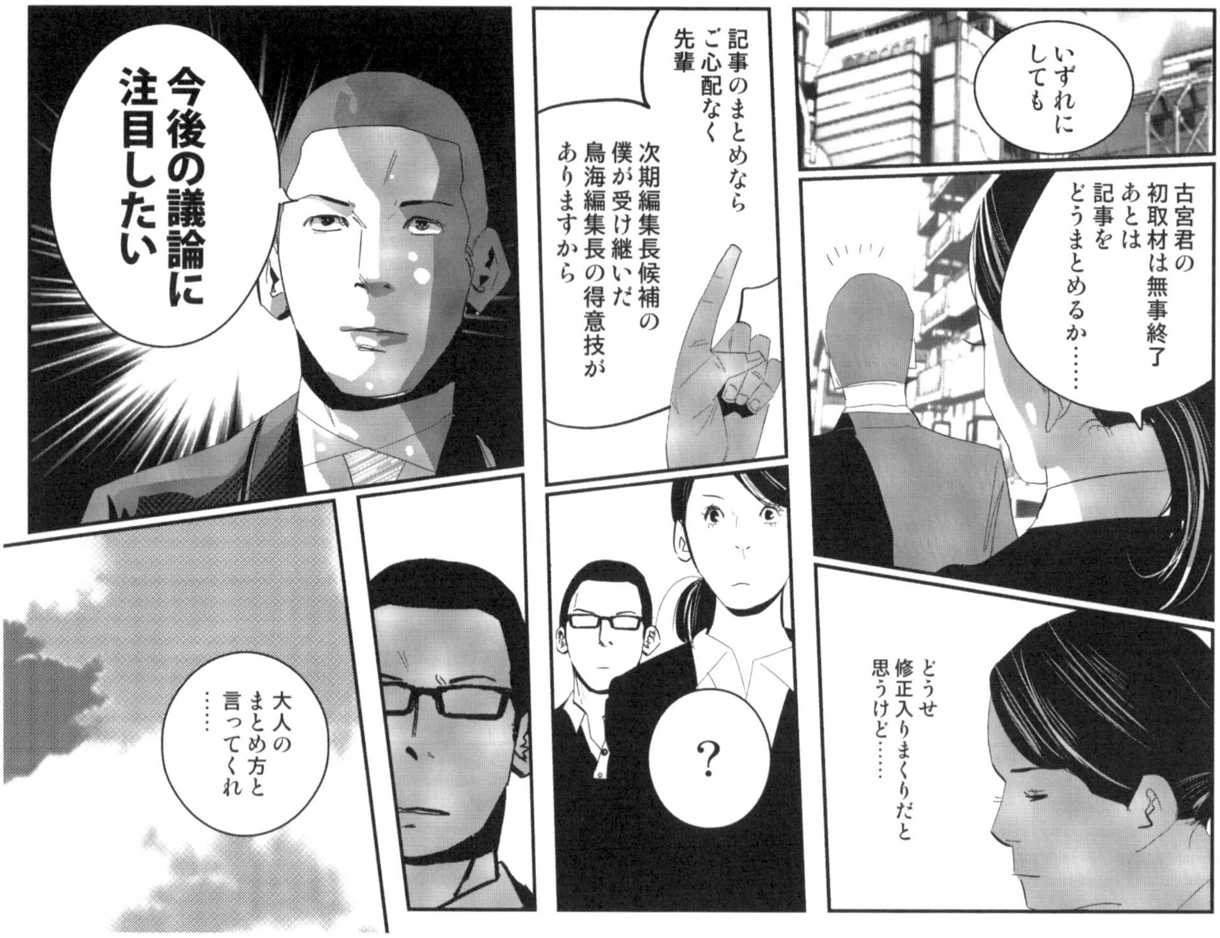
いずれにしても
古宮君の初取材は無事終了
あとは記事をどうまとめるか……
記事のまとめならご心配なく先輩
次期編集長候補の僕が受け継いだ鳥海編集長の得意技がありますから
今後の議論に注目したい
どうせ修正入りまくりだと思うけど……
？
大人のまとめ方と言ってくれ……

第9話 附帯意見のひみつ
外来診療の機能分化の課題と議論

厚生労働省 保険局 医療課

2011

東日本大震災▶

2012

診療報酬改定▶
介護報酬改定

2013

2013年 2月

当時の状況

担当政権：自由民主党・公明党
総理大臣：安倍 晋三
厚生労働大臣：田村 憲久

当時の主なニュース

- アベノミクス期待で東証急騰、円安加速
- グアム、エジプトで日本人観光客が犠牲
- 十二代目市川団十郎さん死去
- ジャンプＷ杯、高梨沙羅が史上最年少の総合優勝

2014

診療報酬改定▶

現在

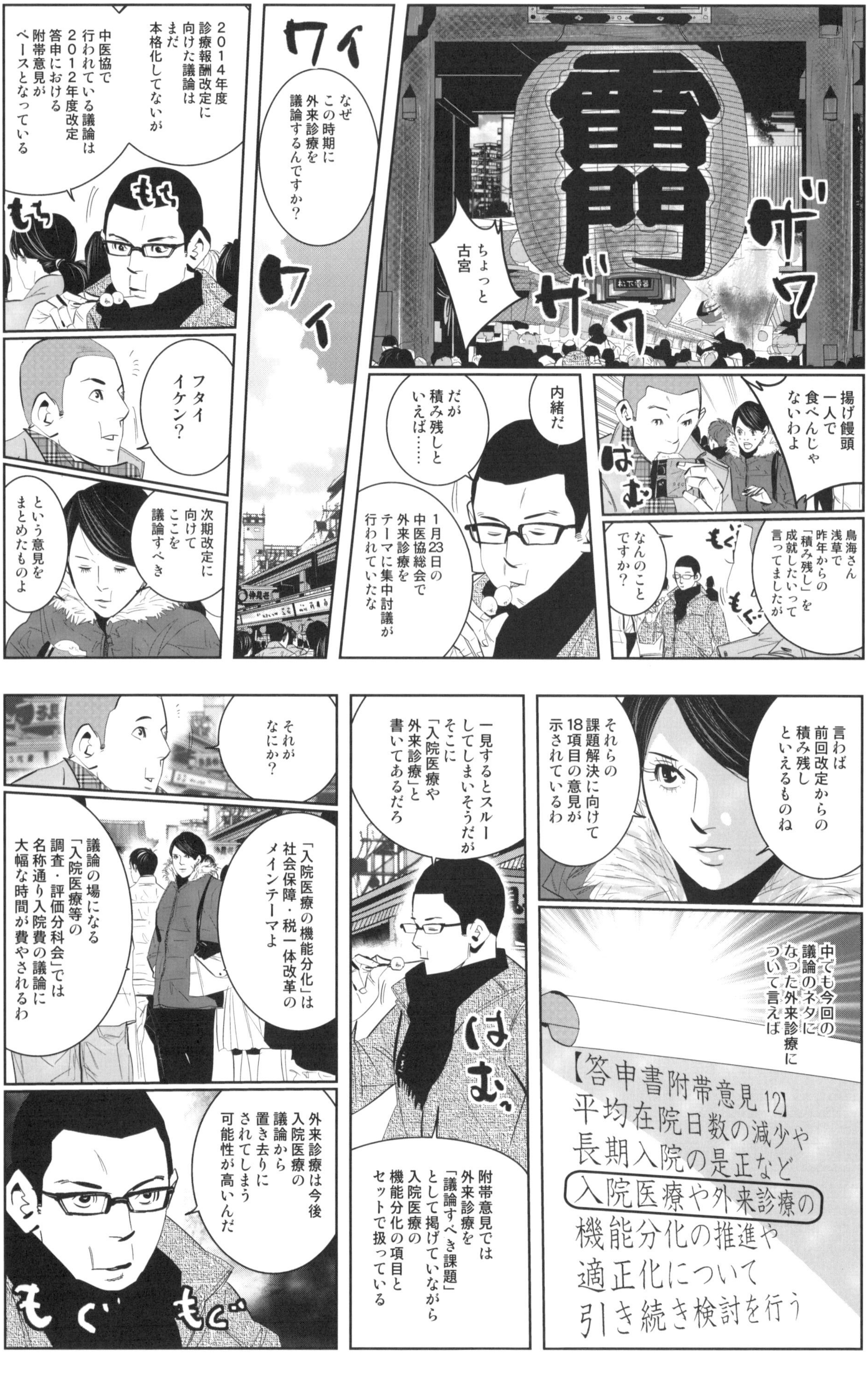
雷門
ザワザワ
ちょっと古宮
ワイワイ
なぜこの時期に外来診療を議論するんですか？
2014年度診療報酬改定に向けた議論はまだ本格化してないが
中医協で行われている議論は2012年度改定答申における附帯意見がベースとなっている
もちもち
揚げ饅頭一人で食べんじゃないわよ
はむ
内緒だ
だが積み残しといえば……
フタイイケン？
鳥海さん浅草で昨年からの「積み残し」を成就したいって言ってましたが
なんのことですか？
もぐもぐ
1月23日の中医協総会で外来診療をテーマに集中討議が行われていたな
次期改定に向けてここを議論すべきという意見をまとめたものよ
言わば前回改定からの積み残しといえるものね
それらの課題解決に向けて18項目の意見が示されているわ
一見するとスルーしてしまいそうだがそこに「入院医療や外来診療」と書いてあるだろ
それがなにか？
中でも今回の議論のネタになった外来診療について言えば
【答申書附帯意見12】平均在院日数の減少や長期入院の是正など入院医療や外来診療の機能分化の推進や適正化について引き続き検討を行う
はむ
附帯意見では外来診療を「議論すべき課題」として掲げていながら入院医療の機能分化の項目とセットで扱っている
「入院医療の機能分化」は社会保障・税一体改革のメインテーマよ
議論の場になる「入院医療等の調査・評価分科会」では名称通り入院費の議論に大幅な時間が費やされるわ
外来診療は今後入院医療の議論から置き去りにされてしまう可能性が高いんだ
もぐもぐ

郵便はがき

167-8790

料金受取人払

荻窪局承認

496

差出有効期間
平成29年3月
11日まで切手
はいりません

(受取人)

東京都杉並区西荻北
4-1-16-201

株式会社 SCICUS
マーケティング部 行

お名前《おなまえ》　(男・女)　ご年齢　歳

お電話　(　)

e-mail:　FAX　(　)

ご住所　〒

都　府
道　県

学校名　在学(　年)
既卒(　年卒)

勤務先

ご購入書店名　市・区・町　書店

サイカスの医学・医療系出版物

★ご購読ありがとうございました。今後の出版企画の参考にさせていただきますので、ご意見・ご感想を是非お寄せください。

●お買い上げ書籍名（　　　　　　　　　　　　　　　　　　　　　　　）

●本書を何でお知りになりましたか？

1．マスコミの記事を見て（媒体誌名　　　　　　　　　　　　　　　　）

2．広告を見て（媒体誌名　　　　　　　　　　　　　　　　　　　　　）

3．インターネット　4．書店店頭　5．DM　6．研修資材として

7．知人の紹介　8．その他（　　　　　　　　　　　　　　　　　　　）

●あなたのご職業は何ですか？

1．勤務医　2．開業医　3．病院薬剤師　4．薬局薬剤師　5．看護師

6．MR　7．製薬企業研修担当者　8．医療系教育関係者　9．一般

10．その他（　　　　　　　　　　　　　　　　　　　　　　　　　　）

●本書の内容についてご意見をお聞かせください。

1．役に立った内容、気に入られた点は何ですか？

2．不足していた内容、気に入らなかった点は何ですか？

●ご購入の動機・ご使用の目的をお聞かせください。

●今後読みたいと思うテーマや内容をお聞かせください。

☆ご協力ありがとうございました。本カードで取得したお客様の個人情報は、厳重に保護されます。

※当社からの各種ご案内（新刊案内等）、読者調査等のご協力のお願いに使用させていただいてよろしいですか？　□Yes　□No

☆弊社ホームページ　http://www.scicus.jp/　も是非ご覧ください。

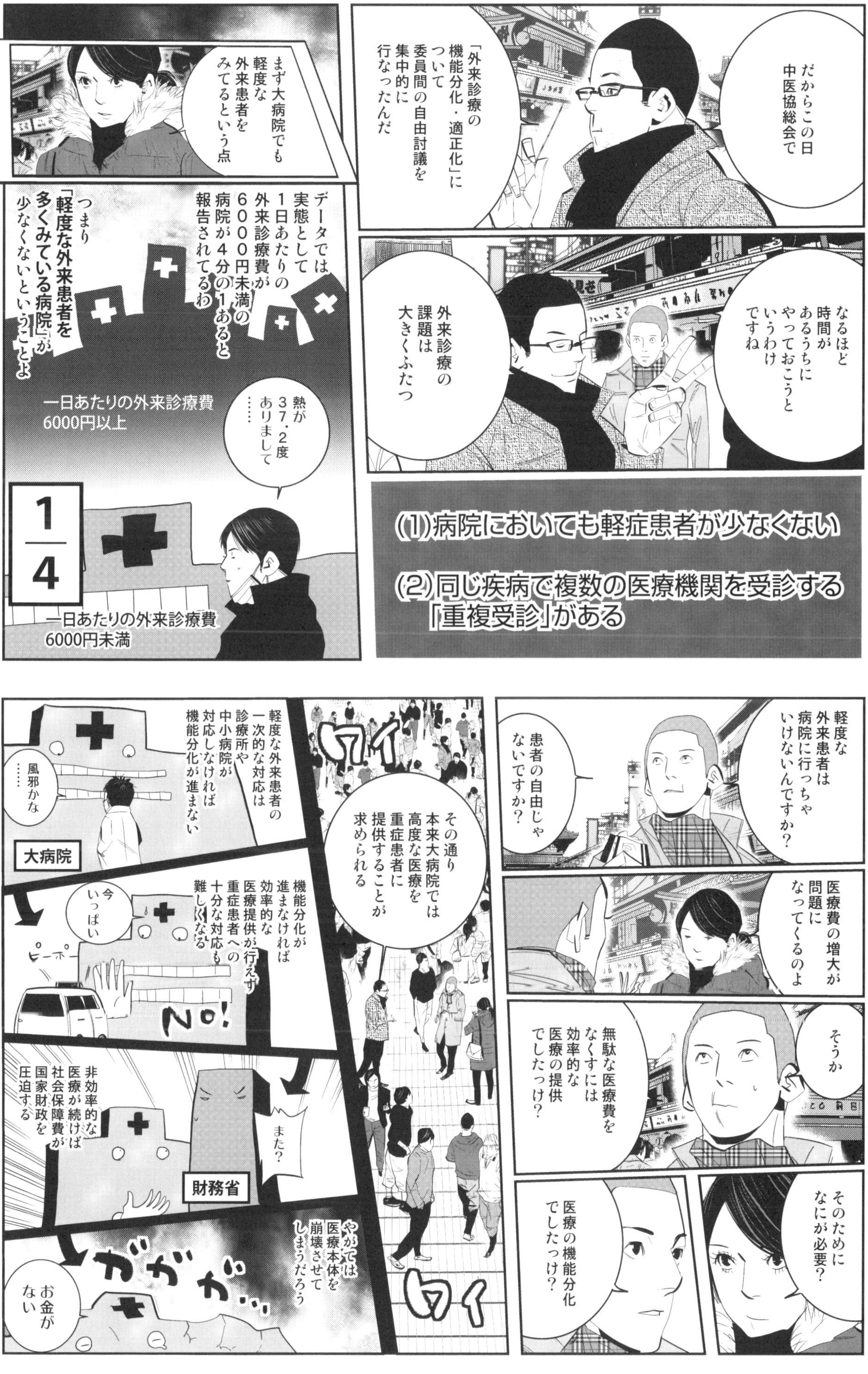
だからこの日中医協総会で
「外来診療の機能分化・適正化」について委員間の自由討議を集中的に行なったんだ
まず大病院でも軽度な外来患者をみてるという点
なるほど時間があるうちにやっておこうというわけですね
外来診療の課題は大きくふたつ
データでは実態として1日あたりの外来診療費が6000円未満の病院が4分の1あると報告されてるわ
つまり「軽度な外来患者を多くみている病院」が少なくないということよ
一日あたりの外来診療費
6000円以上
熱が37.2度ありまして……
1/4
一日あたりの外来診療費
6000円未満
(1)病院においても軽症患者が少なくない
(2)同じ疾病で複数の医療機関を受診する「重複受診」がある
軽度な外来患者は病院に行っちゃいけないんですか？
患者の自由じゃないですか？
医療費の増大が問題になってくるのよ
そうか
無駄な医療費をなくすには効率的な医療の提供でしたっけ？
そのためになにが必要？
医療の機能分化でしたっけ？
ワイ
その通り本来大病院では高度な医療を重症患者に提供することが求められる
ワイ
軽度な外来患者の一次的な対応は診療所や中小病院が対応しなければ機能分化が進まない
風邪かな……
大病院
機能分化が進まなければ効率的な医療提供が行えず重症患者への十分な対応も難しくなる
今いっぱい
ピーポー
NO!
非効率的な医療が続けば社会保障費が国家財政を圧迫する
また？
財務省
やがては医療本体を崩壊させてしまうだろう
ガガガ…
お金がない

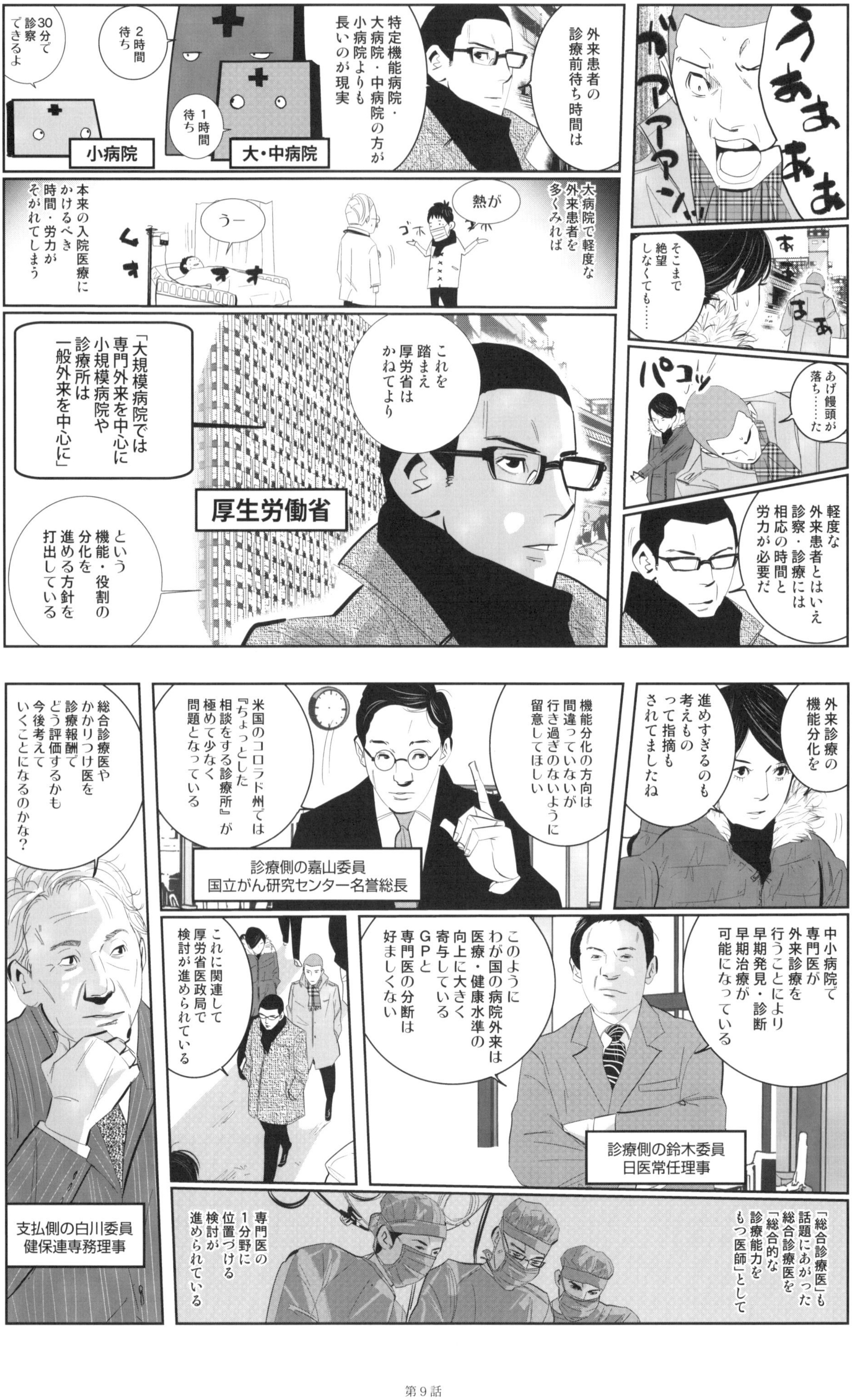
うあああ
ガアアーン
外来患者の診療前待ち時間は
特定機能病院・大病院・中病院の方が小病院よりも長いのが現実
2時間待ち
1時間待ち
30分で診察できるよ
大・中病院
小病院
大病院で軽度な外来患者を多くみれば
熱が
うー
本来の入院医療にかけるべき時間・労力がそがれてしまう
そこまで絶望しなくても……
あげ饅頭が落ち……た
パコッ
軽度な外来患者とはいえ診察・診療には相応の時間と労力が必要だ
これを踏まえ厚労省はかねてより
「大規模病院では専門外来を中心に小規模病院や診療所は一般外来を中心に」
厚生労働省
という機能・役割の分化を進める方針を打出している
外来診療の機能分化を
進めすぎるのも考えものって指摘もされてましたね
機能分化の方向は間違っていないが行き過ぎのないように留意してほしい
米国のコロラド州では『ちょっとした相談をする診療所』が極めて少なく問題となっている
診療側の嘉山委員
国立がん研究センター名誉総長
総合診療医やかかりつけ医を診療報酬でどう評価するかも今後考えていくことになるのかな?
中小病院で専門医が外来診療を行うことにより早期発見・診断 早期治療が可能になっている
このようにわが国の病院外来は医療・健康水準の向上に大きく寄与している GPと専門医の分断は好ましくない
診療側の鈴木委員
日医常任理事
これに関連して厚労省医政局で検討が進められている
支払側の白川委員
健保連専務理事
「総合診療医」も話題にあがった 総合診療医を「総合的な診療能力をもつ医師」として
専門医の1分野に位置づける検討が進められている

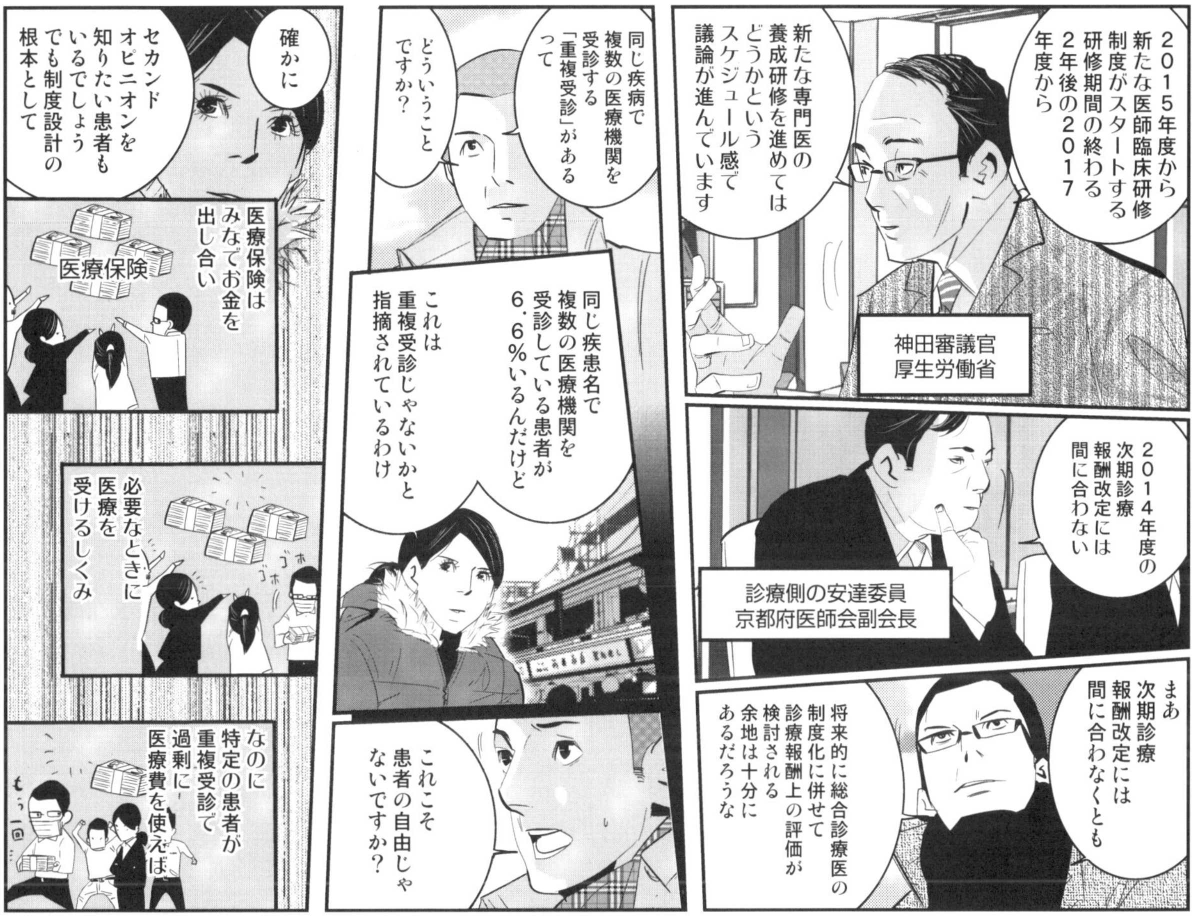
2015年度から新たな医師臨床研修制度がスタートする研修期間の終わる2年後の2017年度から
新たな専門医の養成研修を進めてはどうかというスケジュール感で議論が進んでいます
神田審議官
厚生労働省
2014年度の次期診療報酬改定には間に合わない
診療側の安達委員
京都府医師会副会長
まあ次期診療報酬改定には間に合わなくとも
将来的に総合診療医の制度化に併せて診療報酬上の評価が検討される余地は十分にあるだろうな
同じ疾病で複数の医療機関を受診する「重複受診」があるって
どういうことですか?
同じ疾患名で複数の医療機関を受診している患者が6.6%いるんだけど
これは重複受診じゃないかと指摘されているわけ
これこそ患者の自由じゃないですか?
確かに
セカンドオピニオンを知りたい患者もいるでしょうでも制度設計の根本として
医療保険はみなでお金を出し合い
医療保険
必要なときに医療を受けるしくみ
ゴホ ゴホ
なのに特定の患者が重複受診で過剰に医療費を使えば
もう一回

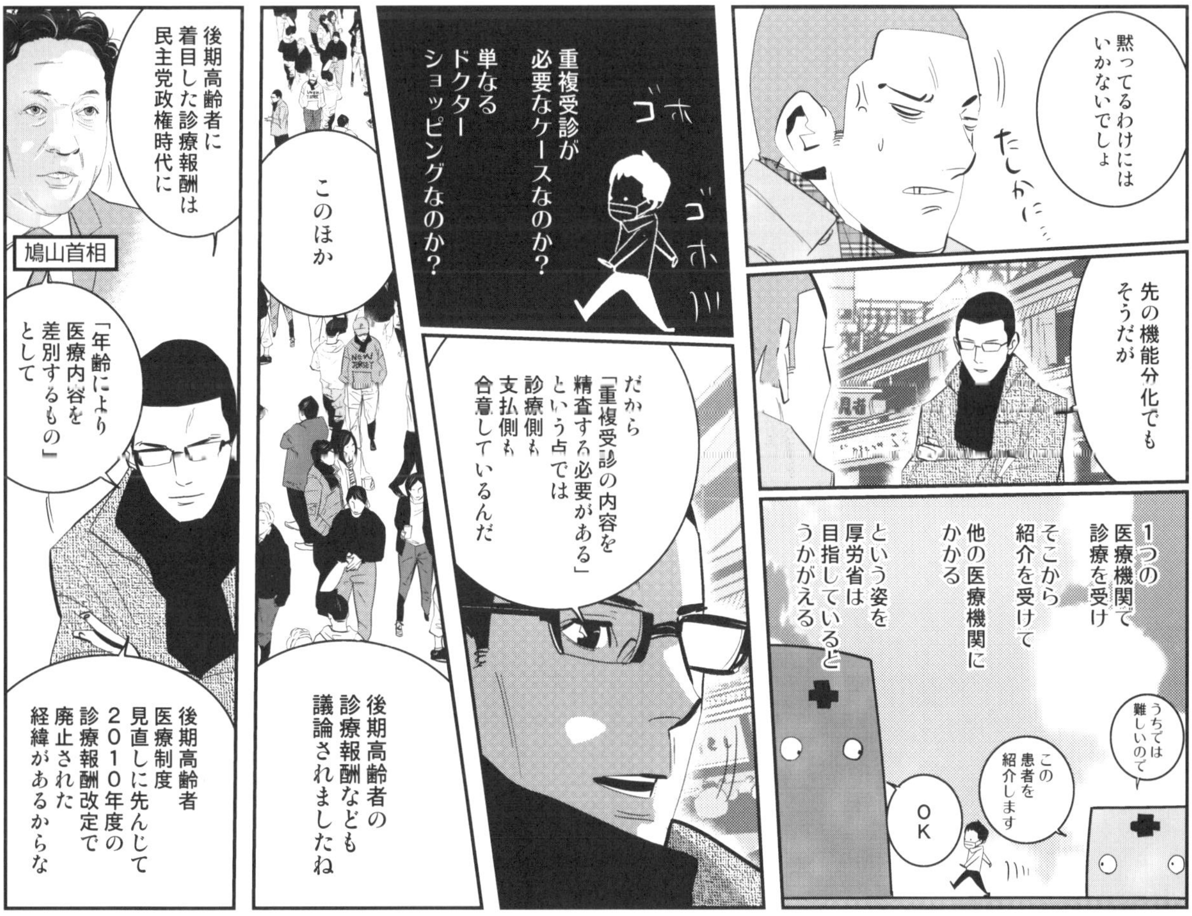
黙ってるわけにはいかないでしょ
たしかに…
先の機能分化でもそうだが
1つの医療機関で診療を受けそこから紹介を受けて他の医療機関にかかる
という姿を厚労省は目指していると うかがえる
うちでは難しいので
この患者を紹介します
OK
重複受診が必要なケースなのか?
単なるドクターショッピングなのか?
ゴホ ゴホ
だから「重複受診の内容を精査する必要がある」という点では診療側も支払側も合意しているんだ
このほか
後期高齢者の診療報酬なども議論されましたね
後期高齢者に着目した診療報酬は民主党政権時代に
鳩山首相
「年齢により医療内容を差別するもの」として
後期高齢者医療制度見直しに先んじて2010年度の診療報酬改定で廃止された経緯があるからな

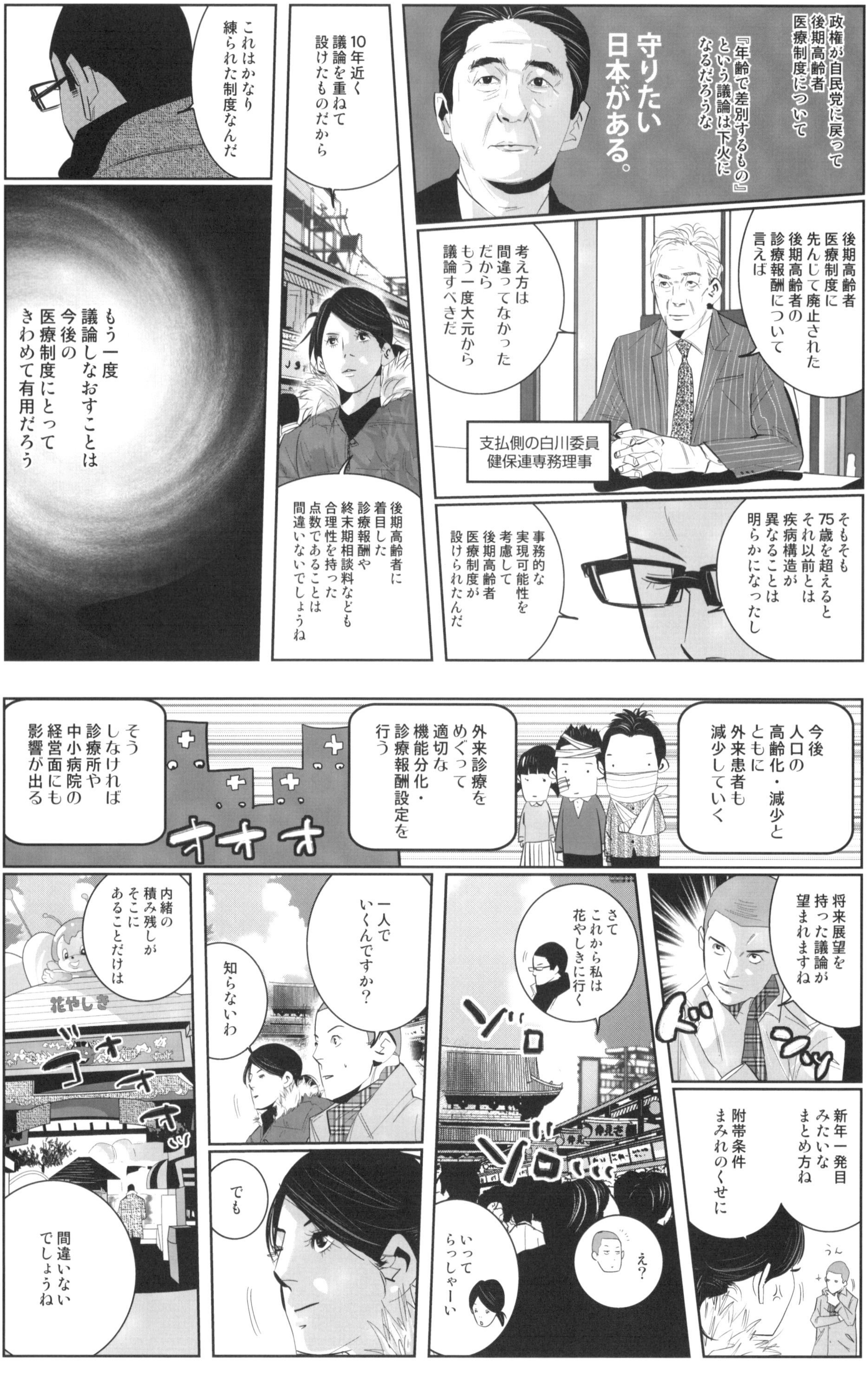

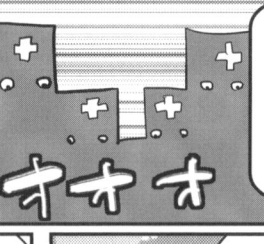

政権が自民党に戻って後期高齢者医療制度について
『年齢で差別するもの』という議論は下火になるだろうな
守りたい日本がある。
後期高齢者医療制度に先んじて廃止された後期高齢者の診療報酬について言えば
考え方は間違ってなかった だからもう一度大元から議論すべきだ
支払側の白川委員 健保連専務理事
10年近く議論を重ねて設けたものだから
これはかなり練られた制度なんだ
もう一度議論しなおすことは今後の医療制度にとってきわめて有用だろう
そもそも75歳を超えるとそれ以前とは疾病構造が異なることは明らかになったし
事務的な実現可能性を考慮して後期高齢者医療制度が設けられたんだ
後期高齢者に着目した診療報酬や終末期相談料なども合理性を持った点数であることは間違いないでしょうね
今後人口の高齢化・減少とともに外来患者も減少していく
外来診療をめぐって適切な機能分化・診療報酬設定を行う
オオオ
そうしなければ診療所や中小病院の経営面にも影響が出る
将来展望を持った議論が望まれますね
ドンッ
新年一発目みたいなまとめ方ね 附帯条件まみれのくせに
うん
さてこれから私は花やしきに行く
ゾロ
ゾロ
え?
いってらっしゃーい
一人でいくんですか?
知らないわ
でも
内緒の積み残しがそこにあることだけは
花やしき
ゴォォッ
間違いないでしょうね

第10話 改定スケジュールのひみつ

在宅医療の推進。機能強化型はこう議論された！

厚生労働省 保険局 医療課

2011

東日本大震災▶

2012

診療報酬改定▶
介護報酬改定

2013

2013年 3月

2014

診療報酬改定▶

現在

当時の状況

担当政権：自由民主党・公明党
総理大臣：安倍 晋三
厚生労働大臣：田村 憲久

当時の主なニュース

- 日銀総裁に黒田東彦氏
- TPP 交渉参加を正式表明
- 広島高裁、「1 票の格差」訴訟で初の選挙無効判決
- 白鵬、史上最多全勝優勝

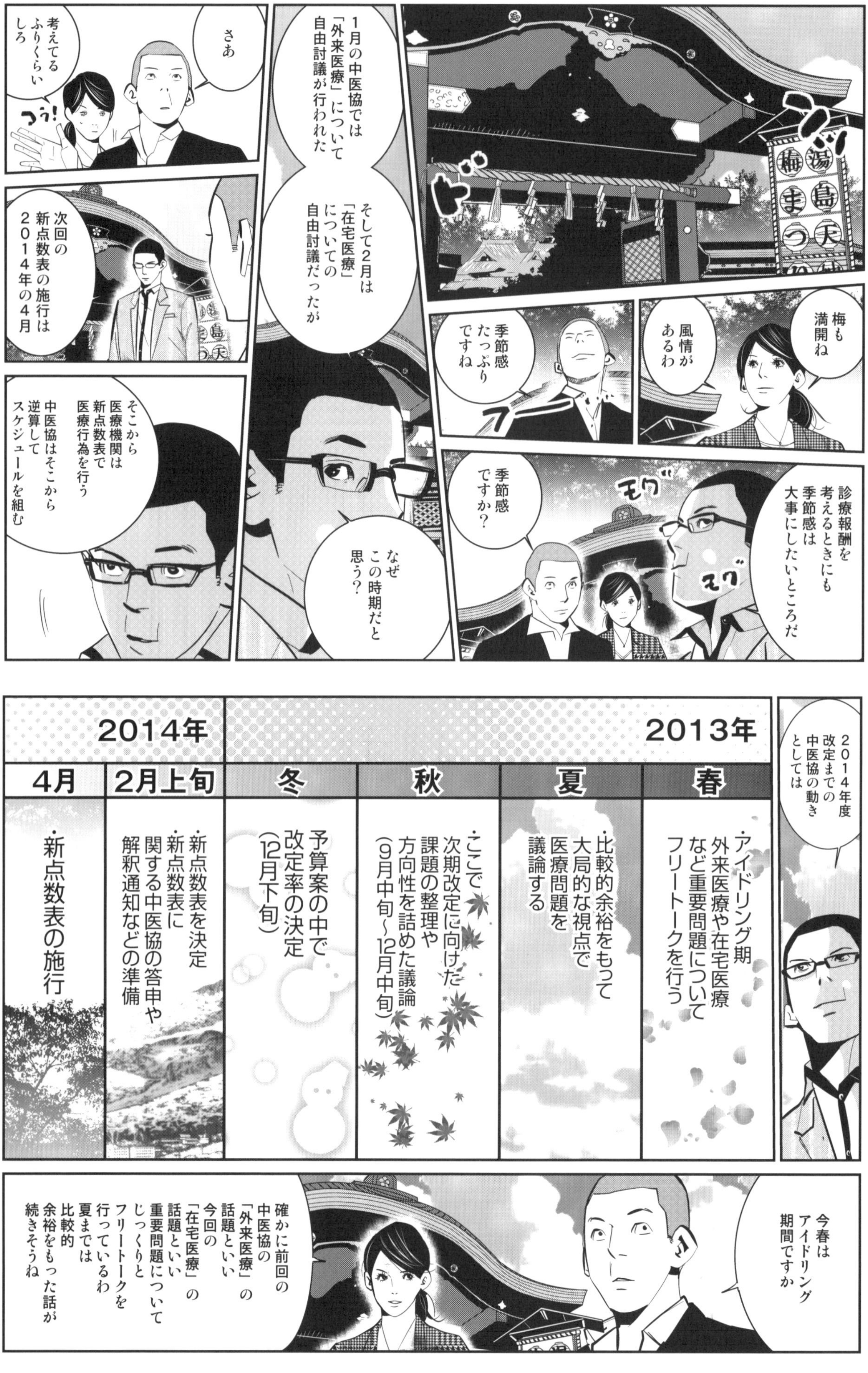
梅も満開ね
風情があるわ
季節感たっぷりですね
診療報酬を考えるときにも季節感は大事にしたいところだ
季節感ですか？
モグ
モグ
1月の中医協では「外来医療」について自由討議が行われた
そして2月は「在宅医療」についての自由討議だったが
なぜこの時期だと思う？
さあ
考えてるふりくらいしろ
次回の新点数表の施行は2014年の4月
そこから医療機関は新点数表で医療行為を行う
中医協はそこから逆算してスケジュールを組む
2014年度改定までの中医協の動きとしては
2013年
春
・アイドリング期 外来医療や在宅医療など重要問題についてフリートークを行う
夏
・比較的余裕をもって大局的な視点で医療問題を議論する
秋
・ここで次期改定に向けた課題の整理や方向性を詰めた議論（9月中旬～12月中旬）
冬
予算案の中で改定率の決定（12月下旬）
2014年
2月上旬
・新点数表を決定
・新点数表に関する中医協の答申や解釈通知などの準備
4月
・新点数表の施行
今春はアイドリング期間ですか
確かに前回の中医協の「外来医療」の話題といい今回の「在宅医療」の話題といい重要問題についてじっくりとフリートークを行っているわ
夏までは比較的余裕をもった話が続きそうね

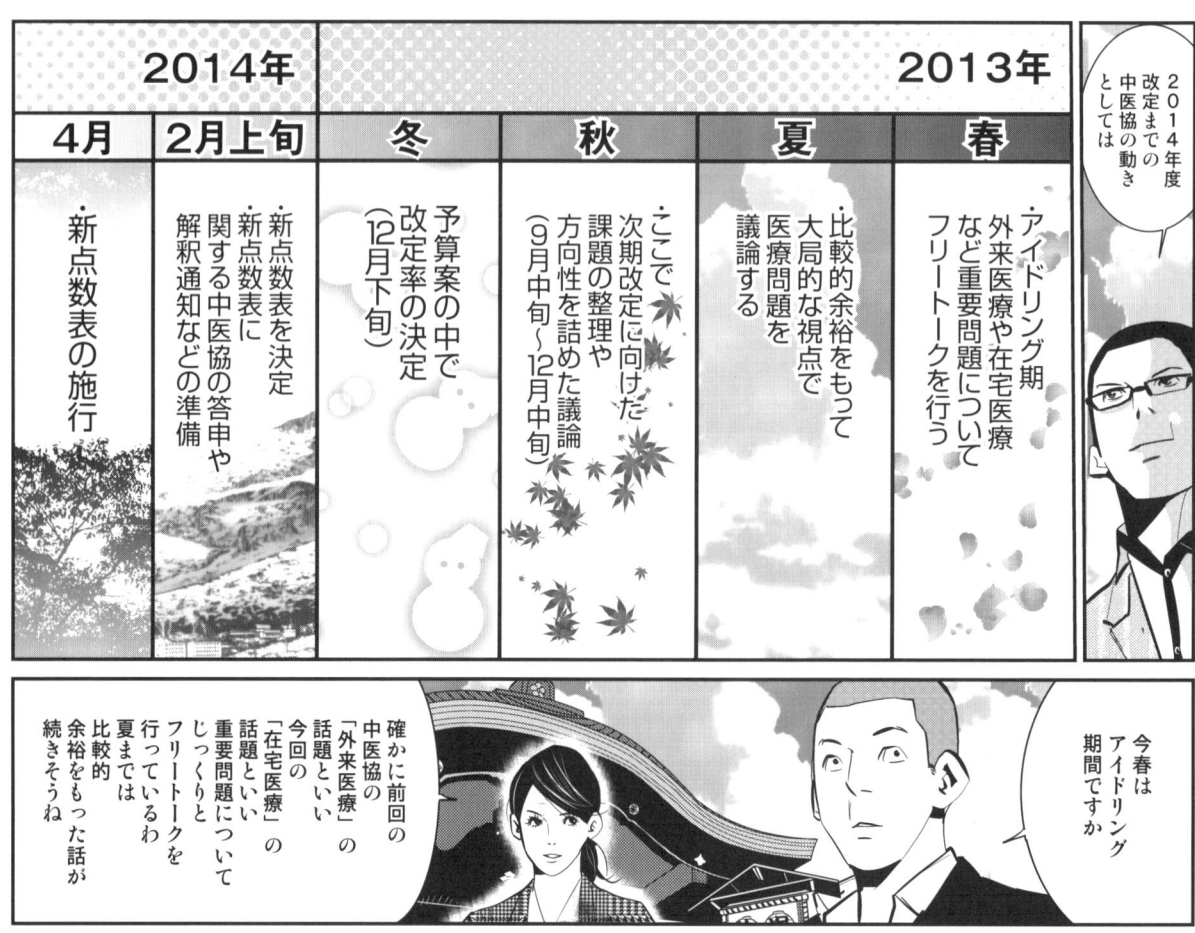

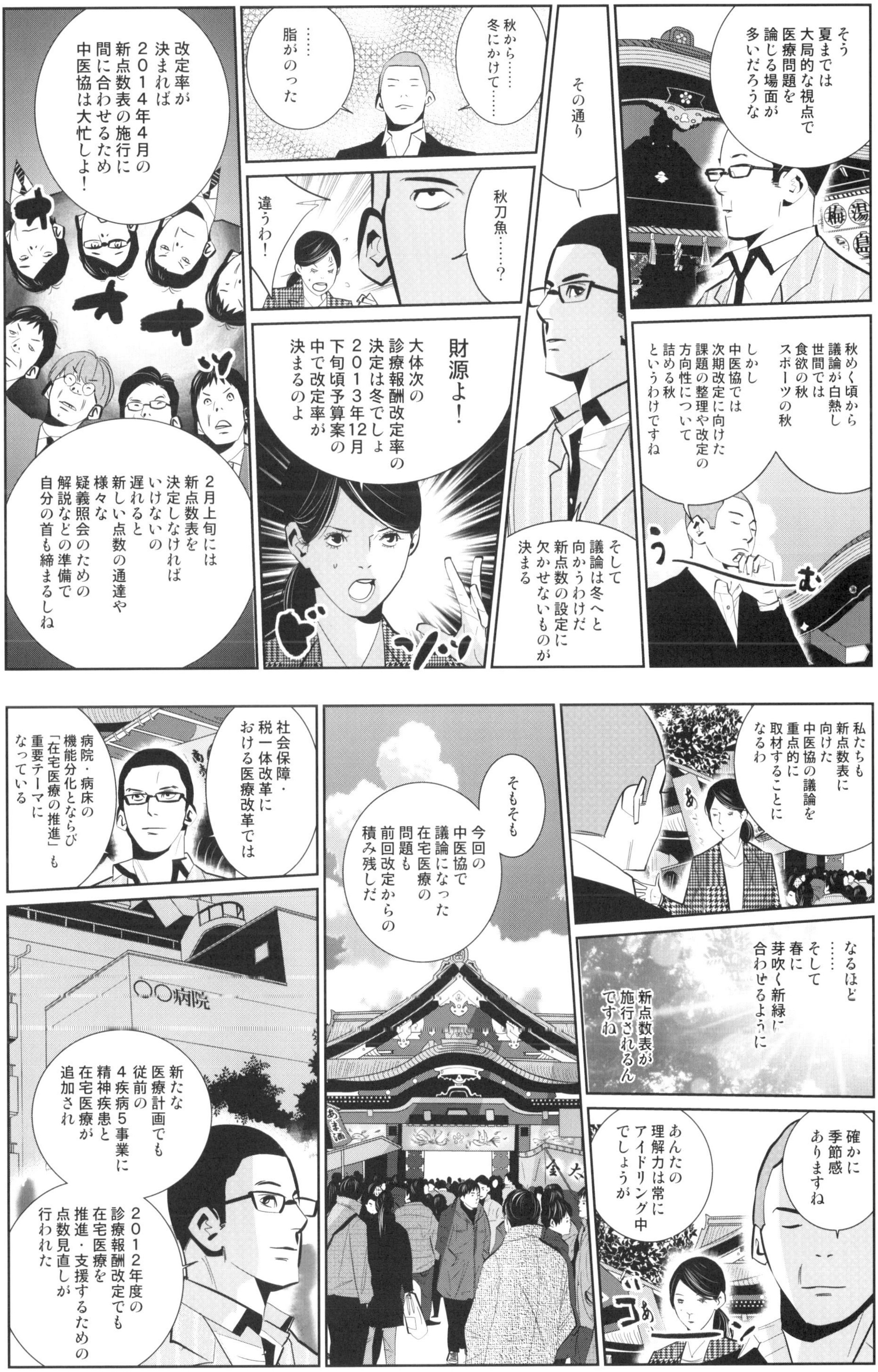
そう 夏までは大局的な視点で医療問題を論じる場面が多いだろうな
秋めく頃から議論が白熱し世間では食欲の秋スポーツの秋
しかし中医協では次期改定に向けた課題の整理や改定の方向性について詰める秋というわけですね
その通り
そして議論は冬へと向かうわけだ新点数の設定に欠かせないものが決まる
秋から……冬にかけて……
……脂がのった
秋刀魚……？
違うわ！
財源よ！
大体次の診療報酬改定率の決定は冬でしょ２０１３年12月下旬頃予算案の中で改定率が決まるのよ
改定率が決まれば２０１４年４月の新点数表の施行に間に合わせるため中医協は大忙しよ！
２月上旬には新点数表を決定しなければいけないの遅れると新しい点数の通達や様々な疑義照会のための解説などの準備で自分の首も締まるしね
私たちも新点数表に向けた中医協の議論を重点的に取材することになるわ
なるほど……そして春に芽吹く新緑に合わせるように
新点数表が施行されるんですね
確かに季節感ありますね
あんたの理解力は常にアイドリング中でしょうが
そもそも今回の中医協で議論になった在宅医療の問題も前回改定からの積み残しだ
社会保障・税一体改革における医療改革では
病院・病床の機能分化とならび「在宅医療の推進」も重要テーマになっている
新たな医療計画でも従前の４疾病５事業に精神疾患と在宅医療が追加され
２０１２年度の診療報酬改定でも在宅医療を推進・支援するための点数見直しが行われた
〇〇病院

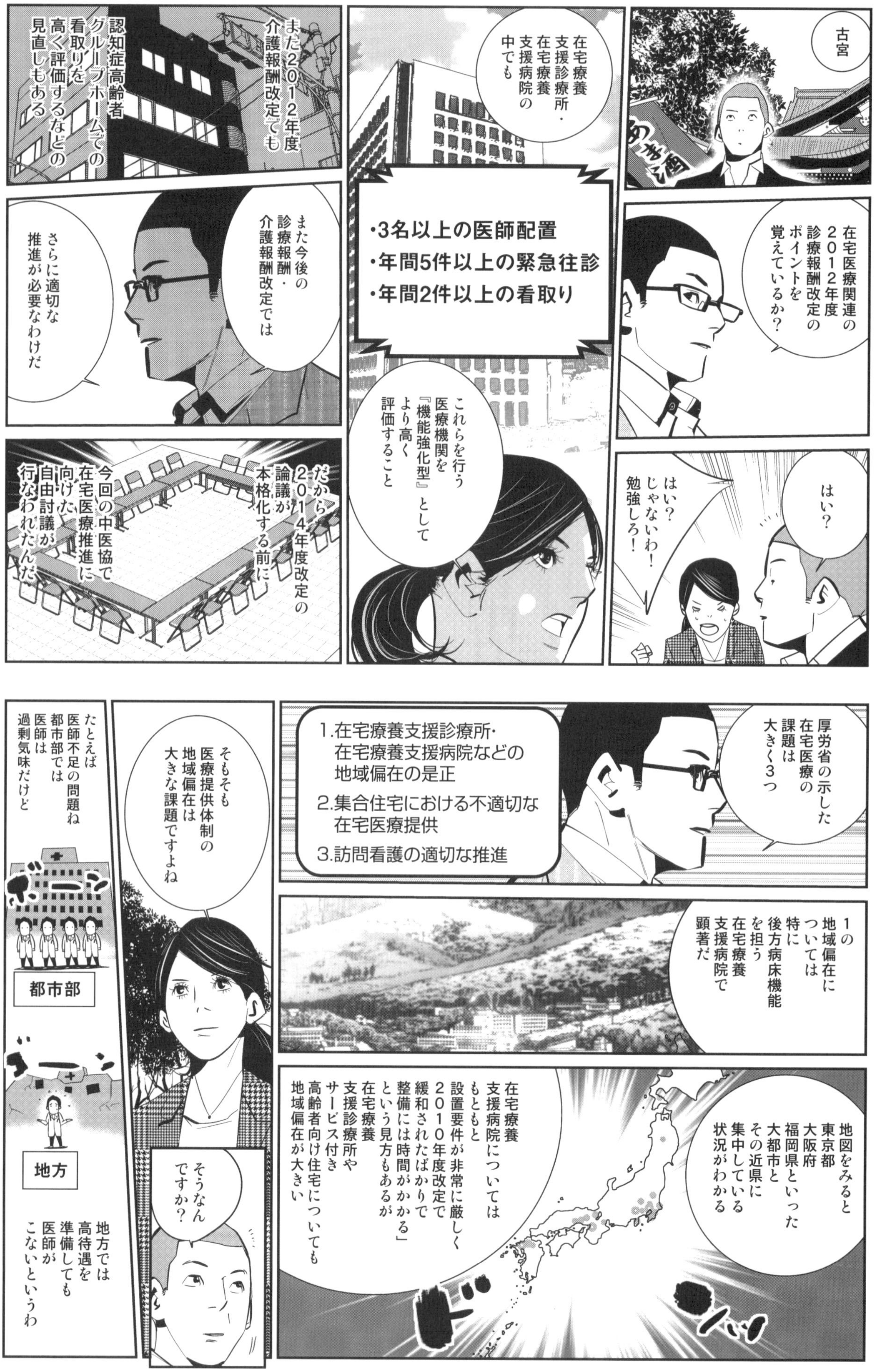
古宮
在宅医療関連の２０１２年度診療報酬改定のポイントを覚えているか？
はい？
はい？じゃないわ！勉強しろ！
在宅療養支援診療所・在宅療養支援病院の中でも
・3名以上の医師配置
・年間5件以上の緊急往診
・年間2件以上の看取り
これらを行う医療機関を『機能強化型』としてより高く評価すること
また２０１２年度介護報酬改定でも
認知症高齢者グループホームでの看取りを高く評価するなどの見直しもある
また今後の診療報酬・介護報酬改定では
さらに適切な推進が必要なわけだ
だから２０１４年度改定の論議が本格化する前に
今回の中医協で在宅医療推進に向けた自由討議が行なわれたんだ
厚労省の示した在宅医療の課題は大きく３つ
1.在宅療養支援診療所・在宅療養支援病院などの地域偏在の是正
2.集合住宅における不適切な在宅医療提供
3.訪問看護の適切な推進
1の地域偏在については特に後方病床機能を担う在宅療養支援病院で顕著だ
地図をみると東京都大阪府福岡県といった大都市とその近県に集中している状況がわかる
在宅療養支援病院についてはもともと設置要件が非常に厳しく２０１０年度改定で緩和されたばかりで整備には時間がかかる」という見方もあるが在宅療養支援診療所やサービス付き高齢者向け住宅についても地域偏在が大きい
そもそも医療提供体制の地域偏在は大きな課題ですよね
そうなんですか？
たとえば医師不足の問題ね
都市部では医師は過剰気味だけど
都市部
地方
地方では高待遇を準備しても医師がこないというわ

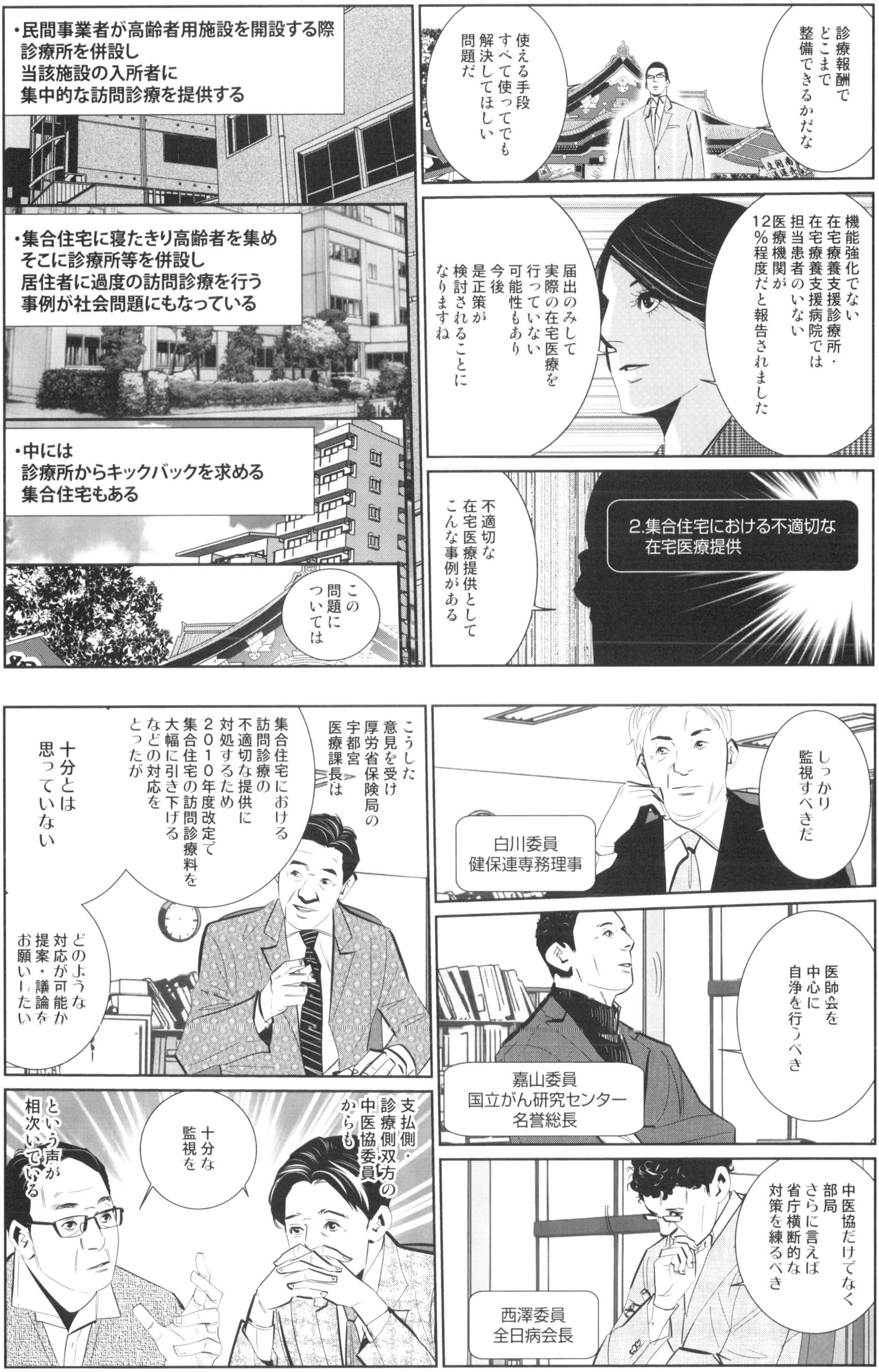
診療報酬でどこまで整備できるかだな
使える手段すべて使ってでも解決してほしい問題だ
機能強化でない在宅療養支援診療所・在宅療養支援病院では担当患者のいない医療機関が12%程度だと報告されました
届出のみして実際の在宅医療を行っていない可能性もあり今後是正策が検討されることになりますね
2.集合住宅における不適切な在宅医療提供
不適切な在宅医療提供としてこんな事例がある
・民間事業者が高齢者用施設を開設する際診療所を併設し当該施設の入所者に集中的な訪問診療を提供する
・集合住宅に寝たきり高齢者を集めそこに診療所等を併設し居住者に過度の訪問診療を行う事例が社会問題にもなっている
・中には診療所からキックバックを求める集合住宅もある
この問題については
しっかり監視すべきだ
白川委員 健保連専務理事
医師会を中心に自浄を行うべき
嘉山委員 国立がん研究センター 名誉総長
中医協だけでなく部局さらに言えば省庁横断的な対策を練るべき
西澤委員 全日病会長
こうした意見を受け厚労省保険局の宇都宮医療課長は
集合住宅における訪問診療の不適切な提供に対処するため2010年度改定で集合住宅の訪問診療料を大幅に引き下げるなどの対応をとったが
十分とは思っていない
どのような対応が可能か提案・議論をお願いしたい
支払側・診療側双方の中医協委員からも
十分な監視を
という声が相次いでいる

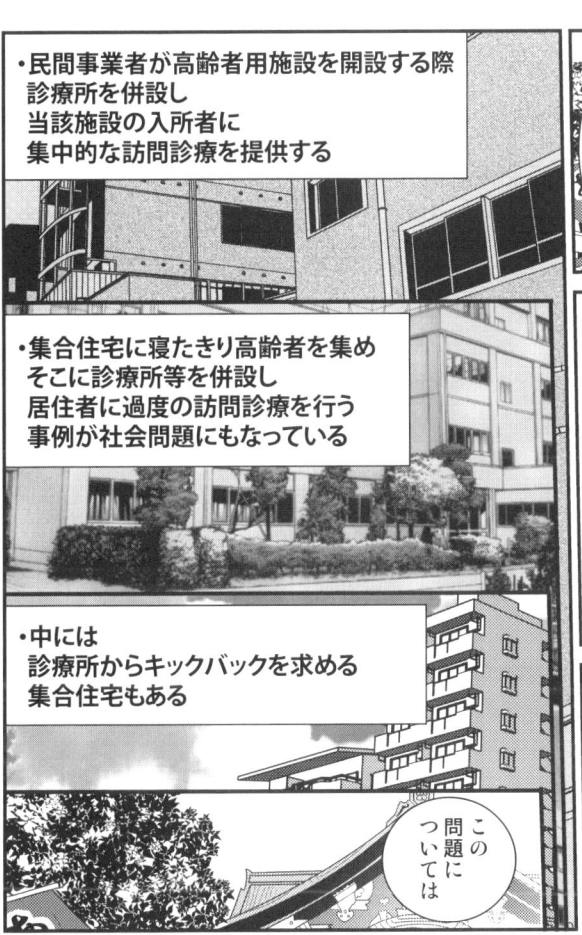

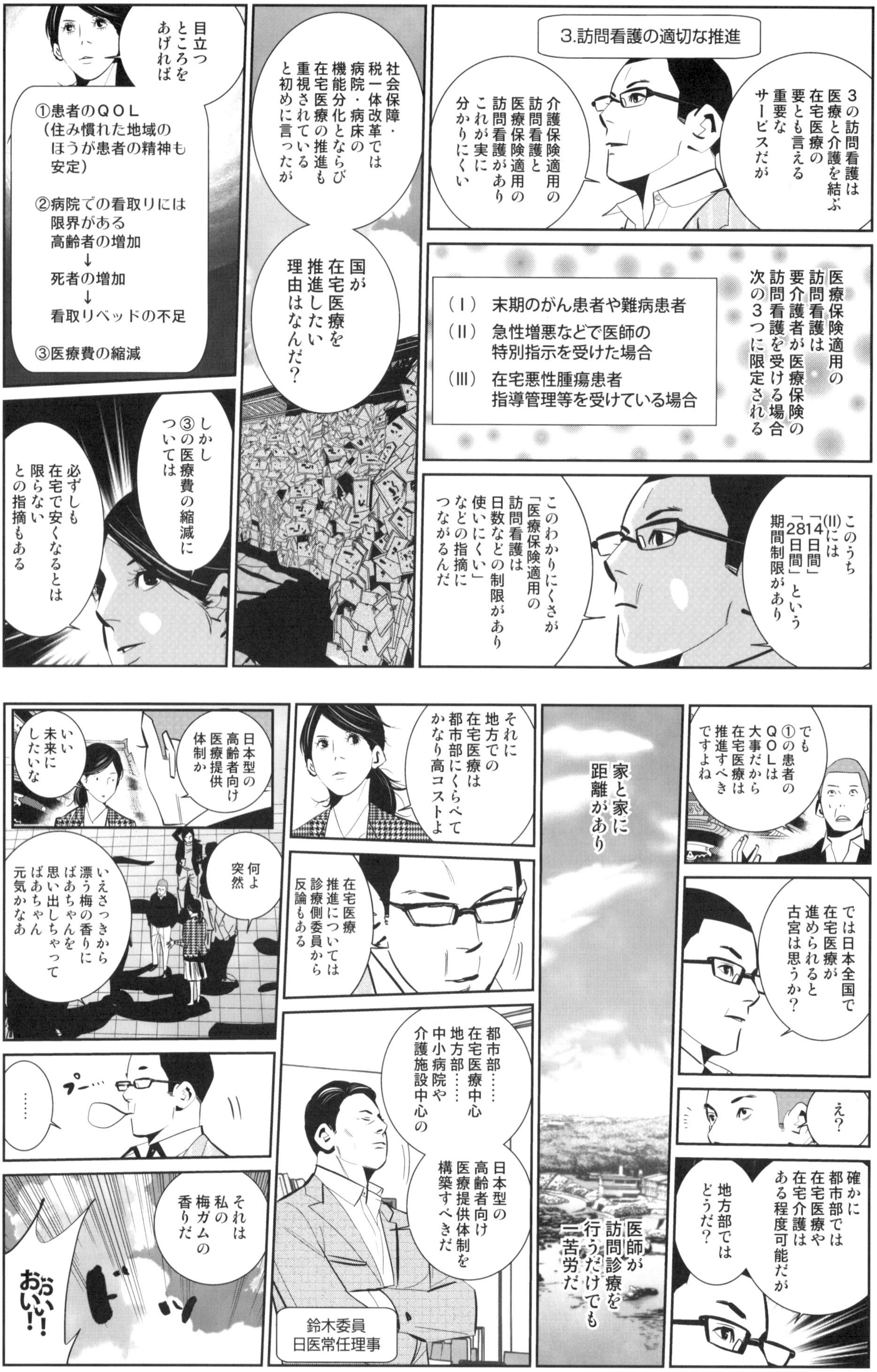
3.訪問看護の適切な推進
3の訪問看護は医療と介護を結ぶ在宅医療の要とも言える重要なサービスだが
介護保険適用の訪問看護と医療保険適用の訪問看護がありこれが実に分かりにくい
医療保険適用の訪問看護は要介護者が医療保険の訪問看護を受ける場合次の3つに限定される
（Ⅰ） 末期のがん患者や難病患者
（Ⅱ） 急性増悪などで医師の特別指示を受けた場合
（Ⅲ） 在宅悪性腫瘍患者指導管理等を受けている場合
このうち(Ⅱ)には「14日間」「28日間」という期間制限があり
このわかりにくさが「医療保険適用の訪問看護は日数などの制限があり使いにくい」などの指摘につながるんだ
社会保障・税一体改革では病院・病床の機能分化とならび在宅医療の推進も重視されていると初めに言ったが
国が在宅医療を推進したい理由はなんだ?
目立つところをあげれば
①患者のQOL
（住み慣れた地域のほうが患者の精神も安定）
②病院での看取りには限界がある
高齢者の増加
↓
死者の増加
↓
看取りベッドの不足
③医療費の縮減
しかし③の医療費の縮減については
必ずしも在宅で安くなるとは限らないとの指摘もある
でも①の患者のQOLは大事だから在宅医療は推進すべきですよね
では日本全国で在宅医療が進められると古宮は思うか?
え?
確かに都市部では在宅医療や在宅介護はある程度可能だが
地方部ではどうだ?
家と家に距離があり
医師が訪問診療を行うだけでも一苦労だ
それに地方での在宅医療は都市部にくらべてかなり高コストよ
在宅医療推進については診療側委員から反論もある
都市部……在宅医療中心 地方部……中小病院や介護施設中心の
日本型の高齢者向け医療提供体制を構築すべきだ
鈴木委員
日医常任理事
日本型の高齢者向け医療提供体制か
いい未来にしたいな
何よ突然
いえさっきから漂う梅の香りにばあちゃんを思い出しちゃってばあちゃん元気かなあ
プー…
……
それは私の梅ガムの香りだ
おぉい!!

第11話 改定影響調査のひみつ

後発医薬品使用促進論議 2013

厚生労働省 保険局 医療課

2011

東日本大震災▶

2012

診療報酬改定▶
介護報酬改定

2013

2013年 5月

2014

診療報酬改定▶

現在

当時の状況

担当政権：自由民主党・公明党
総理大臣：安倍 晋三
厚生労働大臣：田村 憲久

当時の主なニュース

- GDP、年率換算 3.5％増
- 橋本大阪市長の慰安婦制度発言が内外に波紋
- もんじゅ運転再開準備に停止命令
- 80 歳三浦雄一郎さん、エベレスト登頂に成功

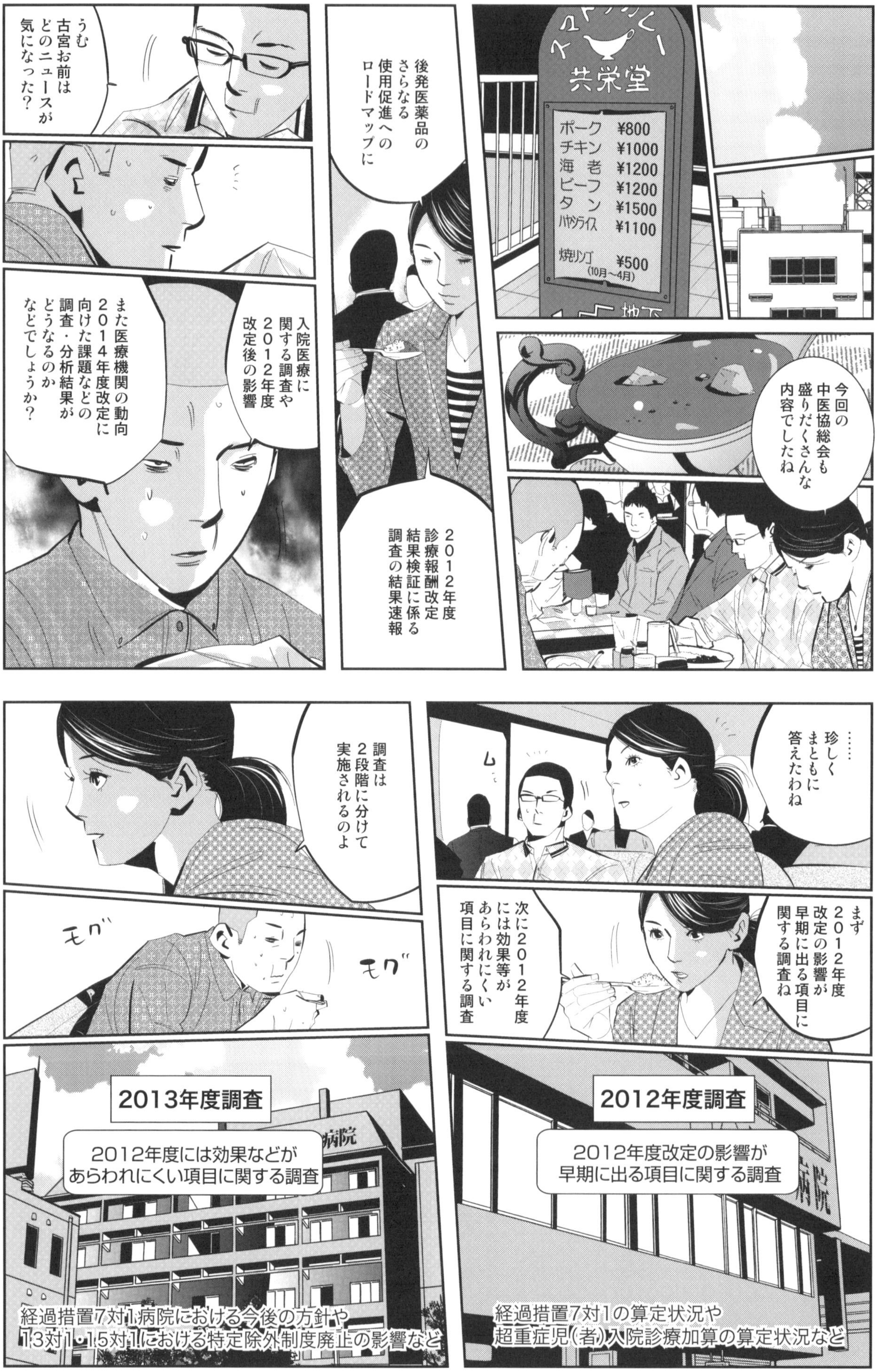
共栄堂
ポーク ¥800
チキン ¥1000
海 老 ¥1200
ビーフ ¥1200
タ ン ¥1500
ハヤシライス ¥1100
焼リンゴ ¥500
(10月～4月)
今回の中医協総会も盛りだくさんな内容でしたね
後発医薬品のさらなる使用促進へのロードマップに
2012年度診療報酬改定結果検証に係る調査の結果速報
うむ古宮お前はどのニュースが気になった？
入院医療に関する調査や2012年度改定後の影響
また医療機関の動向2014年度改定に向けた課題などの調査・分析結果がどうなるのかなどでしょうか？
……珍しくまともに答えたわね
ム
調査は2段階に分けて実施されるのよ
まず2012年度改定の影響が早期に出る項目に関する調査ね
次に2012年度には効果等があらわれにくい項目に関する調査
モグ
モグ
2012年度調査
2012年度改定の影響が早期に出る項目に関する調査
経過措置7対1の算定状況や超重症児(者)入院診療加算の算定状況など
2013年度調査
2012年度には効果などがあらわれにくい項目に関する調査
経過措置7対1病院における今後の方針や13対1・15対1における特定除外制度廃止の影響など

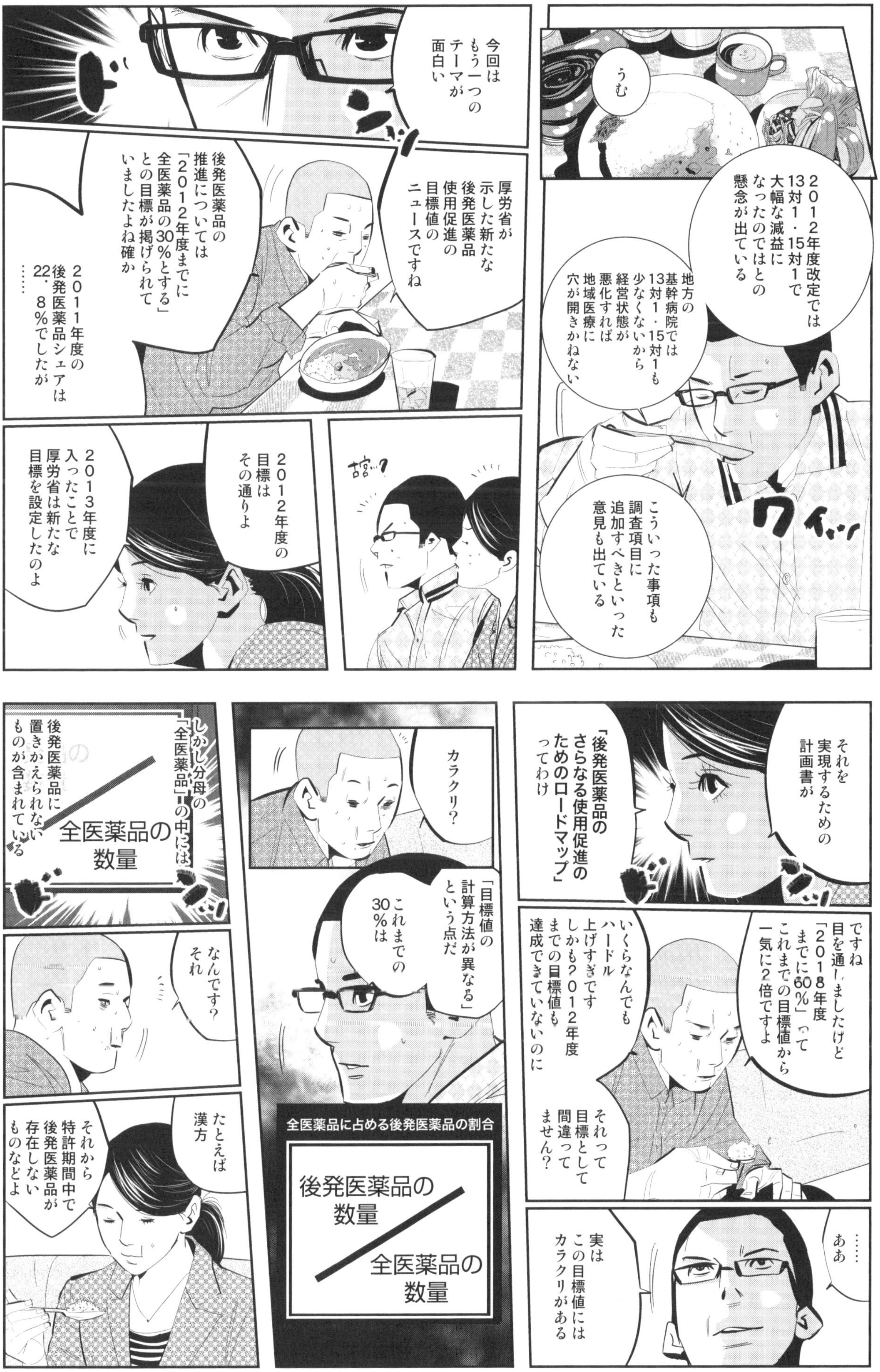
うむ
2012年度改定では13対1・15対1で大幅な減益になったのではとの懸念が出ている
地方の基幹病院では13対1・15対1も少なくないから経営状態が悪化すれば地域医療に穴が開きかねない
こういった事項も調査項目に追加すべきといった意見も出ている
今回はもう一つのテーマが面白い
厚労省が示した新たな後発医薬品使用促進の目標値のニュースですね
後発医薬品の推進については「2012年度までに全医薬品の30%とする」との目標が掲げられていましたよね確か
2011年度の後発医薬品シェアは22.8%でしたが……
古宮…?
2012年度の目標はその通りよ
2013年度に入ったことで厚労省は新たな目標を設定したのよ
それを実現するための計画書が
「後発医薬品のさらなる使用促進のためのロードマップ」ってわけ
ですね目を通しましたけど「2018年度までに60%」ってこれまでの目標値から一気に2倍ですよ
いくらなんでもハードル上げすぎですしかも2012年度までの目標値も達成できていないのに
それって目標として間違ってません?
……ああ
実はこの目標値にはカラクリがある
カラクリ?
「目標値の計算方法が異なる」という点だ
これまでの30%は
全医薬品に占める後発医薬品の割合
後発医薬品の数量
全医薬品の数量
しかし分母の「全医薬品」の中には
全医薬品の数量
後発医薬品に置きかえられないものが含まれている
なんです?それ
たとえば漢方
それから特許期間中で後発医薬品が存在しないものなどよ

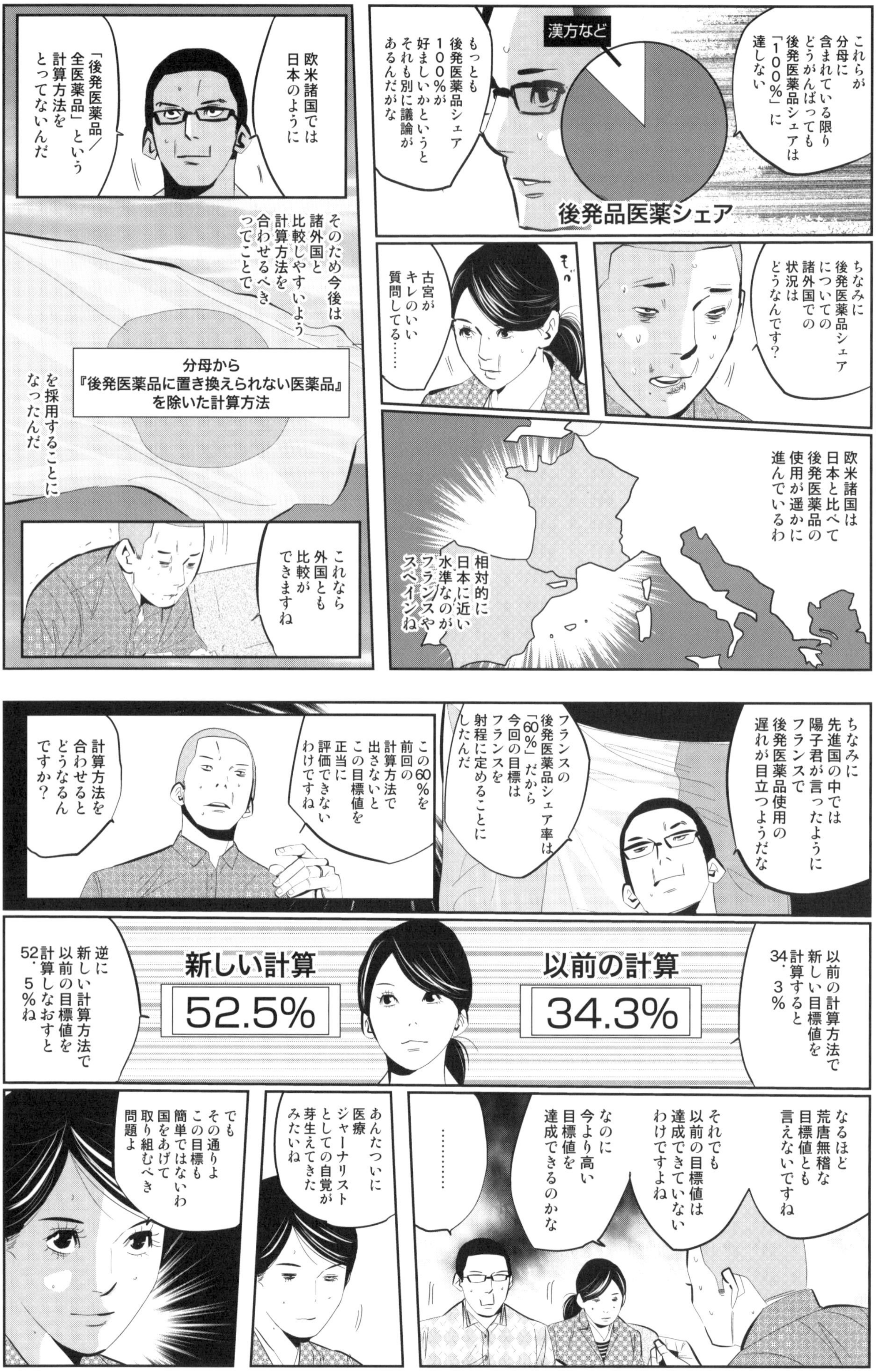
これらが分母に含まれている限りどうがんばっても後発医薬品シェアは「100%」に達しない
漢方など
後発品医薬シェア
もっとも後発医薬品シェア100%が好ましいかというとそれも別に議論があるんだがな
欧米諸国では日本のように
「後発医薬品／全医薬品」という計算方法をとってないんだ
そのため今後は諸外国と比較しやすいよう計算方法を合わせるべきってことで
分母から『後発医薬品に置き換えられない医薬品』を除いた計算方法
を採用することになったんだ
これなら外国とも比較ができますね
ちなみに後発医薬品シェアについての諸外国での状況はどうなんです?
もぐ
古宮がキレのいい質問してる……
欧米諸国は日本と比べて後発医薬品の使用が遥かに進んでいるわ
相対的に日本に近い水準なのがフランスやスペインね
ちなみに先進国の中では陽子君が言ったようにフランスで後発医薬品使用の遅れが目立つようだな
フランスの後発医薬品シェア率は「60%」だから今回の目標はフランスを射程に定めることにしたんだ
この60%を前回の計算方法で出さないとこの目標値を正当に評価できないわけですね
計算方法を合わせるとどうなるんですか?
以前の計算方法で新しい目標値を計算すると34．3%
以前の計算
34.3%
新しい計算
52.5%
逆に新しい計算方法で以前の目標値を計算しなおすと52．5%ね
なるほど荒唐無稽な目標値とも言えないですね
それでも以前の目標値は達成できていないわけですよね
なのに今より高い目標値を達成できるのかな
…………
あんたついに医療ジャーナリストとしての自覚が芽生えてきたみたいね
でもその通りよこの目標も簡単ではないわ国をあげて取り組むべき問題よ

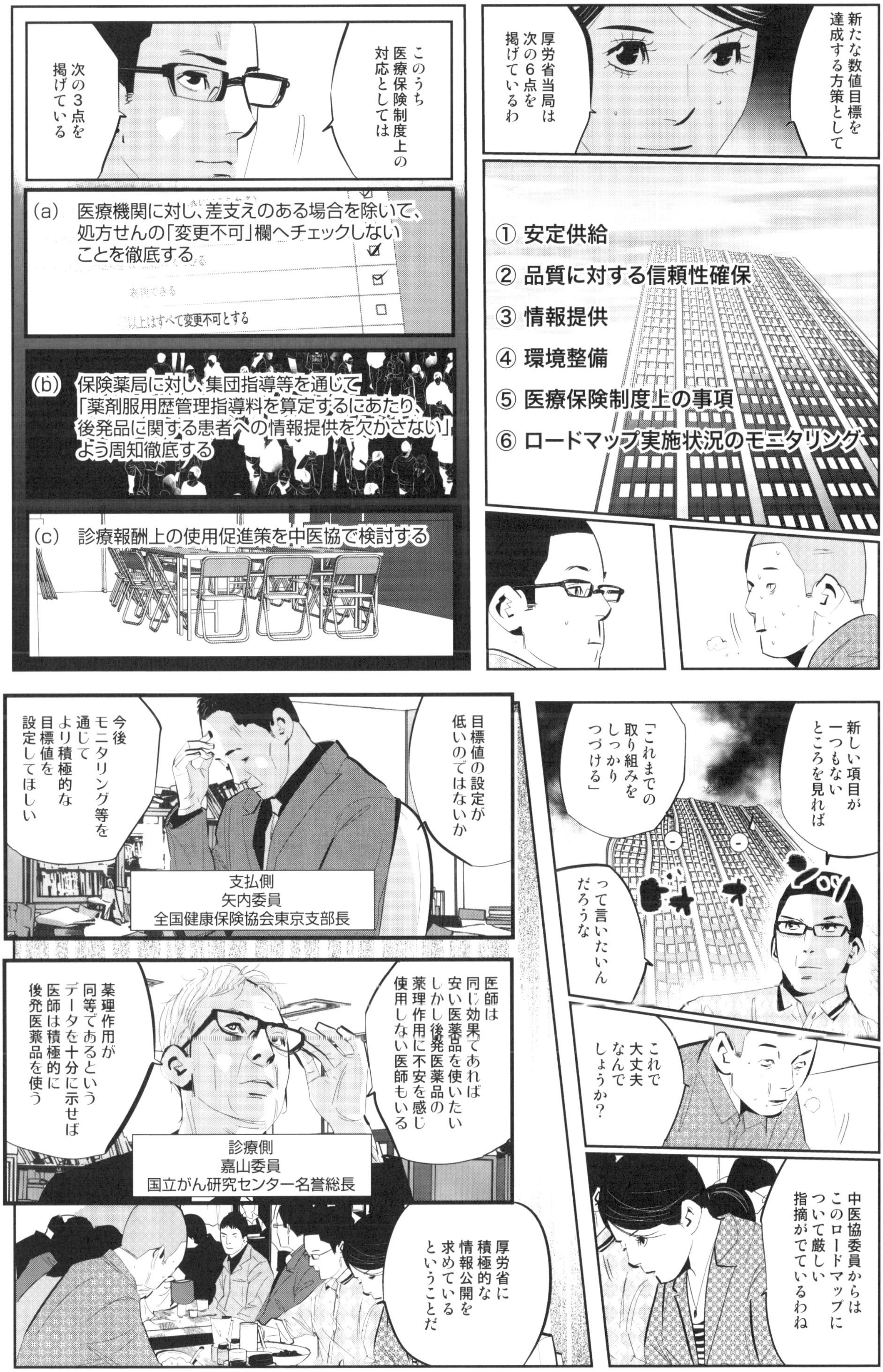
新たな数値目標を達成する方策として
厚労省当局は次の6点を掲げているわ
① 安定供給
② 品質に対する信頼性確保
③ 情報提供
④ 環境整備
⑤ 医療保険制度上の事項
⑥ ロードマップ実施状況のモニタリング
このうち医療保険制度上の対応としては
次の3点を掲げている
(a) 医療機関に対し、差支えのある場合を除いて、処方せんの「変更不可」欄へチェックしないことを徹底する
以上はすべて変更不可とする
(b) 保険薬局に対し、集団指導等を通じて「薬剤服用歴管理指導料を算定するにあたり、後発品に関する患者への情報提供を欠かさない」よう周知徹底する
(c) 診療報酬上の使用促進策を中医協で検討する
新しい項目が一つもないところを見れば
「これまでの取り組みをしっかりつづける」
って言いたいんだろうな
これで大丈夫なんでしょうか？
中医協委員からはこのロードマップについて厳しい指摘がでているわね
目標値の設定が低いのではないか
今後モニタリング等を通じてより積極的な目標値を設定してほしい
支払側
矢内委員
全国健康保険協会東京支部長
医師は同じ効果であれば安い医薬品を使いたい しかし後発医薬品の薬理作用に不安を感じ使用しない医師もいる
薬理作用が同等であるというデータを十分に示せば医師は積極的に後発医薬品を使う
診療側
嘉山委員
国立がん研究センター名誉総長
厚労省に積極的な情報公開を求めているということだ

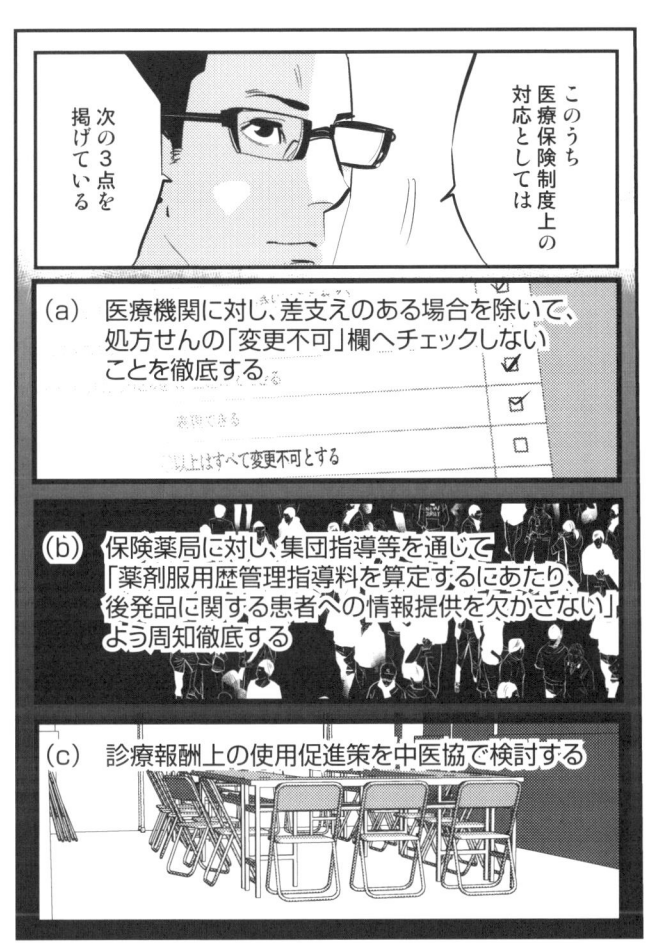

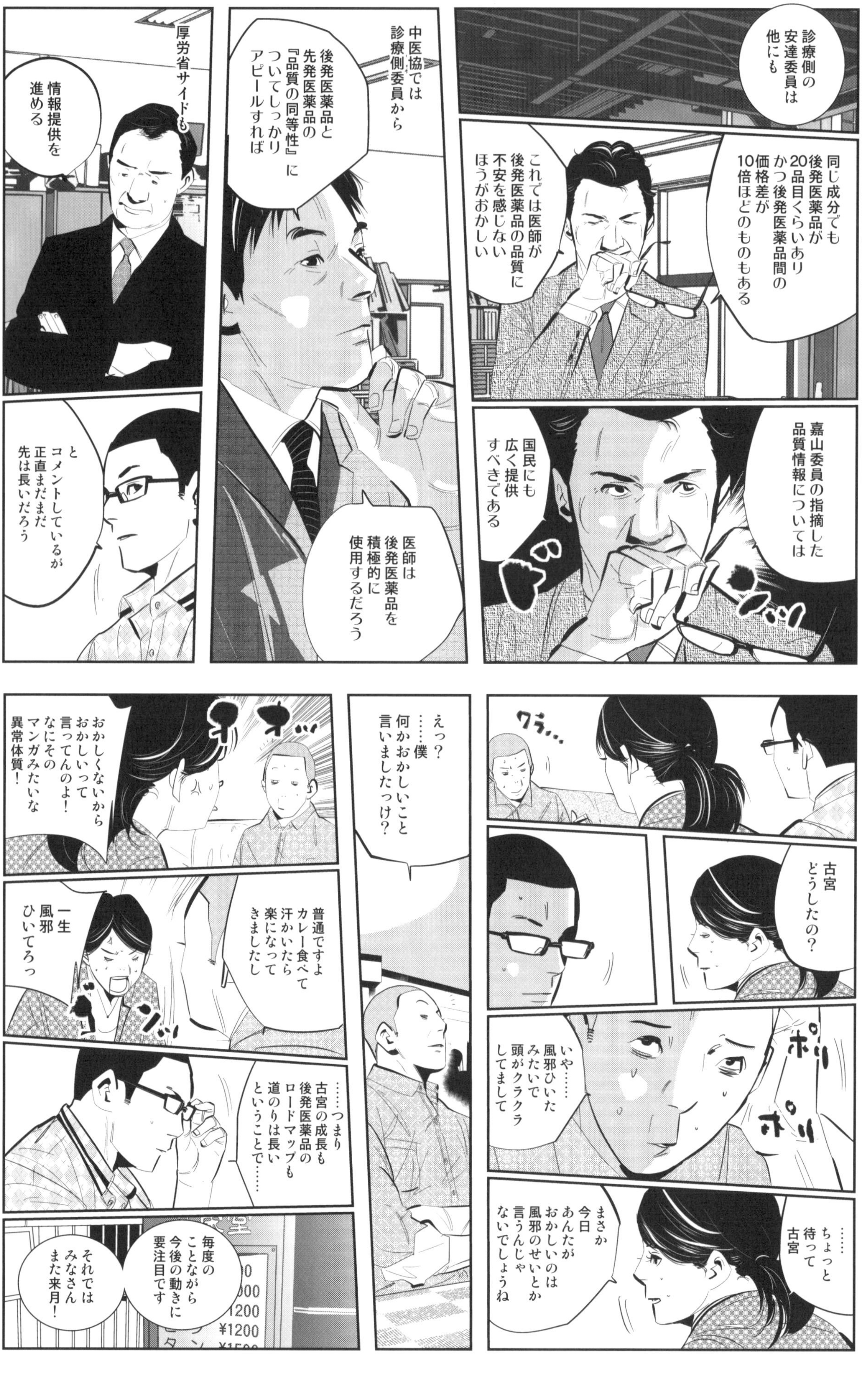
診療側の安達委員は他にも
同じ成分でも後発医薬品が20品目くらいありかつ後発医薬品間の価格差が10倍ほどのものもある
これでは医師が後発医薬品の品質に不安を感じないほうがおかしい
嘉山委員の指摘した品質情報については
国民にも広く提供すべきである
中医協では診療側委員から
後発医薬品と先発医薬品の『品質の同等性』についてしっかりアピールすれば
医師は後発医薬品を積極的に使用するだろう
厚労省サイドも
情報提供を進める
とコメントしているが正直まだまだ先は長いだろう
クラ…
古宮どうしたの？
いや……風邪ひいたみたいで頭がクラクラしてまして
ポリ
ポリ
……ちょっと待って古宮
まさか今日あんたがおかしいのは風邪のせいとか言うんじゃないでしょうね
えっ？……僕何かおかしいこと言いましたっけ？
おかしくないからおかしいって言ってんのよ！なにそのマンガみたいな異常体質！
普通ですよカレー食べて汗かいたら楽になってきましたし
一生風邪ひいてろっ
……つまり古宮の成長も後発医薬品のロードマップも道のりは長いということで……
毎度のことながら今後の動きに要注目です
それではみなさんまた来月！

第12話 審査支払機関のひみつ
“ほけんじゃ”機能強化の徹底解説

厚生労働省 保険局 保険課

2011

東日本大震災▶

2012

診療報酬改定▶
介護報酬改定

2013

2013年 6月

2014

診療報酬改定▶

現在

当時の状況

担当政権：自由民主党・公明党
総理大臣：安倍 晋三
厚生労働大臣：田村 憲久

当時の主なニュース

・都議選、自民が全員当選、民主第４党に転落
・厚労省、子宮頸がんワクチン接種で方針変更
・世界文化遺産に富士山の登録決定
・日本、サッカーＷ杯決定

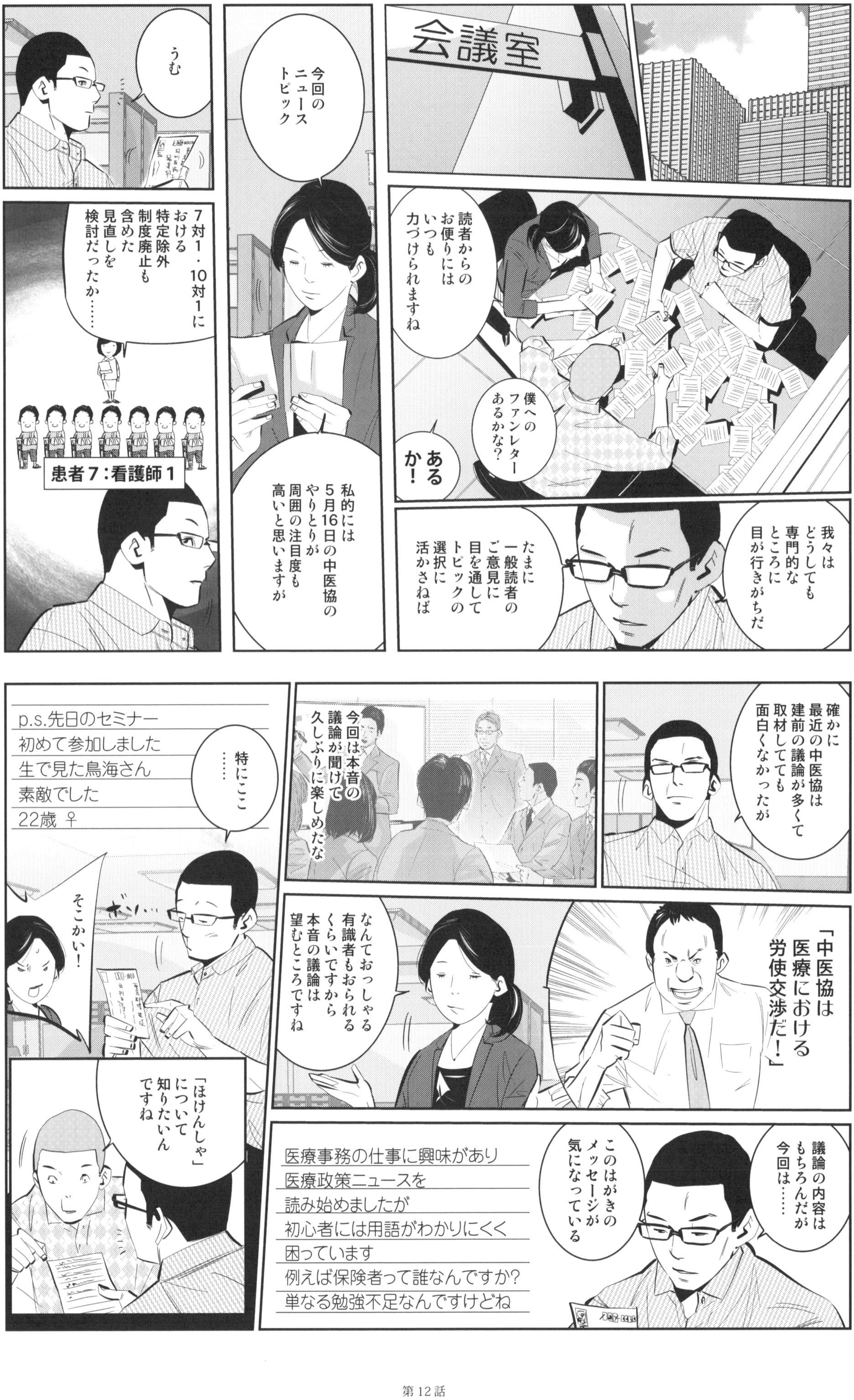
会議室
読者からのお便りにはいつも力づけられますね
僕へのファンレターあるかな?
あるか!
我々はどうしても専門的なところに目が行きがちだ
たまに一般読者のご意見に目を通してトピックの選択に活かさねば
今回のニューストピック
うむ
7対1・10対1における特定除外制度廃止も含めた見直しを検討だったか……
患者7：看護師1
私的には5月16日の中医協のやりとりが周囲の注目度も高いと思いますが
確かに最近の中医協は建前の議論が多くて取材してても面白くなかったが
今回は本音の議論が聞けて久しぶりに楽しめたな
「中医協は医療における労使交渉だ!」
なんておっしゃる有識者もおられるくらいですから本音の議論は望むところですね
p.s.先日のセミナー
初めて参加しました
生で見た鳥海さん
素敵でした
22歳 ♀
特にここ……
そこかい!
議論の内容はもちろんだが今回は……
このはがきのメッセージが気になっている
医療事務の仕事に興味があり
医療政策ニュースを
読み始めましたが
初心者には用語がわかりにくく
困っています
例えば保険者って誰なんですか?
単なる勉強不足なんですけどね
「ほけんじゃ」について知りたいんですね

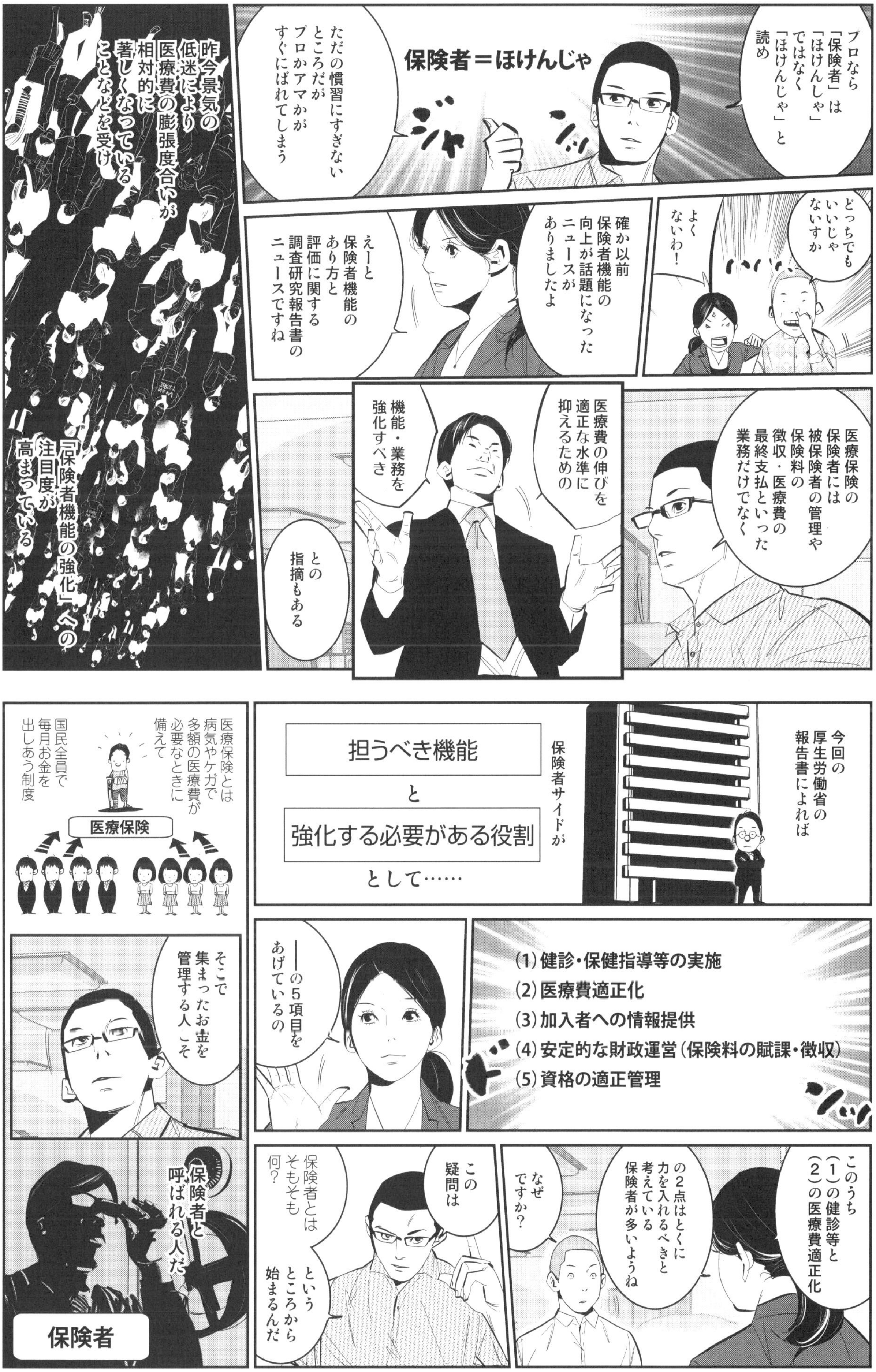
プロなら「保険者」は「ほけんしゃ」ではなく「ほけんじゃ」と読め
保険者＝ほけんじゃ
ジャ
ン!!
ただの慣習にすぎないところだがプロかアマかがすぐにばれてしまう
どっちでもいいじゃないすか
よくないわ!
確か以前保険者機能の向上が話題になったニュースがありましたよ
えーと保険者機能のあり方と評価に関する調査研究報告書のニュースですね
医療保険の保険者には被保険者の管理や保険料の徴収・医療費の最終支払といった業務だけでなく
医療費の伸びを適正な水準に抑えるための
機能・業務を強化すべき
との指摘もある
昨今景気の低迷により医療費の膨張度合いが相対的に著しくなっていることなどを受け
「保険者機能の強化」への注目度が高まっている
今回の厚生労働省の報告書によれば
保険者サイドが
担うべき機能
と
強化する必要がある役割
として……
(1)健診・保健指導等の実施
(2)医療費適正化
(3)加入者への情報提供
(4)安定的な財政運営(保険料の賦課・徴収)
(5)資格の適正管理
ド
ン!!
――の5項目をあげているの
このうち(1)の健診等と(2)の医療費適正化の2点はとくに力を入れるべきと考えている保険者が多いようね
なぜですか?
この疑問は
保険者とはそもそも何?
というところから始まるんだ
医療保険とは病気やケガで多額の医療費が必要なときに備えて
国民全員で毎月お金を出しあう制度
医療保険
そこで集まったお金を管理する人こそ
保険者と呼ばれる人だ
保険者

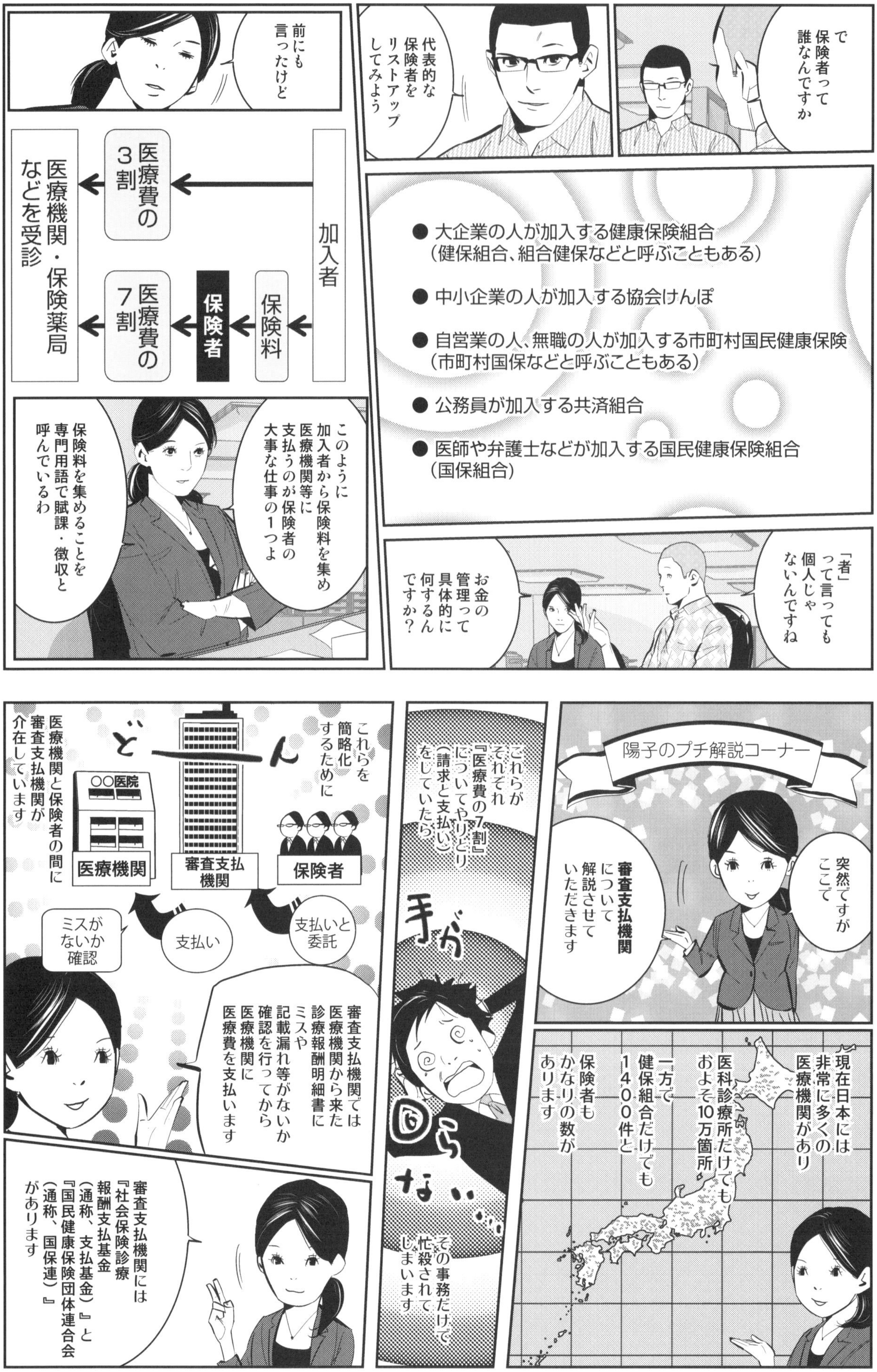
で保険者って誰なんですか
代表的な保険者をリストアップしてみよう
● 大企業の人が加入する健康保険組合（健保組合、組合健保などと呼ぶこともある）
● 中小企業の人が加入する協会けんぽ
● 自営業の人、無職の人が加入する市町村国民健康保険（市町村国保などと呼ぶこともある）
● 公務員が加入する共済組合
● 医師や弁護士などが加入する国民健康保険組合（国保組合）
「者」って言っても個人じゃないんですね
お金の管理って具体的に何するんですか？
前にも言ったけど
加入者
保険料
保険者
医療費の7割
医療費の3割
医療機関・保険薬局などを受診
このように加入者から保険料を集め医療機関等に支払うのが保険者の大事な仕事の1つよ
保険料を集めることを専門用語で賦課・徴収と呼んでいるわ
陽子のプチ解説コーナー
突然ですがここで
審査支払機関について解説させていただきます
現在日本には非常に多くの医療機関があり
医科診療所だけでもおよそ10万箇所
一方で健保組合だけでも1400件と
保険者もかなりの数があります
これらがそれぞれ『医療費の7割』についてやりとり（請求と支払い）をしていたら
手が回らない…
その事務だけで忙殺されてしまいます
これらを簡略化するために
どーーん
医療機関と保険者の間に審査支払機関が介在しています
○○医院
医療機関
審査支払機関
保険者
支払いと委託
支払い
ミスがないか確認
審査支払機関では医療機関から来た診療報酬明細書にミスや記載漏れ等がないか確認を行ってから医療機関に医療費を支払います
審査支払機関には『社会保険診療報酬支払基金（通称、支払基金）』と『国民健康保険団体連合会（通称、国保連）』があります

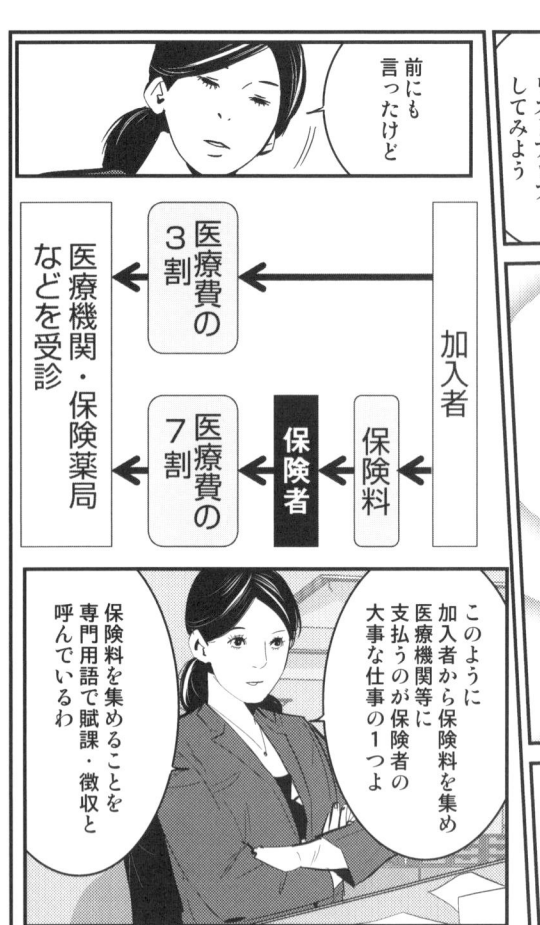

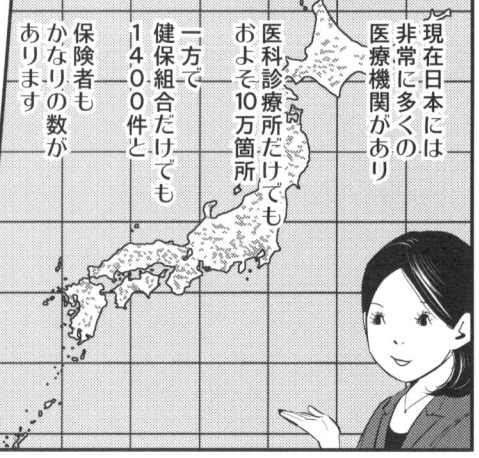

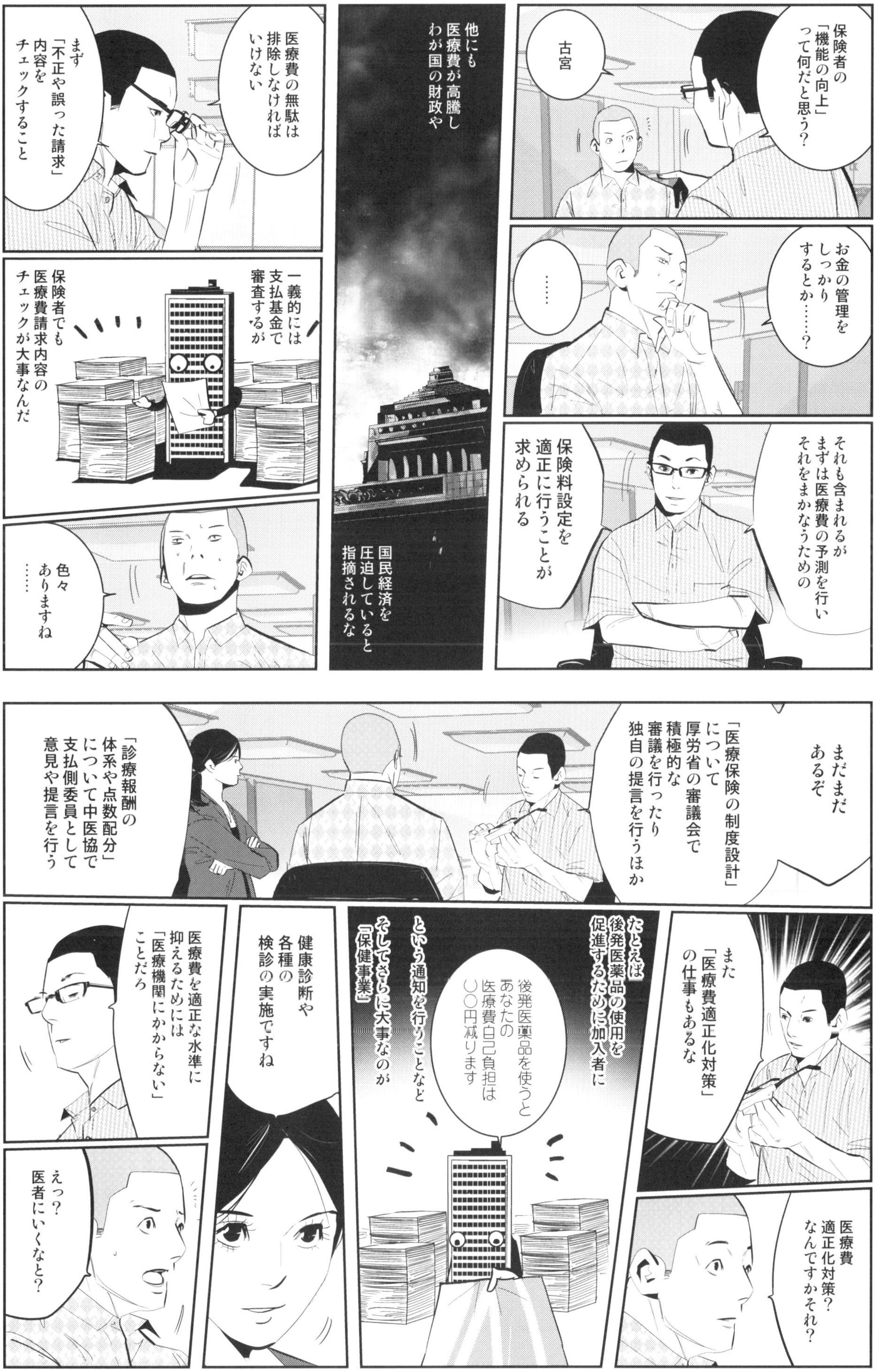
保険者の「機能の向上」って何だと思う?
古宮
お金の管理をしっかりするとか……?
……
それも含まれるがまずは医療費の予測を行いそれをまかなうための
保険料設定を適正に行うことが求められる
他にも医療費が高騰しわが国の財政や
国民経済を圧迫していると指摘されるな
医療費の無駄は排除しなければいけない
まず「不正や誤った請求」内容をチェックすること
一義的には支払基金で審査するが
保険者でも医療費請求内容のチェックが大事なんだ
色々ありますね……
まだまだあるぞ
「医療保険の制度設計」について厚労省の審議会で積極的な審議を行ったり独自の提言を行うほか
「診療報酬の体系や点数配分」について中医協で支払側委員として意見や提言を行う
また「医療費適正化対策」の仕事もあるな
医療費適正化対策?なんですかそれ?
たとえば後発医薬品の使用を促進するために加入者に
後発医薬品を使うとあなたの医療費自己負担は〇〇円減ります
という通知を行うことなど
そしてさらに大事なのが「保健事業」
健康診断や各種の検診の実施ですね
医療費を適正な水準に抑えるためには「医療機関にかからない」ことだろ
えっ?医者にいくなと?

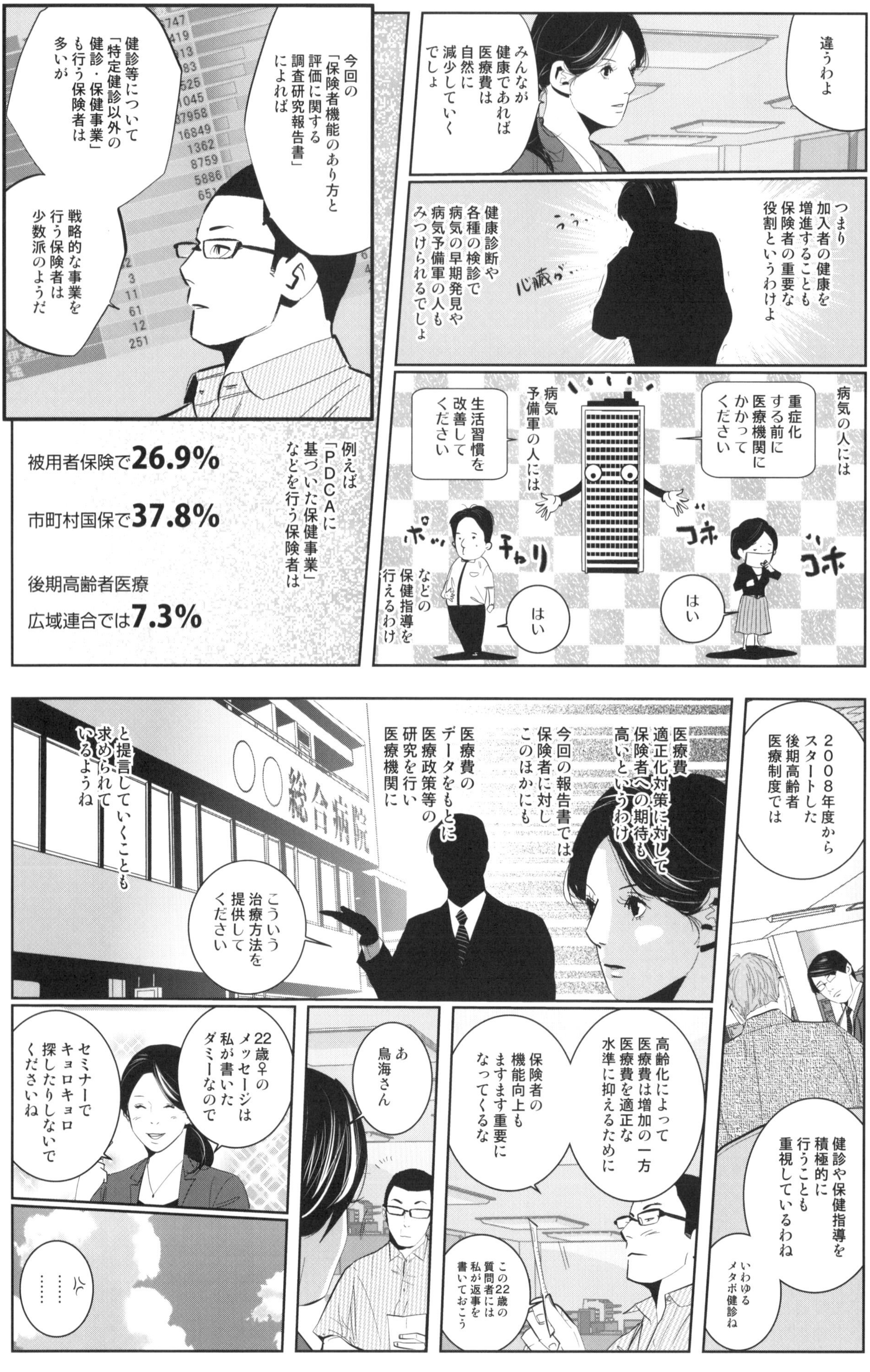
違うわよ
みんなが健康であれば医療費は自然に減少していくでしょ
つまり加入者の健康を増進することも保険者の重要な役割というわけよ
うう…
心臓が…
健康診断や各種の検診で病気の早期発見や病気予備軍の人もみつけられるでしょ
病気の人には
重症化する前に医療機関にかかってください
病気予備軍の人には
生活習慣を改善してください
ゴホ
ゴホ
はい
ポッ
チャリ
はい
などの保健指導を行えるわけ
今回の「保険者機能のあり方と評価に関する調査研究報告書」によれば
健診等について「特定健診以外の健診・保健事業」も行う保険者は多いが
戦略的な事業を行う保険者は少数派のようだ
例えば「PDCAに基づいた保健事業」などを行う保険者は
被用者保険で26.9%
市町村国保で37.8%
後期高齢者医療広域連合では7.3%
2008年度からスタートした後期高齢者医療制度では
健診や保健指導を積極的に行うことも重視しているわね
いわゆるメタボ健診ね
医療費適正化対策に対して保険者への期待も高いというわけ
今回の報告書では保険者に対しこのほかにも
医療費のデータをもとに医療政策等の研究を行い医療機関に
こういう治療方法を提供してください
と提言していくことも求められているようね
総合病院
高齢化によって医療費は増加の一方医療費を適正な水準に抑えるために
保険者の機能向上もますます重要になってくるな
この22歳の質問者には私が返事を書いておこう
あ 鳥海さん
22歳♀のメッセージは私が書いたダミーなので
セミナーでキョロキョロ探したりしないでくださいね
…… ……

第13話 消費税とプラス改定のひみつ

医療機関の消費税増税対応

厚生労働省 保険局 医療課

2011

東日本大震災▶

2012

診療報酬改定▶
介護報酬改定

2013

2013年 7月

2014

診療報酬改定▶

現在

当時の状況

担当政権：自由民主党・公明党
総理大臣：安倍 晋三
厚生労働大臣：田村 憲久

当時の主なニュース

- 参院選、自公で過半数、ねじれ解消
- 東証と大証が株式市場統合
- 山口県の集落で５遺体、男を逮捕
- 降圧薬臨床試験疑惑、京都府立医大、慈恵医大が「データ操作」認める

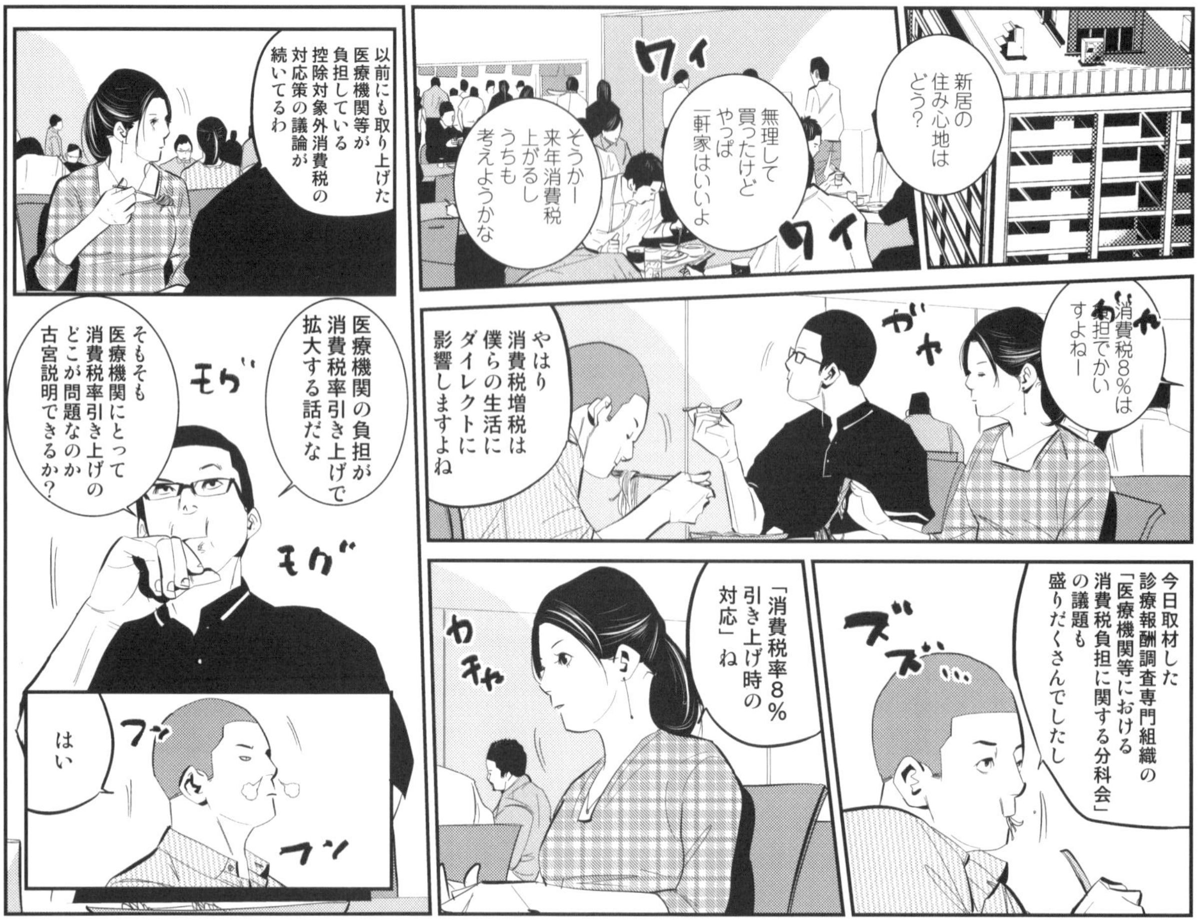
新居の住み心地はどう?
ワイ
無理して買ったけどやっぱ一軒家はいいよ
そうかー来年消費税上がるしうちも考えようかな
ワイ
以前にも取り上げた医療機関等が負担している控除対象外消費税の対応策の議論が続いてるわ
ガヤ
消費税8%は負担でかいすよねー
やはり消費税増税は僕らの生活にダイレクトに影響しますよね
医療機関の負担が消費税率引き上げで拡大する話だな
モグ
モグ
そもそも医療機関にとって消費税率引き上げのどこが問題なのか古宮説明できるか?
ズズ…
今日取材した診療報酬調査専門組織の「医療機関等における消費税負担に関する分科会」の議題も盛りだくさんでしたし
カチャ
「消費税率8%引き上げ時の対応」ね
はい

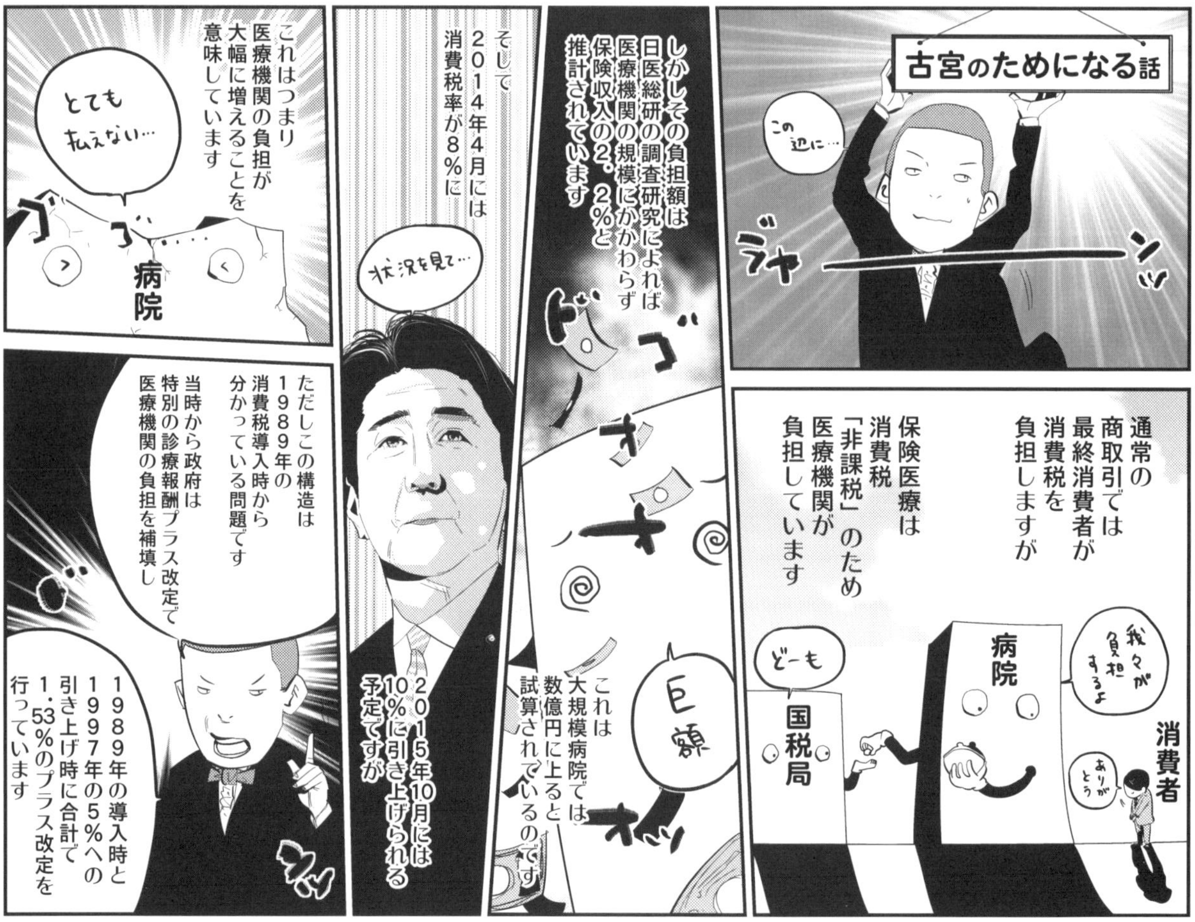
古宮のためになる話
この辺に…
ジャーン
通常の商取引では最終消費者が消費税を負担しますが
保険医療は消費税「非課税」のため医療機関が負担しています
我々が負担するよ
ありがとう
どーも
病院
国税局
消費者
しかしその負担額は日医総研の調査研究によれば医療機関の規模にかかわらず保険収入の2.2%と推計されています
巨額
これは大規模病院では数億円に上ると試算されているのです
そして2014年4月には消費税率が8%に
状況を見て…
2015年10月には10%に引き上げられる予定ですが
これはつまり医療機関の負担が大幅に増えることを意味しています
とても払えない…
病院
ただしこの構造は1989年の消費税導入時から分かっている問題です
当時から政府は特別の診療報酬プラス改定で医療機関の負担を補填し
1989年の導入時と1997年の5%への引き上げ時に合計で1.53%のプラス改定を行っています

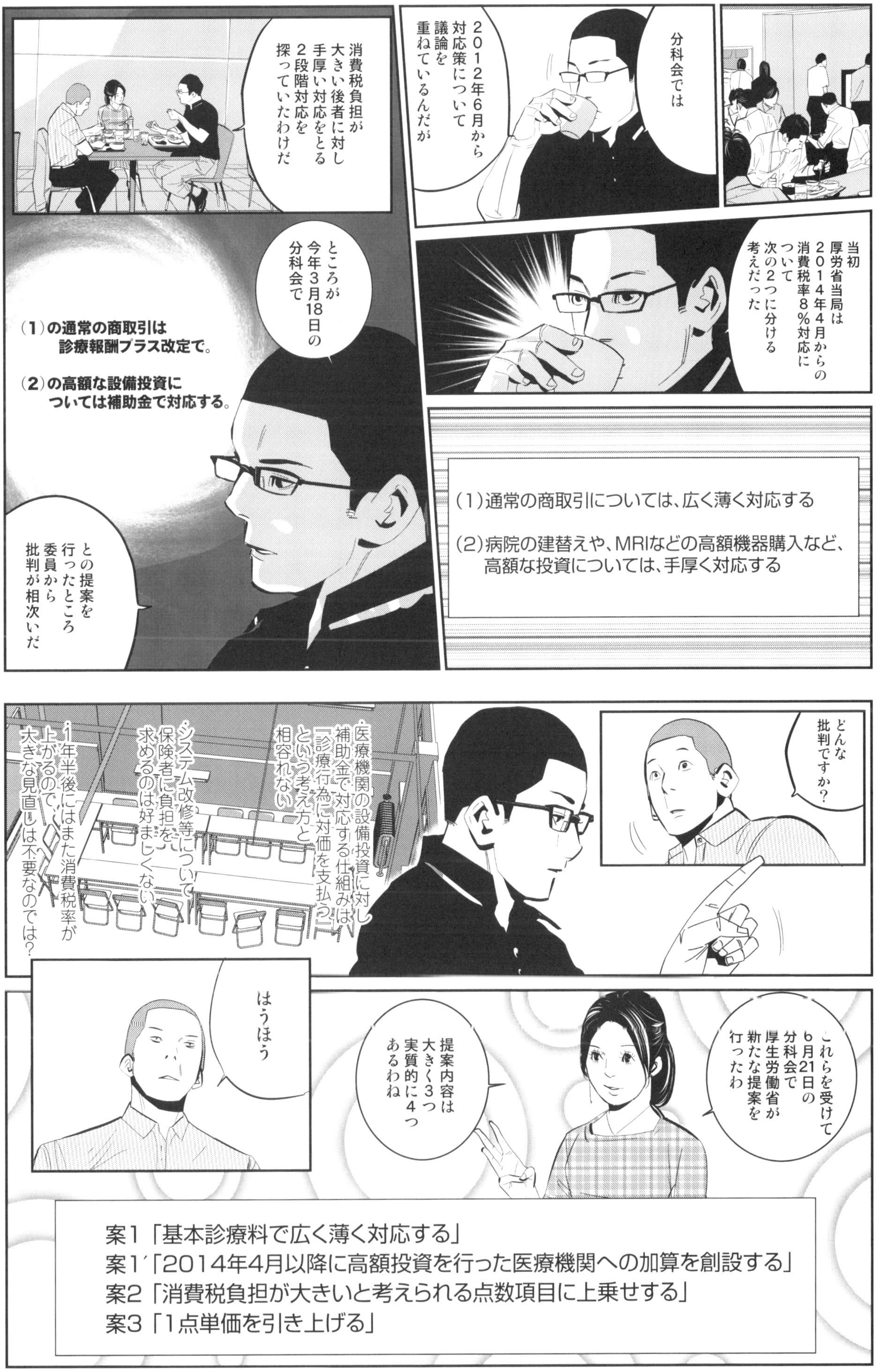
分科会では
2012年6月から対応策について議論を重ねているんだが
当初厚労省当局は2014年4月からの消費税率8%対応について次の2つに分ける考えだった
(1)通常の商取引については、広く薄く対応する
(2)病院の建替えや、MRIなどの高額機器購入など、高額な投資については、手厚く対応する
消費税負担が大きい後者に対し手厚い対応をとる2段階対応を探っていたわけだ
ところが今年3月18日の分科会で
(1)の通常の商取引は診療報酬プラス改定で。
(2)の高額な設備投資については補助金で対応する。
との提案を行ったところ委員から批判が相次いだ
どんな批判ですか?
医療機関の設備投資に対し補助金で対応する仕組みは「診療行為に対価を支払う」という考え方と相容れない
システム改修等について保険者に負担を求めるのは好ましくない
1年半後にはまた消費税率が上がるので、大きな見直しは不要なのでは?
これらを受けて6月21日の分科会で厚生労働省が新たな提案を行ったわ
提案内容は大きく3つ実質的に4つあるわね
はうほう
案1「基本診療料で広く薄く対応する」
案1´「2014年4月以降に高額投資を行った医療機関への加算を創設する」
案2「消費税負担が大きいと考えられる点数項目に上乗せする」
案3「1点単価を引き上げる」

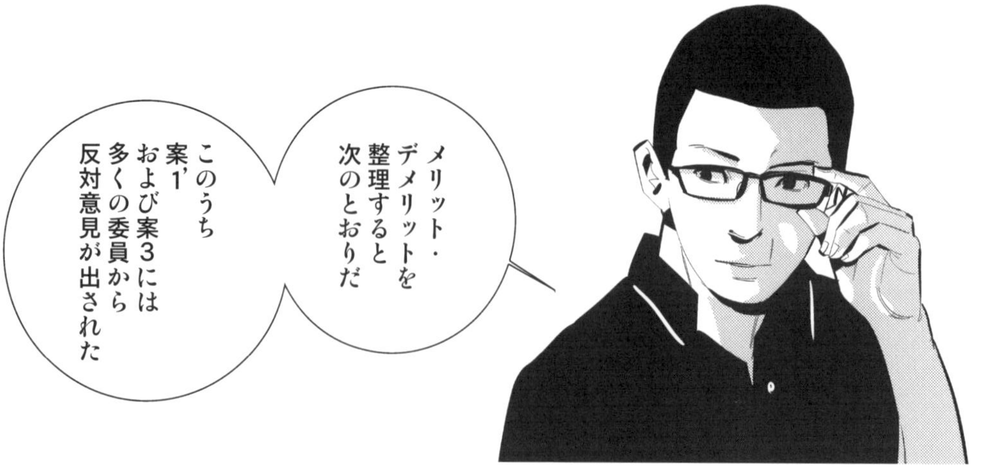
メリット・
デメリットを
整理すると
次のとおりだ
このうち
案1'
および案3には
多くの委員から
反対意見が出された

	案1 〔基本診療料・調剤基本料〕	案1' 〔「高額投資」の加算〕	案2 〔個別項目〕	案3 〔1点単価〕
メリット	■全ての医療機関等が上乗せ点数を算定できる	■「高額投資」を実施した個々の医療機関等の消費税負担に配慮した手当ができる	■大きな消費税負担の伴う点数項目を特定して、点数の上乗せができる	■今回の消費税対応分が明確で分かりやすくなる
デメリット	●同じ基本診療料・調剤基本料を算定する医療機関等の中では、上乗せ点数が一律に手当される ※例えば、一定の施設類型ごとの消費税負担の大きさに配慮するため、入院基本料の類型（一般病棟、療養病棟、精神病棟等）ごとの消費税負担額（薬価・特定保険医療材料価格に係るものを除く）を算出し、それに見合う手当（消費税３％対応分）を行うことも考えられる	●「高額投資」の定義付けとともに、実施された「高額投資」の用途・額・時期等の審査が必要となるが、実際上は困難 ●加算分だけ基本診療料・調剤基本料の上乗せ分が薄くなる ●仮に10%時に課税転換する場合は、１年半のために審査体制の整備等を行うこととなる	●1989年、1997年の対応への指摘（例：限られた項目に配分する方法は透明性・公平性に欠ける）が継続 ●個別の診療行為との対応関係が明確でない投資が大半を占めるため、このような対応には限界がある	●医科・歯科・調剤を通じて、全ての医療機関等に一律に手当される ●仮に課税転換する場合は、過去の消費税対応分も含めて１点単価で調整すると、１点単価が10円を下回ることとなる

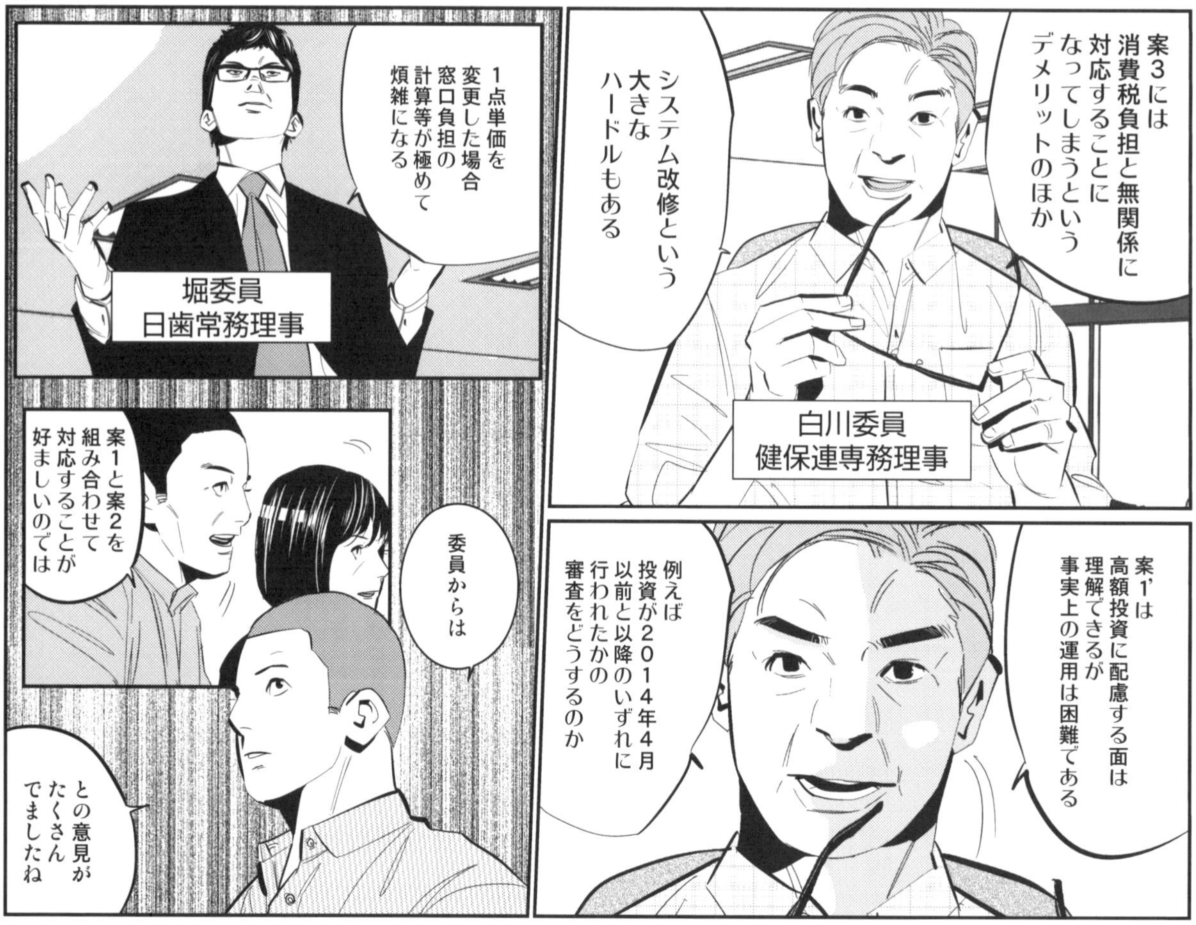
案3には
消費税負担と無関係に
対応することに
なってしまうという
デメリットのほか
システム改修という
大きな
ハードルもある
白川委員
健保連専務理事
1点単価を
変更した場合
窓口負担の
計算等が極めて
煩雑になる
堀委員
日歯常務理事
案1'は
高額投資に配慮する面は
理解できるが
事実上の運用は困難である
例えば
投資が2014年4月
以前と以降のいずれに
行われたかの
審査をどうするのか
委員からは
案1と案2を
組み合わせて
対応することが
好ましいのでは
との意見が
たくさん
でましたね

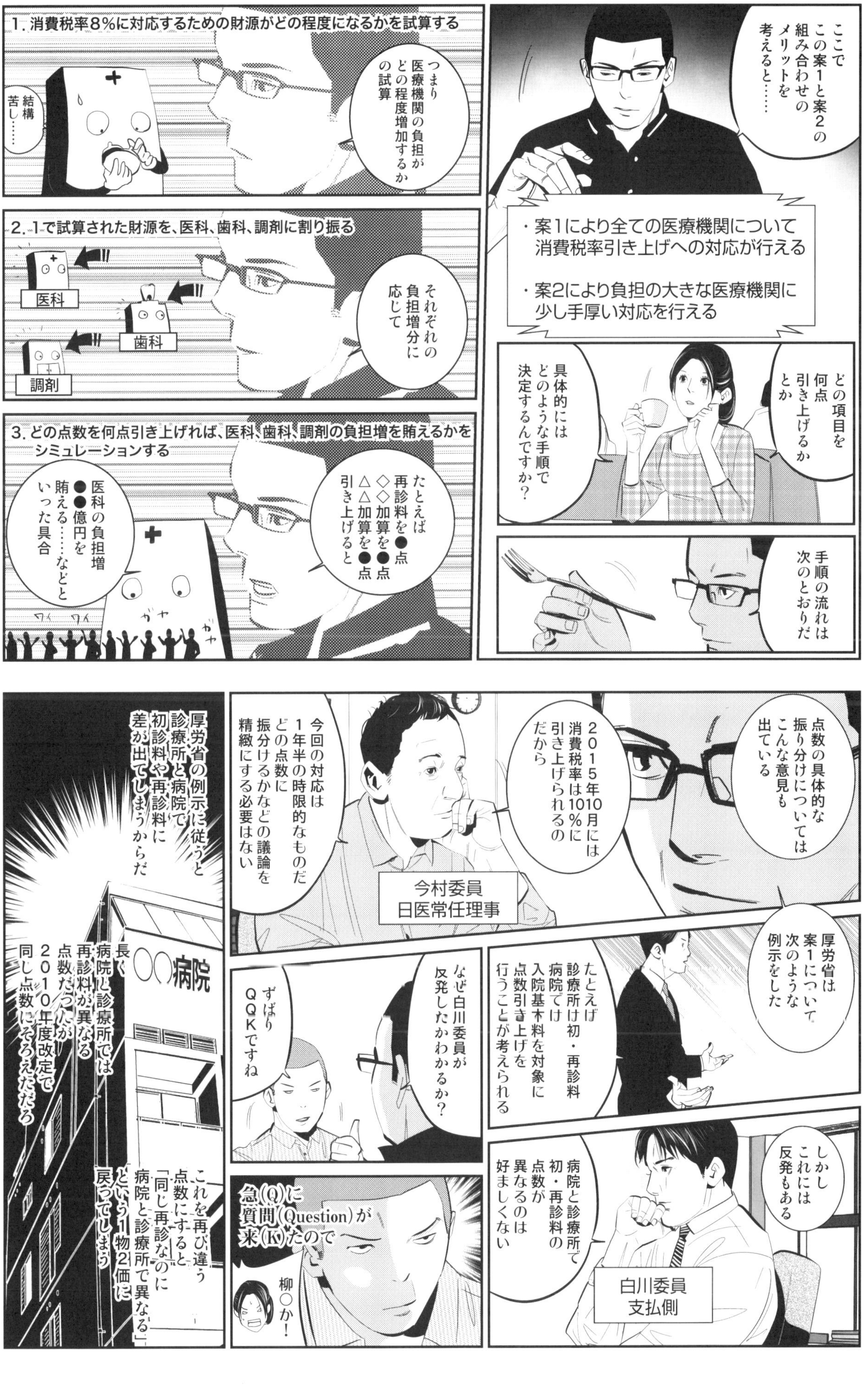
ここでこの案1と案2の組み合わせのメリットを考えると……
・案1により全ての医療機関について消費税率引き上げへの対応が行える
・案2により負担の大きな医療機関に少し手厚い対応を行える
どの項目を何点引き上げるかとか
具体的にはどのような手順で決定するんですか？
手順の流れは次のとおりだ
1. 消費税率8%に対応するための財源がどの程度になるかを試算する
つまり医療機関の負担がどの程度増加するかの試算
結構苦し……
2. 1で試算された財源を、医科、歯科、調剤に割り振る
それぞれの負担増分に応じて
医科
歯科
調剤
3. どの点数を何点引き上げれば、医科、歯科、調剤の負担増を賄えるかをシミュレーションする
たとえば再診料を●点 ◇◇加算を●点 △△加算を●点引き上げると
医科の負担増●●億円を賄える……などといった具合
点数の具体的な振り分けについてはこんな意見も出ている
2015年10月には消費税率は10%に引き上げられるのだから
今回の対応は1年半の時限的なものだ どの点数に振分けるかなどの議論を精緻にする必要はない
今村委員
日医常任理事
厚労省は案1について次のような例示をした
たとえば診療所では初・再診料 病院では入院基本料を対象に点数引き上げを行うことが考えられる
しかしこれには反発もある
病院と診療所で初・再診料の点数が異なるのは好ましくない
白川委員
支払側
なぜ白川委員が反発したかわかるか？
ずばりQQKですね
急(Q)に質問(Question)が来(K)たので
柳○か!
厚労省の例示に従うと診療所と病院で初診料や再診料に差が出てしまうからだ
○○病院
長く病院と診療所では再診料が異なる点数だったが2010年度改定で同じ点数にそろえただろ
これを再び違う点数にすると「同じ再診なのに病院と診療所で異なる」という1物2価に戻ってしまう

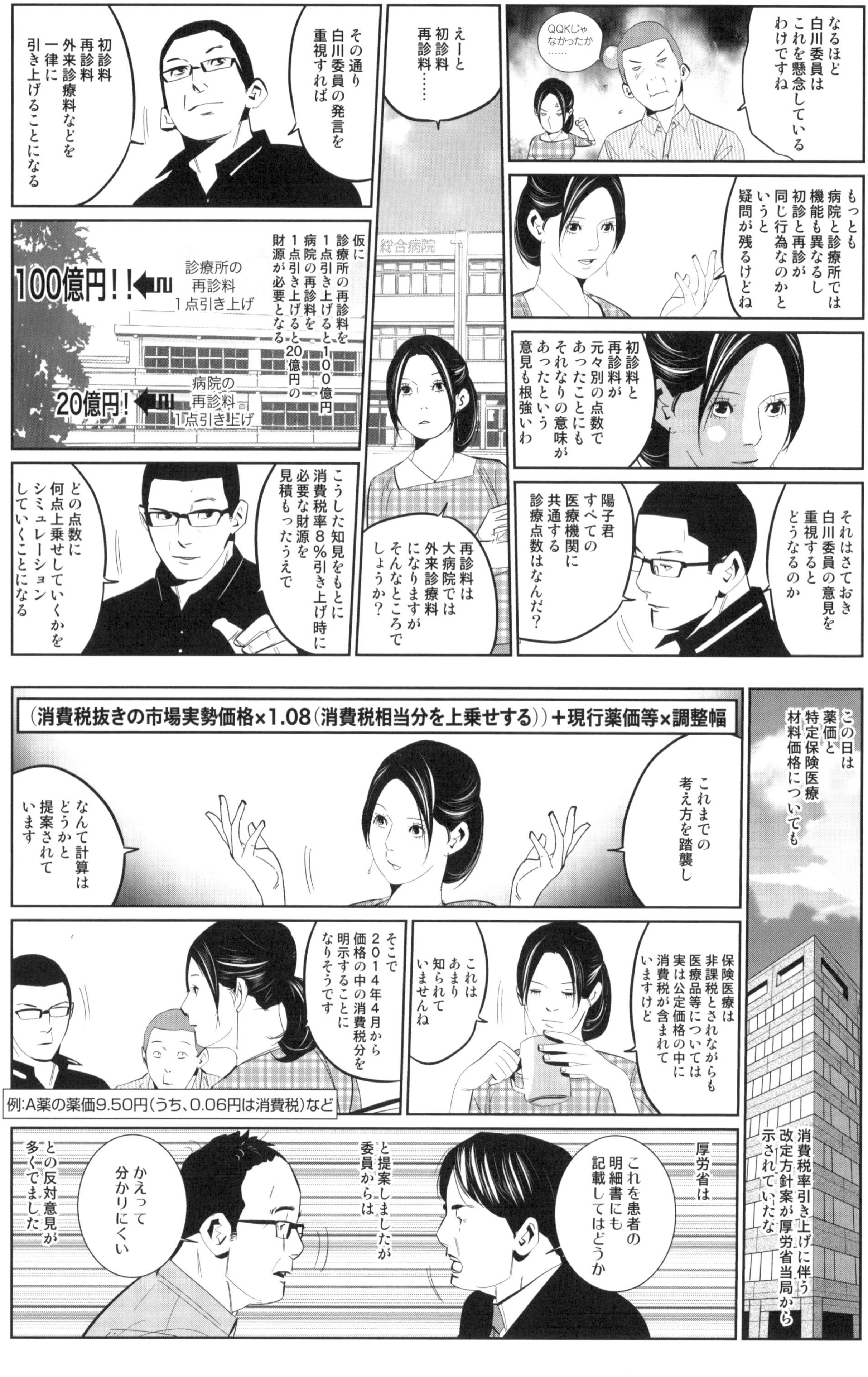
なるほど 白川委員は これを懸念している わけですね
QQKじゃ なかったか ……
えーと 初診料 再診料……
その通り 白川委員の発言を 重視すれば
初診料 再診料 外来診療料などを 一律に 引き上げることになる
もっとも 病院と診療所では 機能も異なるし 初診と再診が 同じ行為なのかと いうと 疑問が残るけどね
仮に 診療所の再診料を 1点引き上げると100億円 病院の再診料を 1点引き上げると20億円の 財源が必要となる
診療所の 再診料 1点引き上げ
100億円！！
病院の 再診料 1点引き上げ
20億円！
初診料と 再診料が 元々別の点数で あったことにも それなりの意味が あったという 意見も根強いわ
それはさておき 白川委員の意見を 重視すると どうなるのか
陽子君 すべての 医療機関に 共通する 診療点数はなんだ？
再診料は 大病院では 外来診療料 になりますが そんなところで しょうか？
こうした知見をもとに 消費税率8％引き上げ時に 必要な財源を 見積もったうえで
どの点数に 何点上乗せしていくかを シミュレーション していくことになる
この日は 薬価と 特定保険医療 材料価格についても
（消費税抜きの市場実勢価格×1.08（消費税相当分を上乗せする））＋現行薬価等×調整幅
これまでの 考え方を踏襲し
なんて計算は どうかと 提案されて います
保険医療は 非課税とされながらも 医療品等については 実は公定価格の中に 消費税が含まれて いますけど
これは あまり 知られて いませんね
そこで 2014年4月から 価格の中の消費税分を 明示することに なりそうです
例:A薬の薬価9.50円(うち、0.06円は消費税)など
消費税率引き上げに伴う 改定方針案が厚労省当局から 示されていたな
厚労省は
これを患者の 明細書にも 記載してはどうか
と提案しましたが 委員からは
かえって 分かりにくい
との反対意見が 多くでました

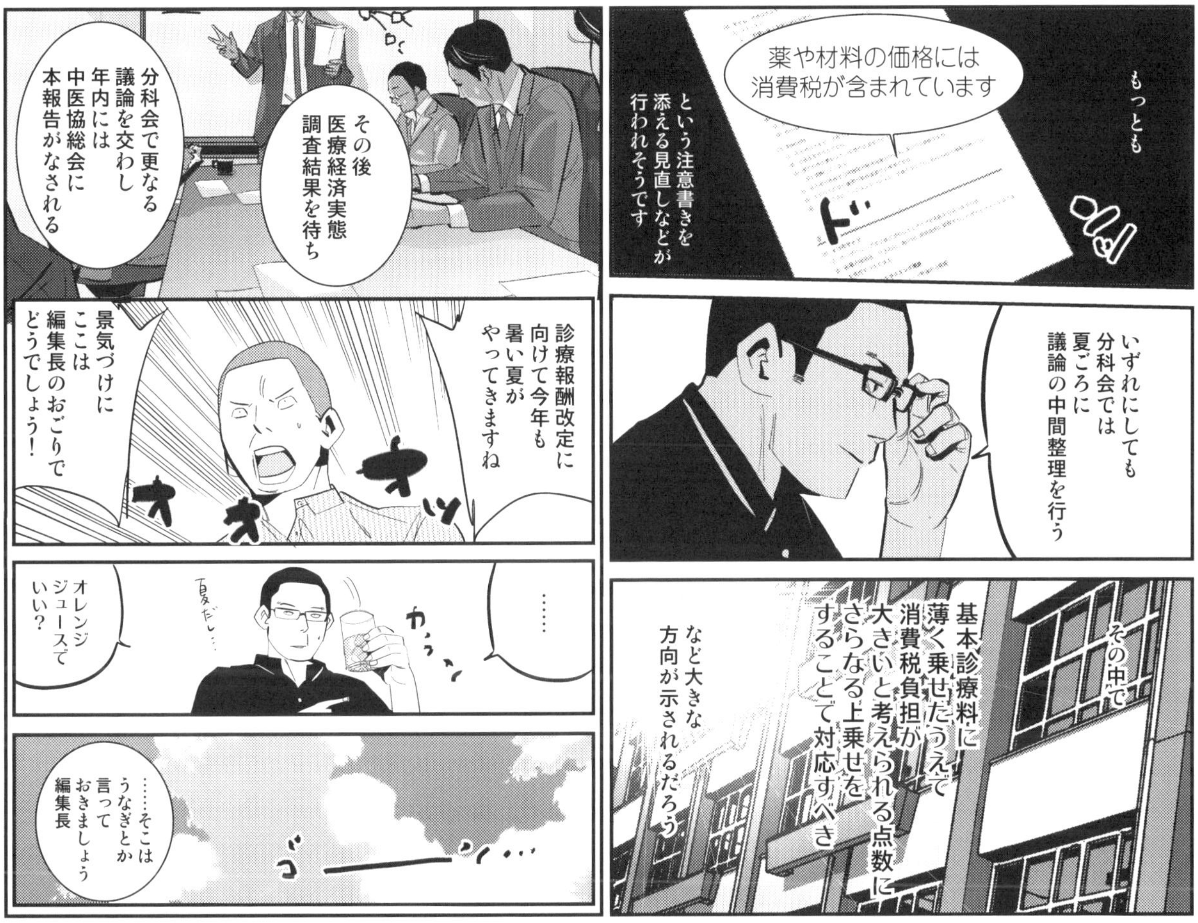
もっとも
薬や材料の価格には消費税が含まれています
という注意書きを添える見直しなどが行われそうです
いずれにしても分科会では夏ごろに議論の中間整理を行う
その中で
基本診療料に薄く乗せたうえで消費税負担が大きいと考えられる点数にさらなる上乗せをすることで対応すべき
など大きな方向が示されるだろう
その後医療経済実態調査結果を待ち
分科会で更なる議論を交わし年内には中医協総会に本報告がなされる
診療報酬改定に向けて今年も暑い夏がやってきますね
景気づけにここは編集長のおごりでどうでしょう!
……
夏だし…
オレンジジュースでいい?
……そこはうなぎとか言っておきましょう編集長

第14話 社会保障・税一体改革のひみつ

覚えていますか？亜急性期病床

厚生労働省 保険局 医療課

2011

東日本大震災▶

2012

診療報酬改定▶
介護報酬改定

2013

2013年 9月

2014

診療報酬改定▶

現在

当時の状況

担当政権：自由民主党・公明党
総理大臣：安倍 晋三
厚生労働大臣：田村 憲久

当時の主なニュース

- 2020年夏季五輪の東京開催が決定
- 台風18号が列島縦断し、大きな被害
- JR北海道、線路異常放置発覚
- 楽天イーグルス、悲願の初リーグV

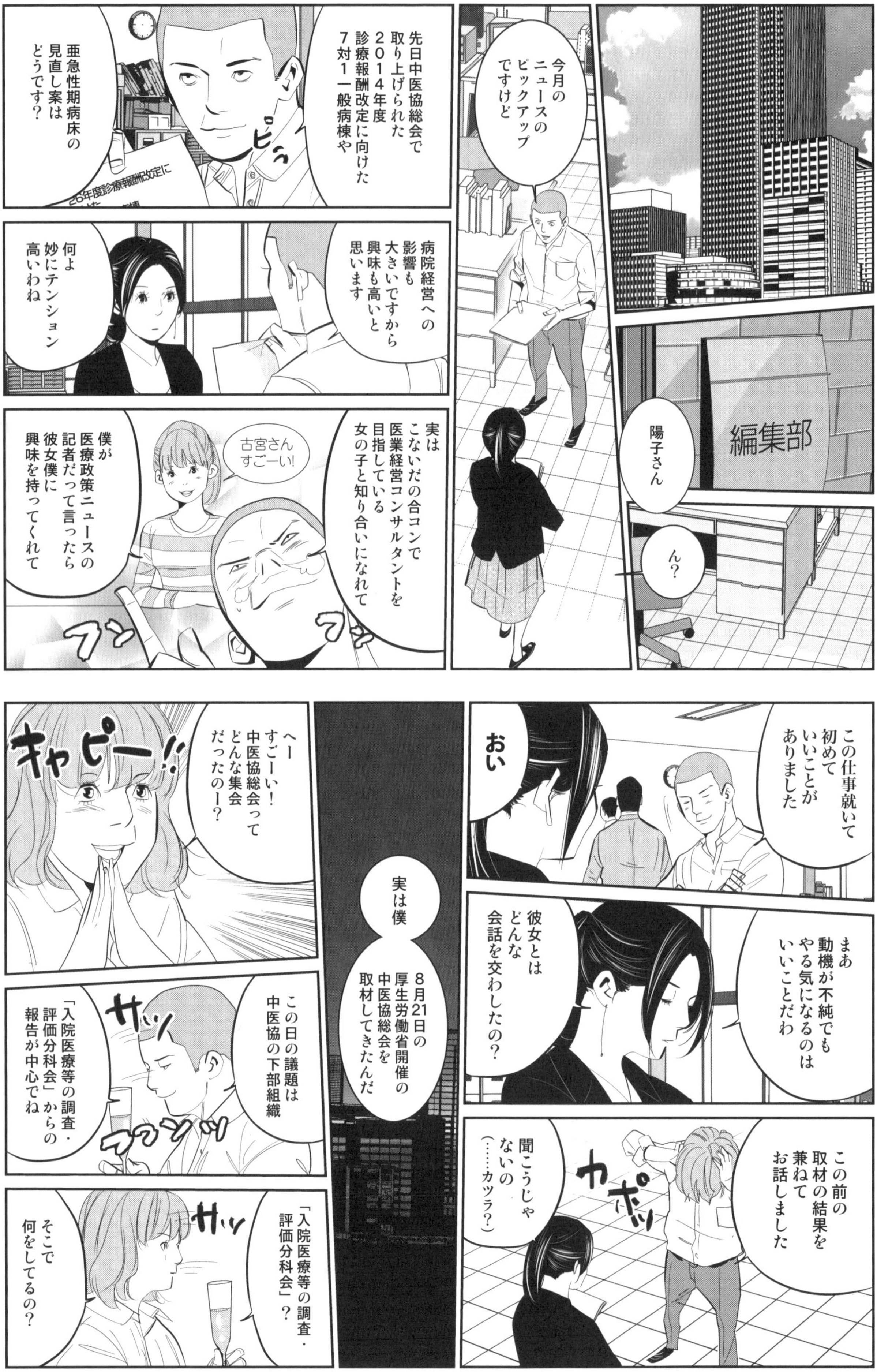
陽子さん
ん？
今月のニュースのピックアップですけど
先日中医協総会で取り上げられた２０１４年度診療報酬改定に向けた７対１一般病棟や
ピラ
亜急性期病床の見直し案はどうです？
26年度診療報酬改定に
病院経営への影響も大きいですから興味も高いと思います
何よ妙にテンション高いわね
実はこないだの合コンで医業経営コンサルタントを目指している女の子と知り合いになれて
古宮さんすごーい!
僕が医療政策ニュースの記者だって言ったら彼女僕に興味を持ってくれて
フン
フン
この仕事就いて初めていいことがありました
おい
まあ動機が不純でもやる気になるのはいいことだわ
彼女とはどんな会話を交わしたの？
この前の取材の結果を兼ねてお話しました
聞こうじゃないの（……カツラ？）
カポッ
実は僕
8月21日の厚生労働省開催の中医協総会を取材してきたんだ
へーすごーい！中医協総会ってどんな集会だったのー？
キャピー!!
この日の議題は中医協の下部組織
「入院医療等の調査・評価分科会」からの報告が中心でね
サッ
「入院医療等の調査・評価分科会」？
サッ
そこで何をしてるの？

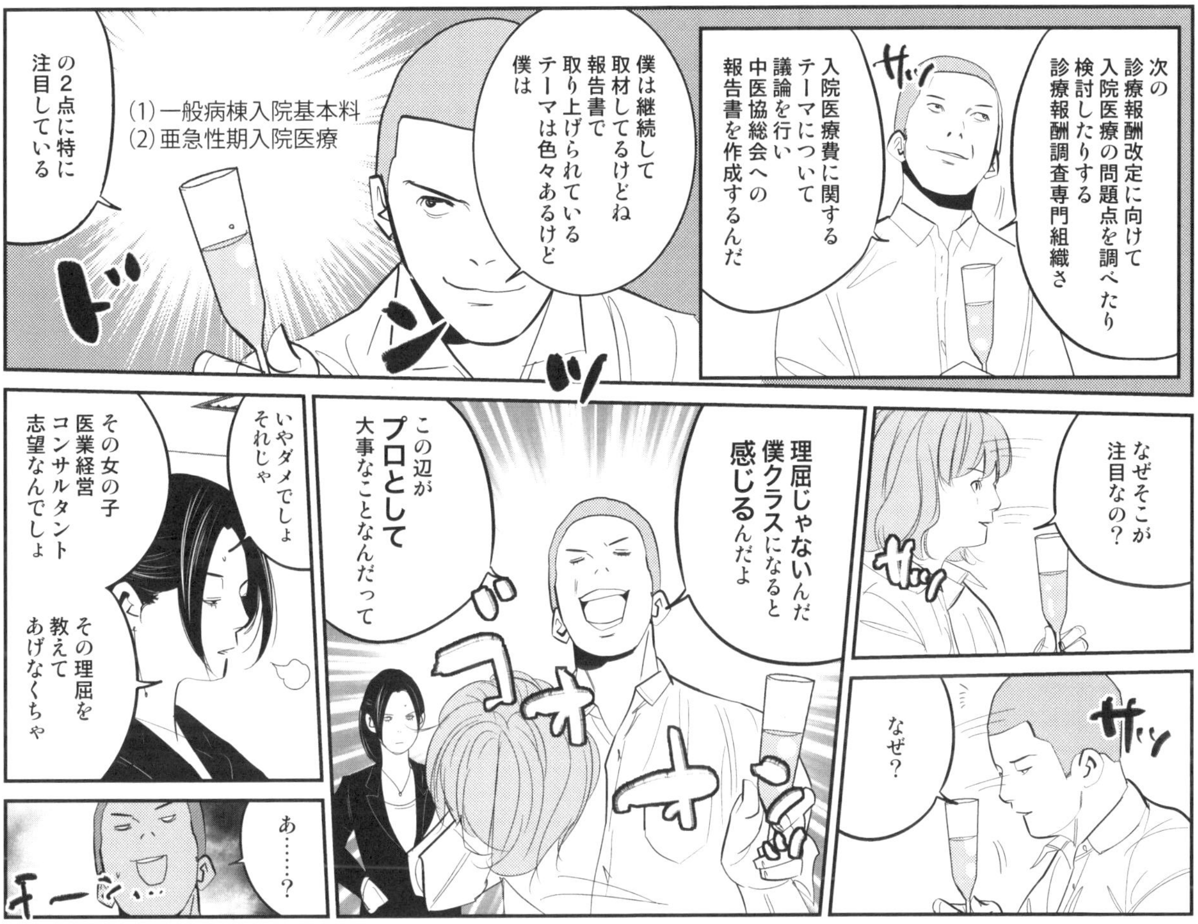
次の診療報酬改定に向けて入院医療の問題点を調べたり検討したりする診療報酬調査専門組織さ
ザッ
入院医療費に関するテーマについて議論を行い中医協総会への報告書を作成するんだ
僕は継続して取材してるけどね報告書で取り上げられているテーマは色々あるけど僕は
(1)一般病棟入院基本料
(2)亜急性期入院医療
の2点に特に注目している
ドンッ
なぜそこが注目なの?
ザッ
なぜ?
ザッ
理屈じゃないんだ僕クラスになると感じるんだよ
この辺がプロとして大事なことなんだって
いやダメでしょそれじゃ
その女の子医業経営コンサルタント志望なんでしょ
その理屈を教えてあげなくちゃ
あ……?

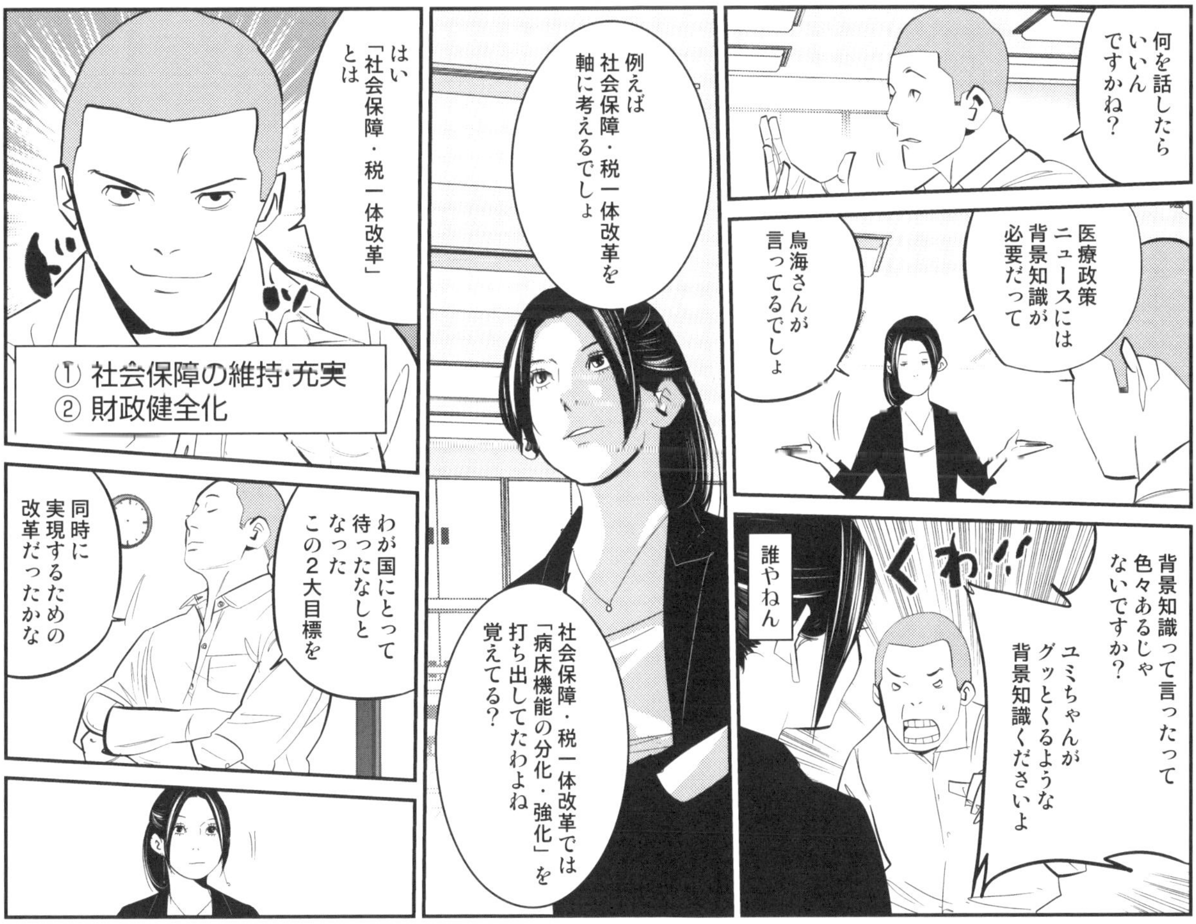
何を話したらいいんですかね?
医療政策ニュースには背景知識が必要だって
鳥海さんが言ってるでしょ
背景知識って言ったって色々あるじゃないですか?
ユミちゃんがグッとくるような背景知識くださいよ
くわっ
誰やねん
例えば社会保障・税一体改革を軸に考えるでしょ
社会保障・税一体改革では「病床機能の分化・強化」を打ち出してたわよね覚えてる?
はい「社会保障・税一体改革」とは
ドンッ
① 社会保障の維持・充実
② 財政健全化
わが国にとって待ったなしとなったこの2大目標を
同時に実現するための改革だったかな

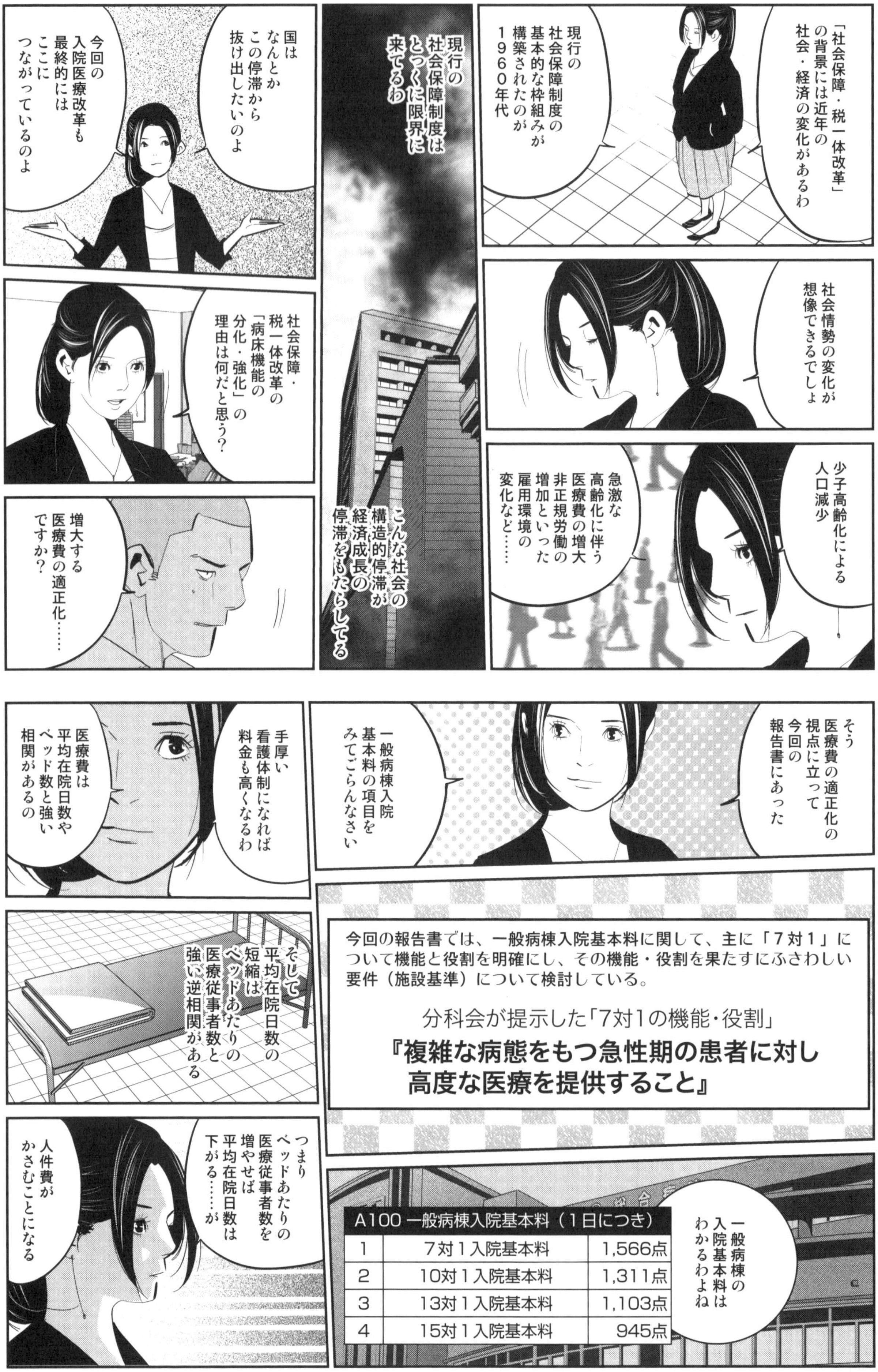
「社会保障・税一体改革」の背景には近年の社会・経済の変化があるわ
現行の社会保障制度の基本的な枠組みが構築されたのが1960年代
現行の社会保障制度はとっくに限界に来てるわ
社会情勢の変化が想像できるでしょ
少子高齢化による人口減少
急激な高齢化に伴う医療費の増大 非正規労働の増加といった雇用環境の変化など……
こんな社会の構造的停滞が経済成長の停滞をもたらしてる
国はなんとかこの停滞から抜け出したいのよ
今回の入院医療改革も最終的にはここにつながっているのよ
社会保障・税一体改革の「病床機能の分化・強化」の理由は何だと思う？
増大する医療費の適正化……ですか？
そう医療費の適正化の視点に立って今回の報告書にあった
一般病棟入院基本料の項目をみてごらんなさい
手厚い看護体制になれば料金も高くなるわ
医療費は平均在院日数やベッド数と強い相関があるの
今回の報告書では、一般病棟入院基本料に関して、主に「7対1」について機能と役割を明確にし、その機能・役割を果たすにふさわしい要件（施設基準）について検討している。
分科会が提示した「7対1の機能・役割」
『複雑な病態をもつ急性期の患者に対し高度な医療を提供すること』
そして平均在院日数の短縮はベッドあたりの医療従事者数と強い逆相関がある

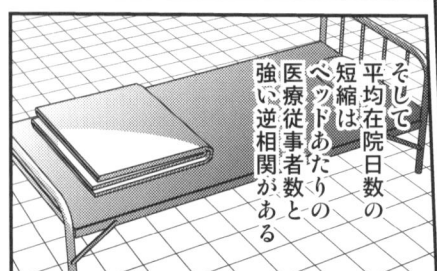

A100 一般病棟入院基本料（1日につき）		
1	7対1入院基本料	1,566点
2	10対1入院基本料	1,311点
3	13対1入院基本料	1,103点
4	15対1入院基本料	945点

一般病棟の入院基本料はわかるわよね
つまりベッドあたりの医療従事者数を増やせば平均在院日数は下がる……が
人件費がかさむことになる

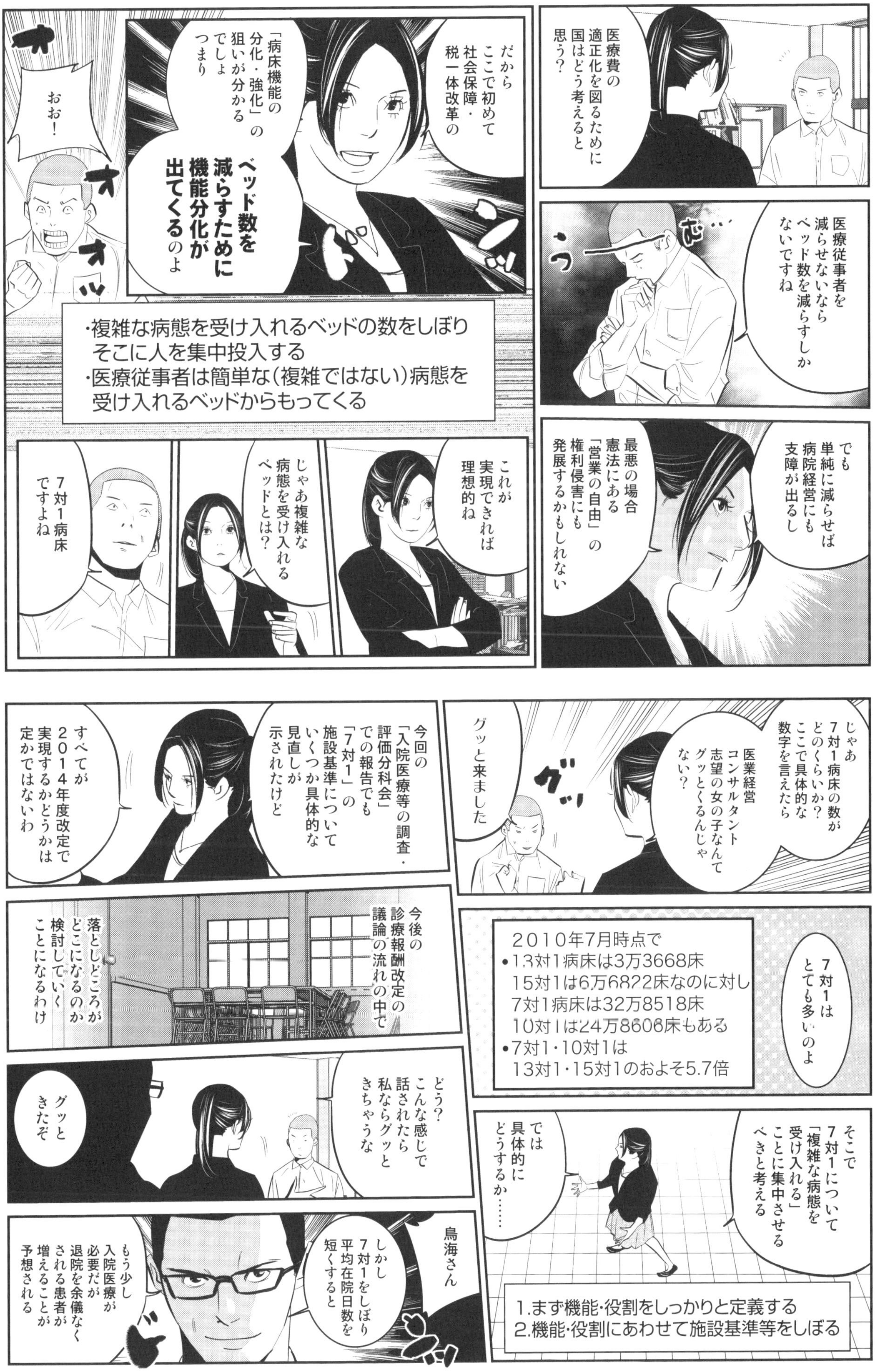
医療費の適正化を図るために国はどう考えると思う？
医療従事者を減らせないならベッド数を減らすしかないですね
む…
だからここで初めて社会保障・税一体改革の
「病床機能の分化・強化」の狙いが分かるでしょ つまり
ベッド数を減らすために機能分化が出てくるのよ
おお！
・複雑な病態を受け入れるベッドの数をしぼり
そこに人を集中投入する
・医療従事者は簡単な（複雑ではない）病態を
受け入れるベッドからもってくる
でも単純に減らせば病院経営にも支障が出るし
最悪の場合憲法にある「営業の自由」の権利侵害にも発展するかもしれない
これが実現できれば理想的ね
じゃあ複雑な病態を受け入れるベッドとは？
7対1病床ですよね
じゃあ7対1病床の数がどのくらいか？ ここで具体的な数字を言えたら
医業経営コンサルタント志望の女の子なんてグッとくるんじゃない？
グッ
グッと来ました
2010年7月時点で
•13対1病床は3万3668床
15対1は6万6822床なのに対し
7対1病床は32万8518床
10対1は24万8606床もある
•7対1・10対1は
13対1・15対1のおよそ5.7倍
7対1はとても多いのよ
そこで7対1について「複雑な病態を受け入れる」ことに集中させるべきと考える
では具体的にどうするか……
1.まず機能・役割をしっかりと定義する
2.機能・役割にあわせて施設基準等をしぼる
今回の「入院医療等の調査・評価分科会」での報告でも「7対1」の施設基準についていくつか具体的な見直しが示されたけど
すべてが2014年度改定で実現するかどうかは定かではないわ
今後の診療報酬改定の議論の流れの中で
落としどころがどこになるのか検討していくことになるわけ
どう？ こんな感じで話されたら私ならグッときちゃうな
グッときたぞ
鳥海さん
しかし7対1をしぼり平均在院日数を短くすると
もう少し入院医療が必要だが退院を余儀なくされる患者が増えることが予想される

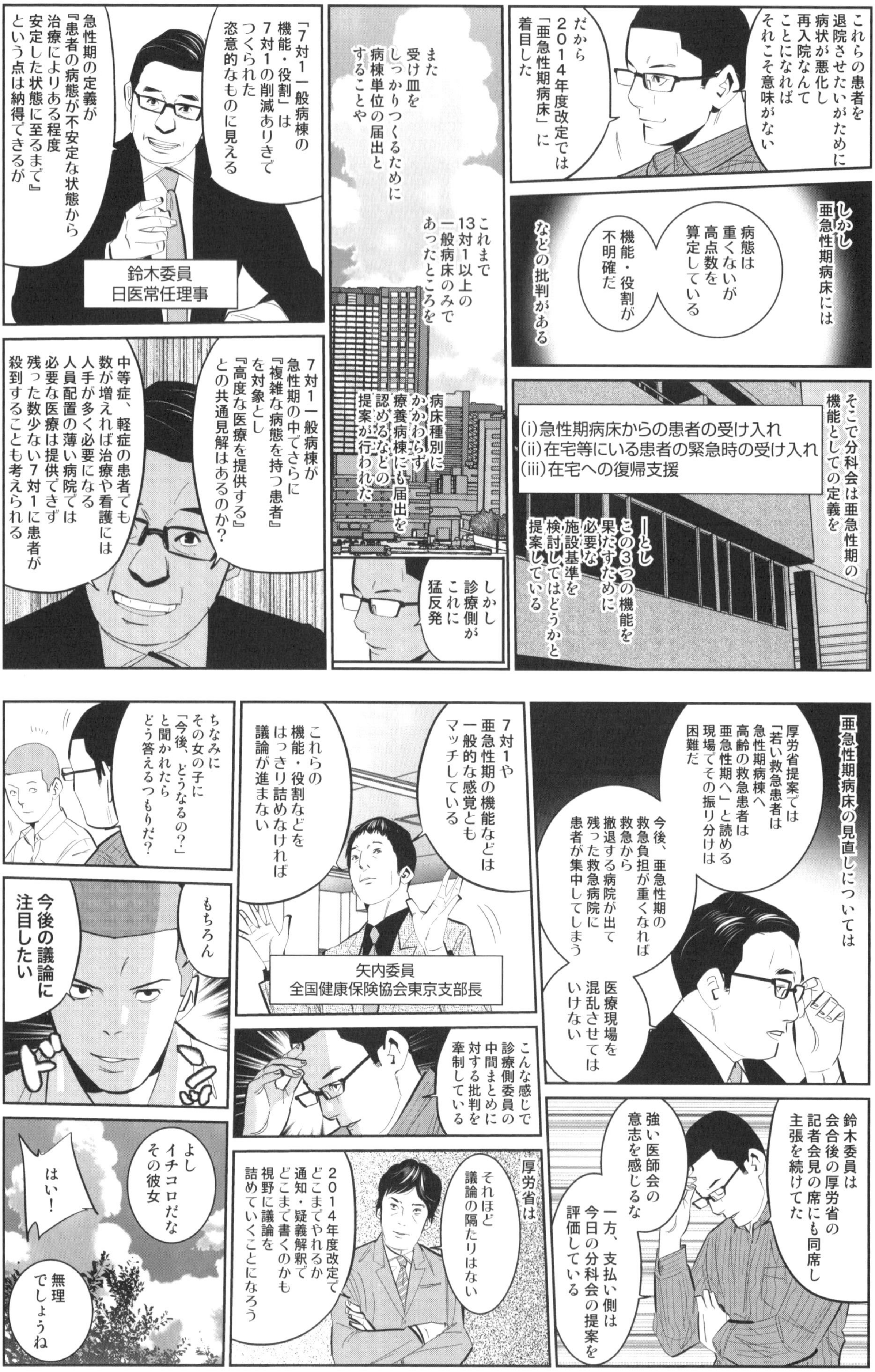
これらの患者を退院させたいがために病状が悪化し再入院なんてことになればそれこそ意味がない
だから2014年度改定では「亜急性期病床」に着目した
しかし亜急性期病床には
病態は重くないが高点数を算定している
機能・役割が不明確だ
などの批判がある
そこで分科会は亜急性期の機能としての定義を
(i)急性期病床からの患者の受け入れ
(ii)在宅等にいる患者の緊急時の受け入れ
(iii)在宅への復帰支援
—としこの3つの機能を果たすために必要な施設基準を検討してはどうかと提案している
また受け皿をしっかりつくるために病棟単位の届出とすることや
これまで13対1以上の一般病床のみであったところを
病床種別にかかわらず療養病棟にも届出を認めるなどの提案が行われた
しかし診療側がこれに猛反発
「7対1一般病棟の機能・役割」は7対1の削減ありきでつくられた恣意的なものに見える
急性期の定義が『患者の病態が不安定な状態から治療によりある程度安定した状態に至るまで』という点は納得できるが
鈴木委員
日医常任理事
7対1一般病棟が急性期の中でさらに『複雑な病態を持つ患者』を対象とし『高度な医療を提供する』との共通見解はあるのか?
中等症、軽症の患者でも数が増えれば治療や看護には人手が多く必要になる 人員配置の薄い病院では必要な医療は提供できず残った数少ない7対1に患者が殺到することも考えられる
亜急性期病床の見直しについては
厚労省提案では「若い救急患者は急性期病棟へ 高齢の救急患者は亜急性期へ」と読める現場でその振り分けは困難だ
今後、亜急性期の救急負担が重くなれば救急から撤退する病院が出て残った救急病院に患者が集中してしまう
医療現場を混乱させてはいけない
7対1や亜急性期の機能などは一般的な感覚ともマッチしている
これらの機能・役割などをはっきり詰めなければ議論が進まない
矢内委員
全国健康保険協会東京支部長
こんな感じで診療側委員の中間まとめに対する批判を牽制している
ちなみにその女の子に「今後、どうなるの?」と聞かれたらどう答えるつもりだ?
もちろん
今後の議論に注目したい
鈴木委員は会合後の厚労省の記者会見の席にも同席し主張を続けてた
強い医師会の意志を感じるな
一方、支払い側は今日の分科会の提案を評価している
厚労省は
それほど議論の隔たりはない
2014年度改定でどこまでやれるか通知・疑義解釈でどこまで書くのかも視野に議論を詰めていくことになろう
よしイチコロだなその彼女
はい!
無理でしょうね

第15話 製薬業界団体のひみつ

新薬創出加算交渉2013

厚生労働省 保険局 医療課

2011

東日本大震災

2012

診療報酬改定
介護報酬改定

2013

2013年10月

2014

診療報酬改定

現在

当時の状況

担当政権：自由民主党・公明党
総理大臣：安倍 晋三
厚生労働大臣：田村 憲久

当時の主なニュース

- 消費税率8%への引き上げ決定
- 伊豆大島で台風豪雨、大規模な土石流災害
- 伊勢神宮で式年遷宮「遷御」の儀
- 世界体操個人総合、内村航平が前人未到の4連覇

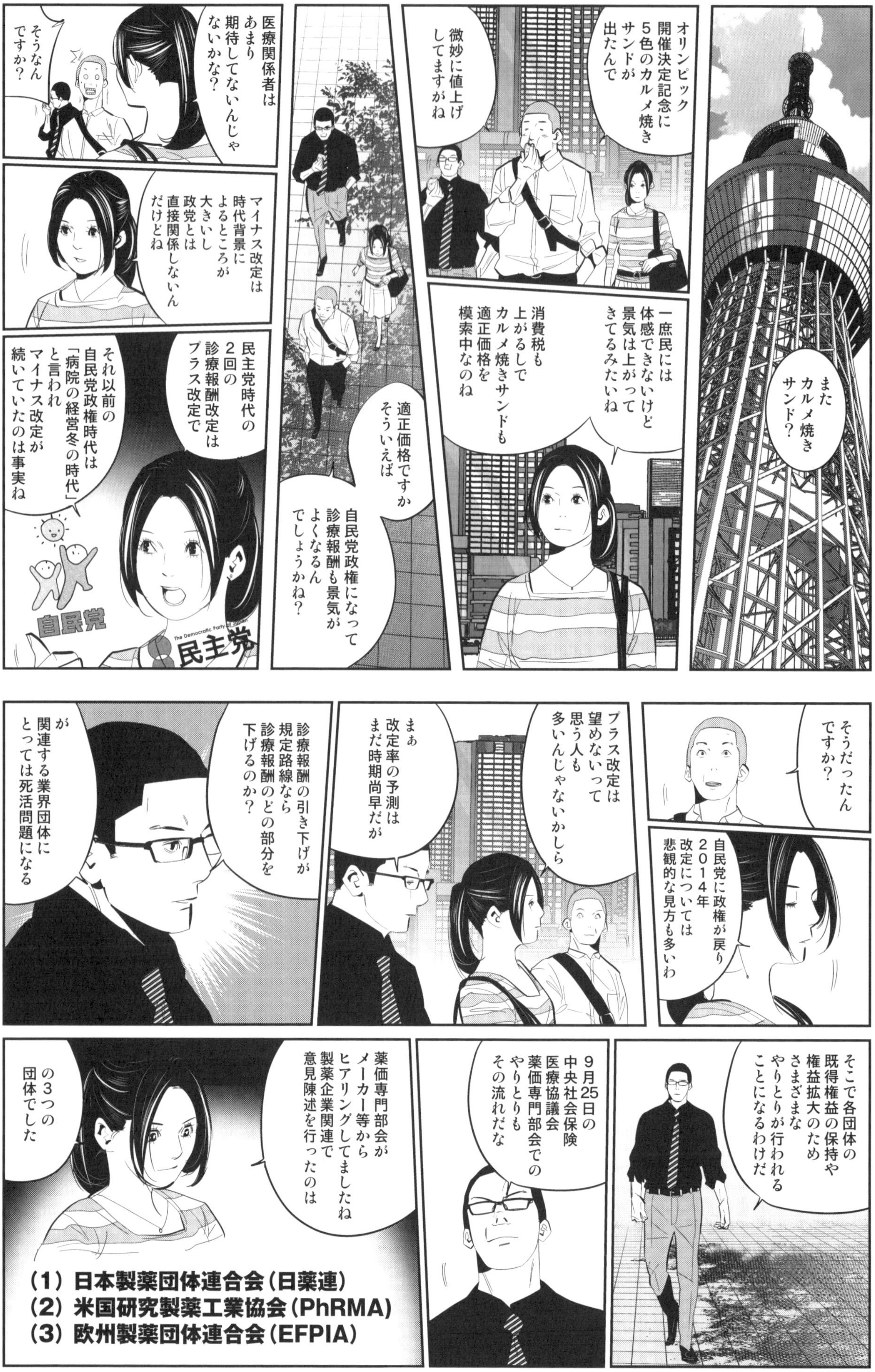
また
カルメ焼き
サンド?
オリンピック開催決定記念に5色のカルメ焼きサンドが出たんで
微妙に値上げしてますがね
一庶民には体感できないけど景気は上がってきてるみたいね
消費税も上がるしでカルメ焼きサンドも適正価格を模索中なのね
適正価格ですか
そういえば
自民党政権になって診療報酬も景気がよくなるんでしょうかね?
医療関係者はあまり期待してないんじゃないかな?
そうなんですか?
マイナス改定は時代背景によるところが大きいし政党とは直接関係しないんだけどね
民主党時代の2回の診療報酬改定はプラス改定で
それ以前の自民党政権時代は「病院の経営冬の時代」と言われマイナス改定が続いていたのは事実ね
自民党
The Democratic Party of Japan
民主党
そうだったんですか?
自民党に政権が戻り2014年改定については悲観的な見方も多いわ
プラス改定は望めないって思う人も多いんじゃないかしら
まぁ改定率の予測はまだ時期尚早だが
診療報酬の引き下げが規定路線なら診療報酬のどの部分を下げるのか?
が関連する業界団体にとっては死活問題になる
そこで各団体の既得権益の保持や権益拡大のためさまざまなやりとりが行われることになるわけだ
9月25日の中央社会保険医療協議会薬価専門部会でのやりとりもその流れだな
薬価専門部会がメーカー等からヒアリングしてましたね製薬企業関連で意見陳述を行ったのは
の3つの団体でした
(1)日本製薬団体連合会(日薬連)
(2)米国研究製薬工業協会(PhRMA)
(3)欧州製薬団体連合会(EFPIA)

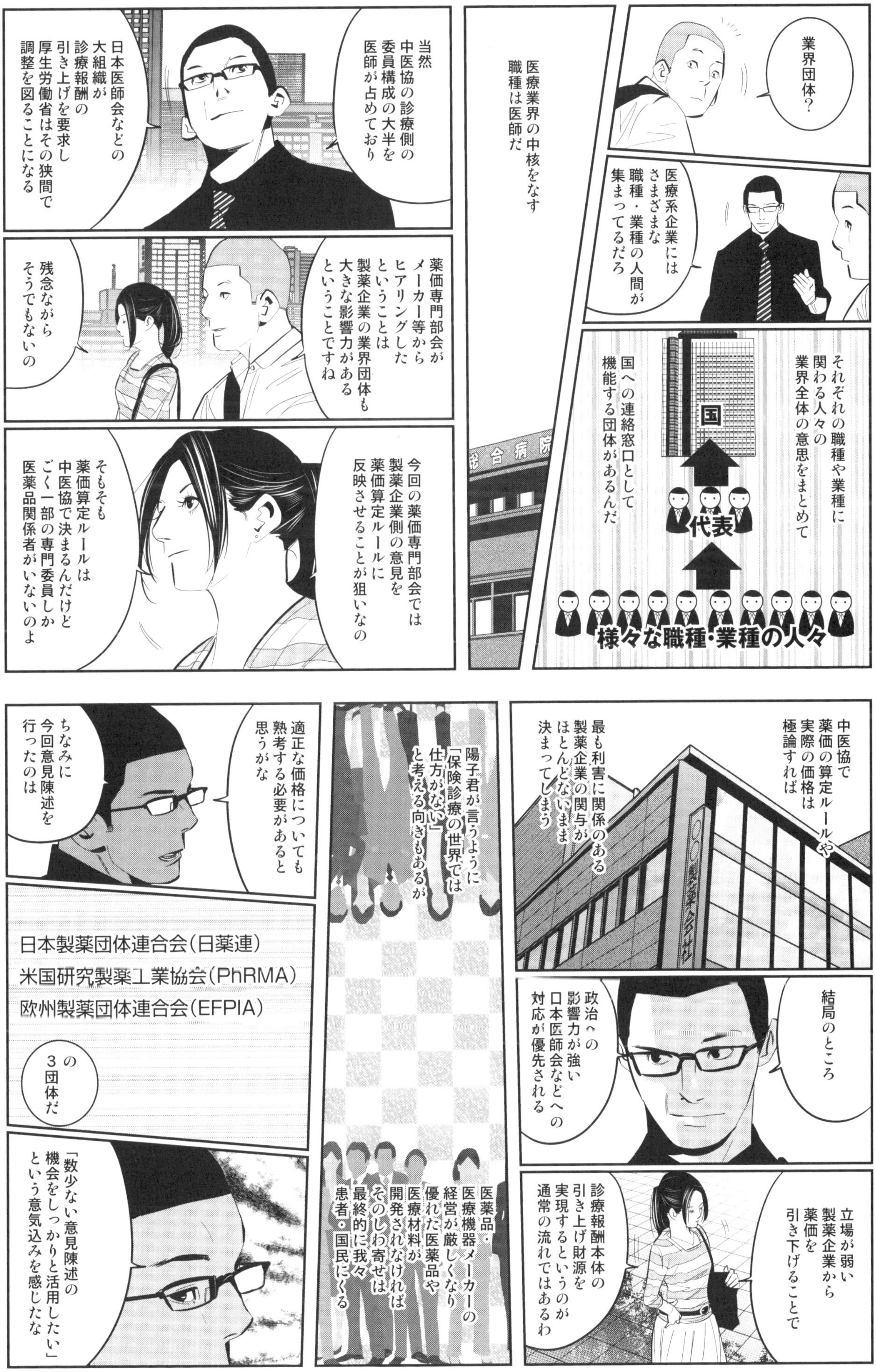
業界団体？
医療系企業にはさまざまな職種・業種の人間が集まってるだろ
それぞれの職種や業種に関わる人々の業界全体の意思をまとめて
国への連絡窓口として機能する団体があるんだ
国
代表
様々な職種・業種の人々
医療業界の中核をなす職種は医師だ
総合病院
当然中医協の診療側の委員構成の大半を医師が占めており
日本医師会などの大組織が診療報酬の引き上げを要求し厚生労働省はその狭間で調整を図ることになる
薬価専門部会がメーカー等からヒアリングしたということは製薬企業の業界団体も大きな影響力があるということですね
残念ながらそうでもないの
今回の薬価専門部会では製薬企業側の意見を薬価算定ルールに反映させることが狙いなの
そもそも薬価算定ルールは中医協で決まるんだけどごく一部の専門委員しか医薬品関係者がいないのよ
中医協で薬価の算定ルールや実際の価格は極論すれば
最も利害に関係のある製薬企業の関与がほとんどないまま決まってしまう
○○製薬会社
結局のところ
政治への影響力が強い日本医師会などへの対応が優先される
立場が弱い製薬企業から薬価を引き下げることで
診療報酬本体の引き上げ財源を実現するというのが通常の流れではあるわ
陽子君が言うように「保険診療の世界では仕方がない」と考える向きもあるが
医薬品・医療機器メーカーの経営が厳しくなり優れた医薬品や医療材料が開発されなければそのしわ寄せは最終的に我々患者・国民にくる
適正な価格についても熟考する必要があると思うがな
ちなみに今回意見陳述を行ったのは
日本製薬団体連合会（日薬連）
米国研究製薬工業協会（PhRMA）
欧州製薬団体連合会（EFPIA）
の3団体だ
「数少ない意見陳述の機会をしっかりと活用したい」という意気込みを感じたな

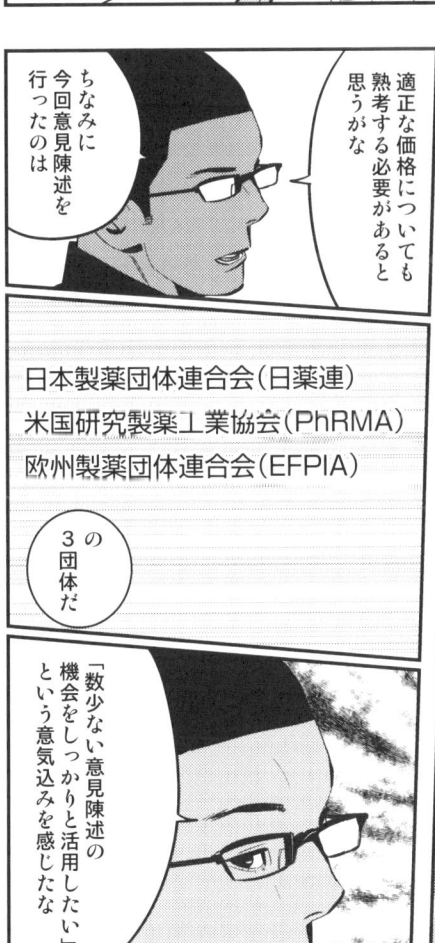

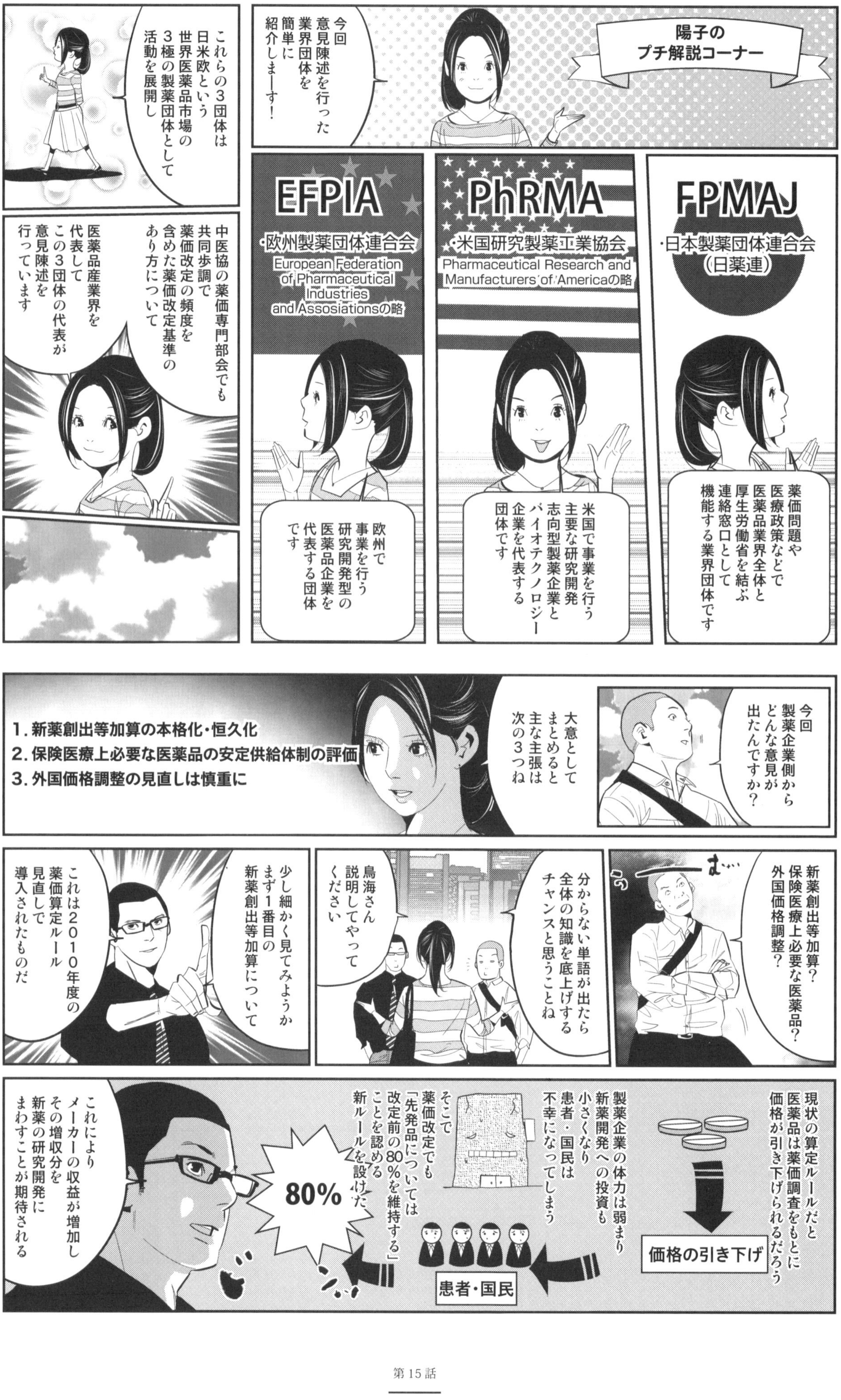
陽子の
プチ解説コーナー
今回
意見陳述を行った
業界団体を
簡単に
紹介しまーす！
FPMAJ
・日本製薬団体連合会
（日薬連）
薬価問題や
医療政策などで
医薬品業界全体と
厚生労働省を結ぶ
連絡窓口として
機能する業界団体です
PhRMA
・米国研究製薬工業協会
Pharmaceutical Research and
Manufacturers of Americaの略
米国で事業を行う
主要な研究開発
志向型製薬企業と
バイオテクノロジー
企業を代表する
団体です
EFPIA
・欧州製薬団体連合会
European Federation
of Pharmaceutical
Industries
and Assosiationsの略
欧州で
事業を行う
研究開発型の
医薬品企業を
代表する団体
です
これらの3団体は
日米欧という
世界医薬品市場の
3極の製薬団体として
活動を展開し
中医協の薬価専門部会でも
共同歩調で
薬価改定の頻度を
含めた薬価改定基準の
あり方について
医薬品産業界を
代表して
この3団体の代表が
意見陳述を
行っています
今回
製薬企業側から
どんな意見が
出たんですか？
大意として
まとめると
主な主張は
次の3つね
1. 新薬創出等加算の本格化・恒久化
2. 保険医療上必要な医薬品の安定供給体制の評価
3. 外国価格調整の見直しは慎重に
新薬創出等加算？
保険医療上必要な医薬品？
外国価格調整？
む…
分からない単語が出たら
全体の知識を底上げする
チャンスと思うことね
鳥海さん
説明してやって
ください
少し細かく見てみようか
まず1番目の
新薬創出等加算について
これは2010年度の
薬価算定ルール
見直しで
導入されたものだ
現状の算定ルールだと
医薬品は薬価調査をもとに
価格が引き下げられるだろう
価格の引き下げ
製薬企業の体力は弱まり
新薬開発への投資も
小さくなり
患者・国民は
不幸になってしまう
患者・国民
そこで
薬価改定でも
「先発品については
改定前の80%を維持する」
ことを認める
新ルールを設けた
80%
これにより
メーカーの収益が増加し
その増収分を
新薬の研究開発に
まわすことが期待される

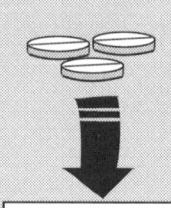

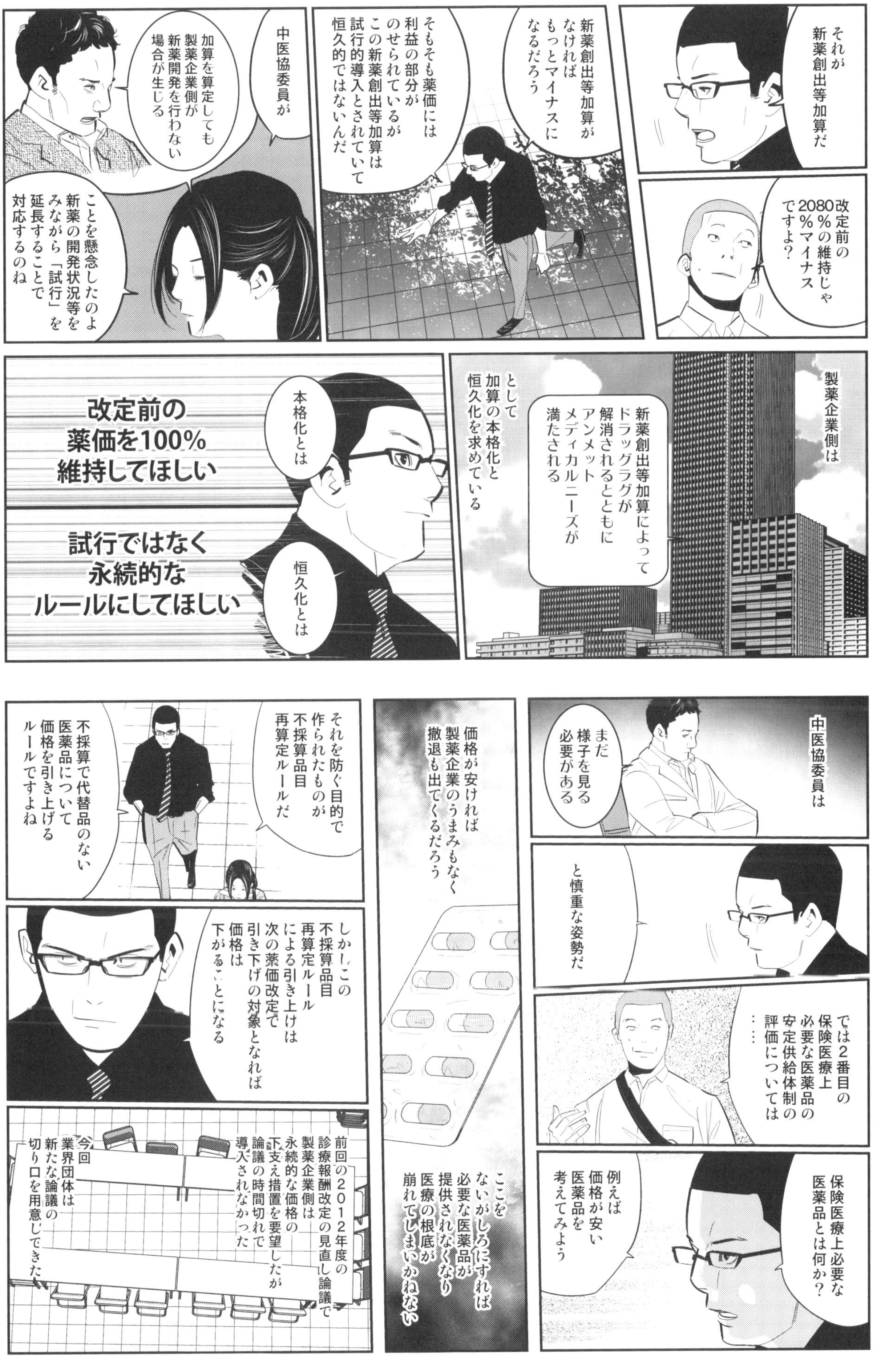
それが新薬創出等加算だ
改定前の80%の維持じゃ20%マイナスですよ?
新薬創出等加算がなければもっとマイナスになるだろう
そもそも薬価には利益の部分がのせられているがこの新薬創出等加算は試行的導入とされていて恒久的ではないんだ
中医協委員が
加算を算定しても製薬企業側が新薬開発を行わない場合が生じる
ことを懸念したのよ新薬の開発状況等をみながら「試行」を延長することで対応するのね
製薬企業側は
新薬創出等加算によってドラッグラグが解消されるとともにアンメットメディカルニーズが満たされる
として加算の本格化と恒久化を求めている
本格化とは
改定前の薬価を100%維持してほしい
恒久化とは
試行ではなく永続的なルールにしてほしい
中医協委員は
まだ様子を見る必要がある
と慎重な姿勢だ
では2番目の保険医療上必要な医薬品の安定供給体制の評価については……
保険医療上必要な医薬品とは何か?
例えば価格が安い医薬品を考えてみよう
価格が安ければ製薬企業のうまみもなく撤退も出てくるだろう
ここをないがしろにすれば必要な医薬品が提供されなくなり医療の根底が崩れてしまいかねない
それを防ぐ目的で作られたものが不採算品目再算定ルールだ
不採算で代替品のない医薬品について価格を引き上げるルールですよね
しかしこの不採算品目再算定ルールによる引き上げは次の薬価改定で引き下げの対象となれば価格は下がることになる
前回の2012年度の診療報酬改定の見直し論議で製薬企業側は永続的な価格の下支え措置を要望したが論議の時間切れで導入されなかった
今回業界団体は新たな論議の切り口を用意してきた

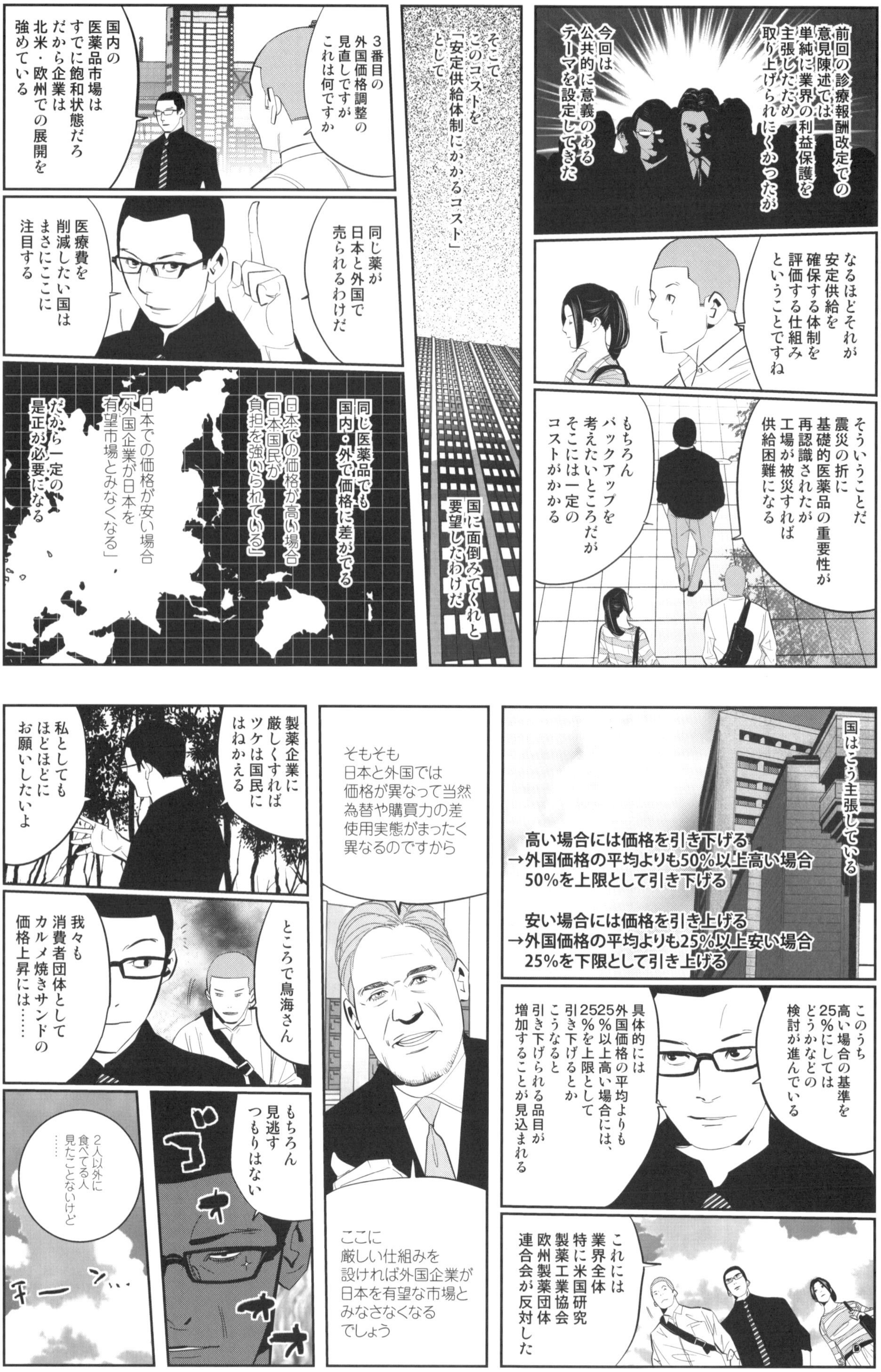
前回の診療報酬改定での意見陳述では単純に業界の利益保護を主張したため取り上げられにくかったが
今回は公共的に意義のあるテーマを設定してきた
なるほどそれが安定供給を確保する体制を評価する仕組みということですね
そういうことだ震災の折に基礎的医薬品の重要性が再認識されたが工場が被災すれば供給困難になる
もちろんバックアップを考えたいところだがそこには一定のコストがかかる
そこでこのコストを「安定供給体制にかかるコスト」として
国に面倒みてくれと要望したわけだ
3番目の外国価格調整の見直しですがこれは何ですか
国内の医薬品市場はすでに飽和状態だろだから企業は北米・欧州での展開を強めている
同じ薬が日本と外国で売られるわけだ
医療費を削減したい国はまさにここに注目する
同じ医薬品でも国内・外で価格に差がでる
日本での価格が高い場合「日本国民が負担を強いられている」
日本での価格が安い場合「外国企業が日本を有望市場とみなくなる」
だから一定の是正が必要になる
国はこう主張している
高い場合には価格を引き下げる
→外国価格の平均よりも50%以上高い場合
50%を上限として引き下げる
安い場合には価格を引き上げる
→外国価格の平均よりも25%以上安い場合
25%を下限として引き上げる
このうち高い場合の基準を25%にしてはどうかなどの検討が進んでいる
具体的には外国価格の平均よりも25%以上高い場合には、25%を上限として引き下げるとかこうなると引き下げられる品目が増加することが見込まれる
これには業界全体特に米国研究製薬工業協会欧州製薬団体連合会が反対した
そもそも日本と外国では価格が異なって当然為替や購買力の差使用実態がまったく異なるのですから
ここに厳しい仕組みを設ければ外国企業が日本を有望な市場とみなさなくなるでしょう
製薬企業に厳しくすればツケは国民にはねかえる
私としてもほどほどにお願いしたいよ
ところで鳥海さん
我々も消費者団体としてカルメ焼きサンドの価格上昇には……
もちろん見逃すつもりはない
ゴオオオ
2人以外に食べてる人見たことないけど……
チーン…

第16話 ネットと真水のひみつ

改定率三すくみ!? 財務省・厚生労働省・日本医師会の関係

日本医師会

2011

東日本大震災▶

2012

診療報酬改定▶
介護報酬改定

2013

当時の状況

担当政権：自由民主党・公明党
総理大臣：安倍 晋三
厚生労働大臣：田村 憲久

2013年11月

当時の主なニュース

- 国家安全保障会議設置法が成立
- 米国のキャロライン・ケネディ駐日大使が着任
- 楽天イーグルスが初のプロ野球日本一
- 歌手の島倉千代子さん死去

2014

診療報酬改定▶

現在

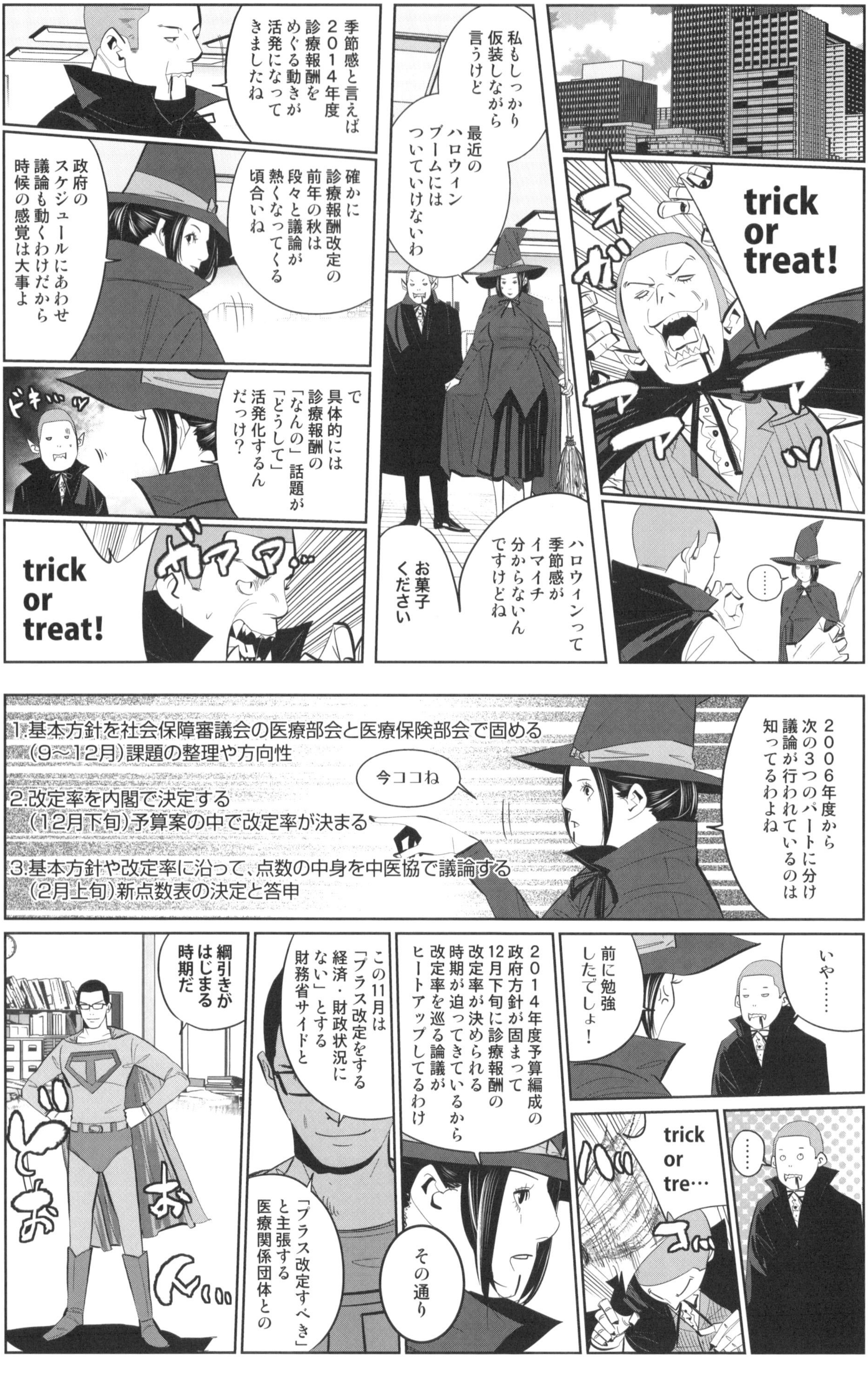
trick
or
treat!
私もしっかり仮装しながら言うけど
最近のハロウィンブームにはついていけないわ
ハロウィンって季節感がイマイチ分からないんですけどね
お菓子ください
季節感と言えば2014年度診療報酬をめぐる動きが活発になってきましたね
確かに診療報酬改定の前年の秋は段々と議論が熱くなってくる頃合いね
政府のスケジュールにあわせ議論も動くわけだから時候の感覚は大事よ
……
で具体的には診療報酬の「なんの」「どうして」話題が活発化するんだっけ?
trick
or
treat!
2006年度から次の3つのパートに分け議論が行われているのは知ってるわよね
今ココね
1.基本方針を社会保障審議会の医療部会と医療保険部会で固める
(9~12月)課題の整理や方向性
2.改定率を内閣で決定する
(12月下旬)予算案の中で改定率が決まる
3.基本方針や改定率に沿って、点数の中身を中医協で議論する
(2月上旬)新点数表の決定と答申
いや……
前に勉強したでしょ!
trick
or
tre…
……
2014年度予算編成の政府方針が固まって12月下旬に診療報酬の改定率が決められる時期が迫ってきているから改定率を巡る論議がヒートアップしてるわけ
その通り
この11月は「プラス改定をする経済・財政状況にない」とする財務省サイドと
「プラス改定すべき」と主張する医療関係団体との
綱引きがはじまる時期だ

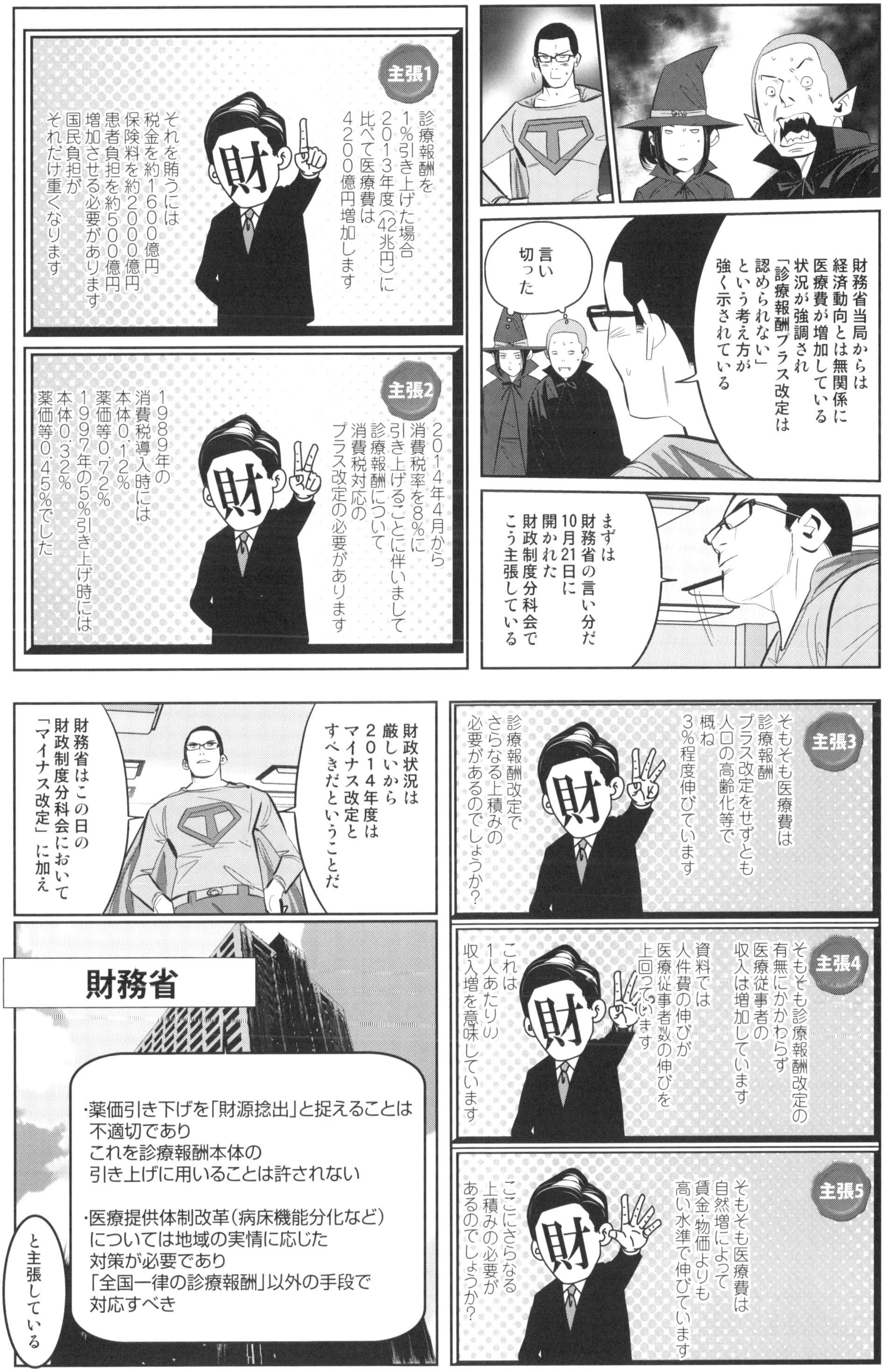
財務省当局からは
経済動向とは無関係に
医療費が増加している
状況が強調され
「診療報酬プラス改定は
認められない」
という考え方が
強く示されている
言い切った
まずは
財務省の言い分だ
10月21日に
開かれた
財政制度分科会で
こう主張している
主張1
診療報酬を
1%引き上げた場合
2013年度(42兆円)に
比べて医療費は
4200億円増加します
それを賄うには
税金を約1600億円
保険料を約2000億円
患者負担を約500億円
増加させる必要があります
国民負担が
それだけ重くなります
主張2
2014年4月から
消費税率を8%に
引き上げることに伴いまして
診療報酬について
消費税対応の
プラス改定の必要があります
1989年の
消費税導入時には
本体0.12%
薬価等0.72%
1997年の5%引き上げ時には
本体0.32%
薬価等0.45%でした
主張3
そもそも医療費は
診療報酬
プラス改定をせずとも
人口の高齢化等で
概ね
3%程度伸びています
診療報酬改定で
さらなる上積みの
必要があるのでしょうか?
主張4
そもそも診療報酬改定の
有無にかかわらず
医療従事者の
収入は増加しています
資料では
人件費の伸びが
医療従事者数の伸びを
上回っています
これは
1人あたりの
収入増を意味しています
主張5
そもそも医療費は
自然増によって
賃金・物価よりも
高い水準で伸びています
ここにさらなる
上積みの必要が
あるのでしょうか?
財政状況は
厳しいから
2014年度は
マイナス改定と
すべきだということだ
財務省はこの日の
財政制度分科会において
「マイナス改定」に加え
財務省
・薬価引き下げを「財源捻出」と捉えることは
不適切であり
これを診療報酬本体の
引き上げに用いることは許されない
・医療提供体制改革(病床機能分化など)
については地域の実情に応じた
対策が必要であり
「全国一律の診療報酬」以外の手段で
対応すべき
と主張している

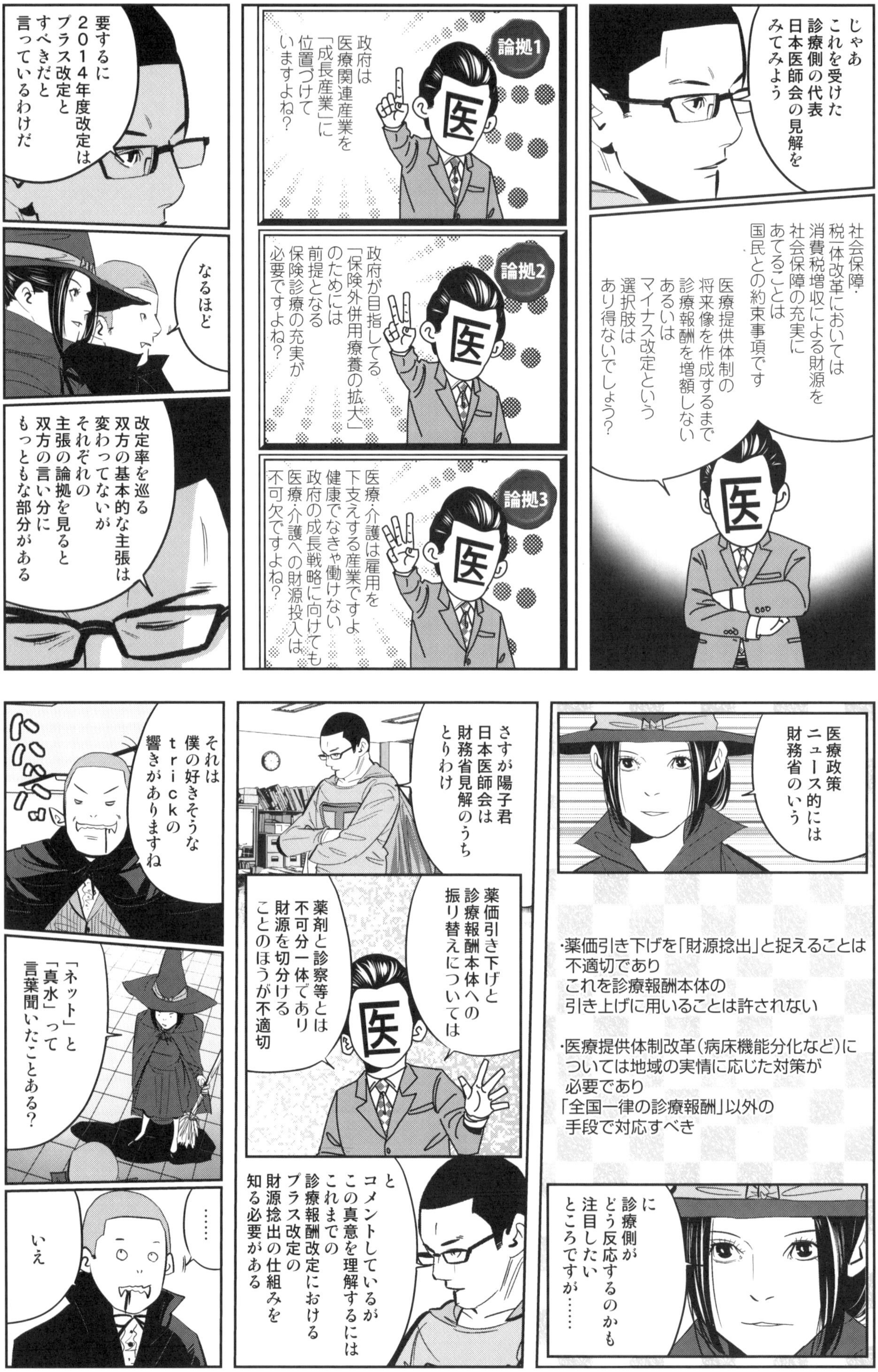
じゃあ これを受けた 診療側の代表 日本医師会の見解を みてみよう
社会保障・税一体改革においては 消費税増収による財源を 社会保障の充実に あてることは 国民との約束事項です
医療提供体制の 将来像を作成するまで 診療報酬を増額しない あるいは マイナス改定という 選択肢は あり得ないでしょう?
論拠1
政府は 医療関連産業を 「成長産業」に 位置づけて いますよね?
論拠2
政府が目指してる 「保険外併用療養の拡大」 のためには 前提となる 保険診療の充実が 必要ですよね?
論拠3
医療・介護は雇用を 下支えする産業ですよ 健康でなきゃ働けない 政府の成長戦略に向けても 医療・介護への財源投入は 不可欠ですよね?
要するに 2014年度改定は プラス改定と すべきだと 言っているわけだ
なるほど
改定率を巡る 双方の基本的な主張は 変わってないが それぞれの 主張の論拠を見ると 双方の言い分に もっともな部分がある
医療政策 ニュース的には 財務省のいう
・薬価引き下げを「財源捻出」と捉えることは 不適切であり これを診療報酬本体の 引き上げに用いることは許されない
・医療提供体制改革(病床機能分化など)に ついては地域の実情に応じた対策が 必要であり 「全国一律の診療報酬」以外の 手段で対応すべき
に 診療側が どう反応するのかも 注目したい ところですが……
さすが陽子君 日本医師会は 財務省見解のうち とりわけ
薬価引き下げと 診療報酬本体への 振り替えについては
薬剤と診察等とは 不可分一体であり 財源を切り分ける ことのほうが不適切
と コメントしているが この真意を理解するには これまでの 診療報酬改定における プラス改定の 財源捻出の仕組みを 知る必要がある
それは 僕の好きそうな trickの 響きがありますね
「ネット」と 「真水」って 言葉聞いたことある?
……
いえ

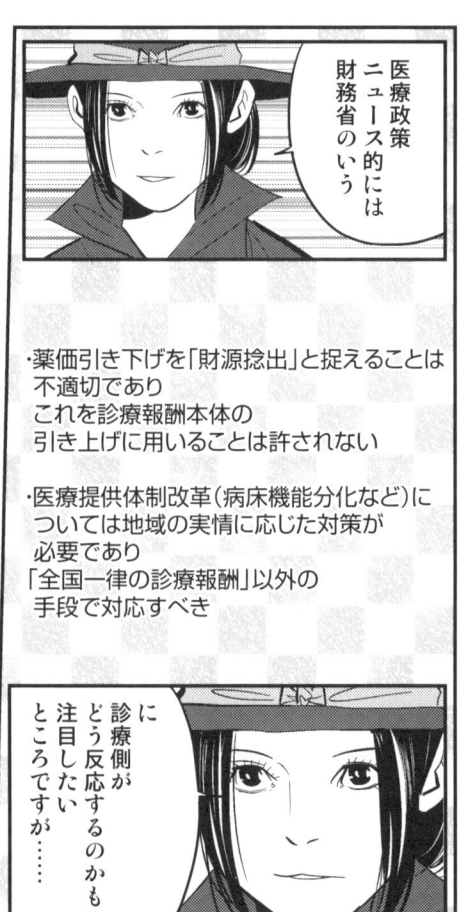

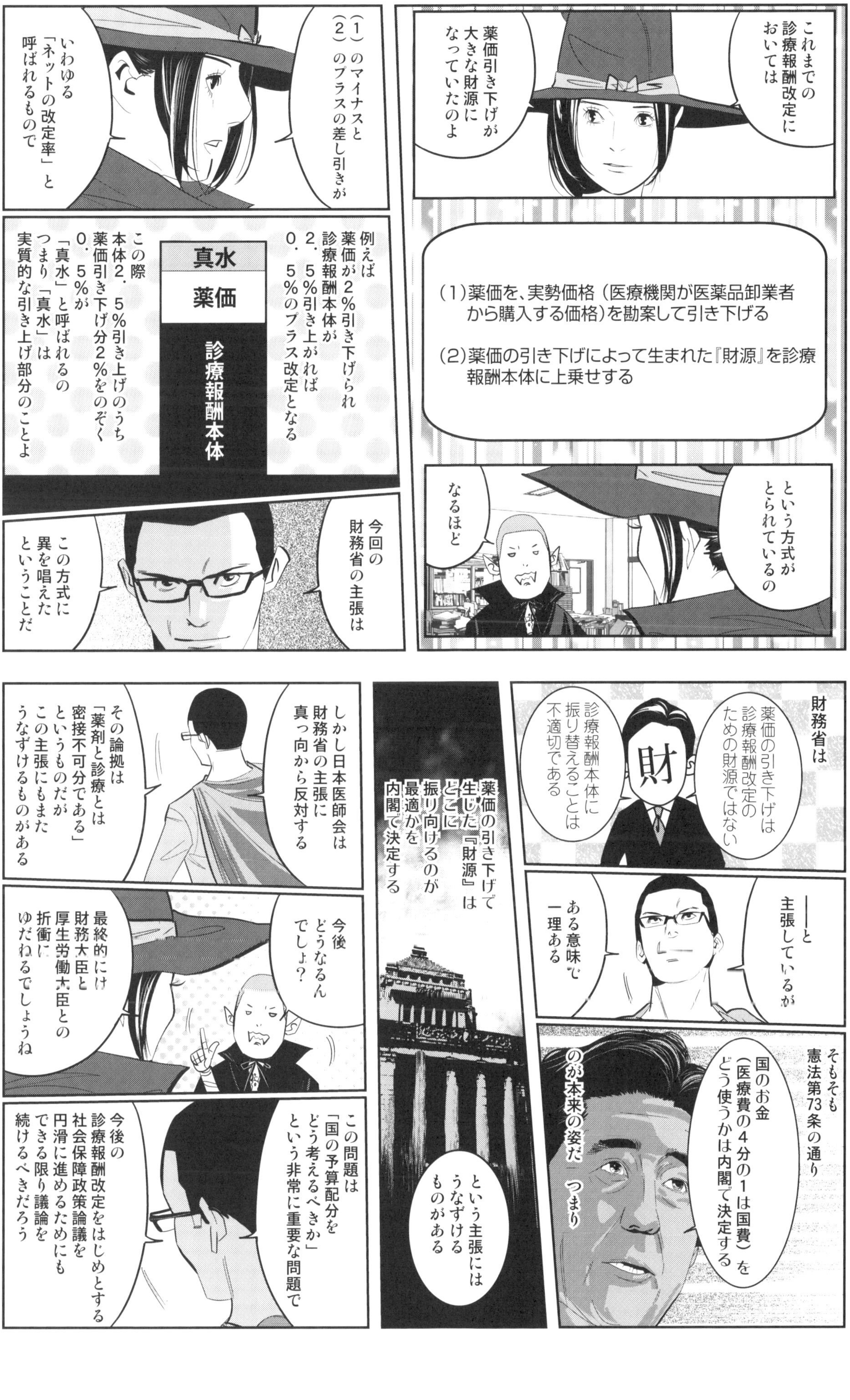

これまでの診療報酬改定においては
薬価引き下げが大きな財源になっていたのよ
(1)薬価を、実勢価格(医療機関が医薬品卸業者から購入する価格)を勘案して引き下げる
(2)薬価の引き下げによって生まれた『財源』を診療報酬本体に上乗せする
という方式がとられているの
なるほど
(1)のマイナスと(2)のプラスの差し引きが
いわゆる「ネットの改定率」と呼ばれるもので
例えば薬価が2%引き下げられ診療報酬本体が2．5%引き上がれば0．5%のプラス改定となる
真水
薬価
診療報酬本体
この際本体2．5%引き上げのうち薬価引き下げ分2%をのぞく0．5%が「真水」と呼ばれるのつまり「真水」は実質的な引き上げ部分のことよ
今回の財務省の主張は
この方式に異を唱えたということだ
財務省は
財
薬価の引き下げは診療報酬改定のための財源ではない
診療報酬本体に振り替えることは不適切である
——と主張しているが
ある意味で一理ある
そもそも憲法第73条の通り
国のお金(医療費の4分の1は国費)をどう使うかは内閣で決定する
のが本来の姿だ　つまり
という主張にはうなずけるものがある
薬価の引き下げで生じた『財源』はどこに振り向けるのが最適かを内閣で決定する
しかし日本医師会は財務省の主張に真っ向から反対する
その論拠は「薬剤と診療とは密接不可分である」というものだがこの主張にもまたうなずけるものがある
今後どうなるんでしょ?
最終的には財務大臣と厚生労働大臣との折衝にゆだねるでしょうね
この問題は「国の予算配分をどう考えるべきか」という非常に重要な問題で
今後の診療報酬改定をはじめとする社会保障政策論議を円滑に進めるためにもできる限り議論を続けるべきだろう

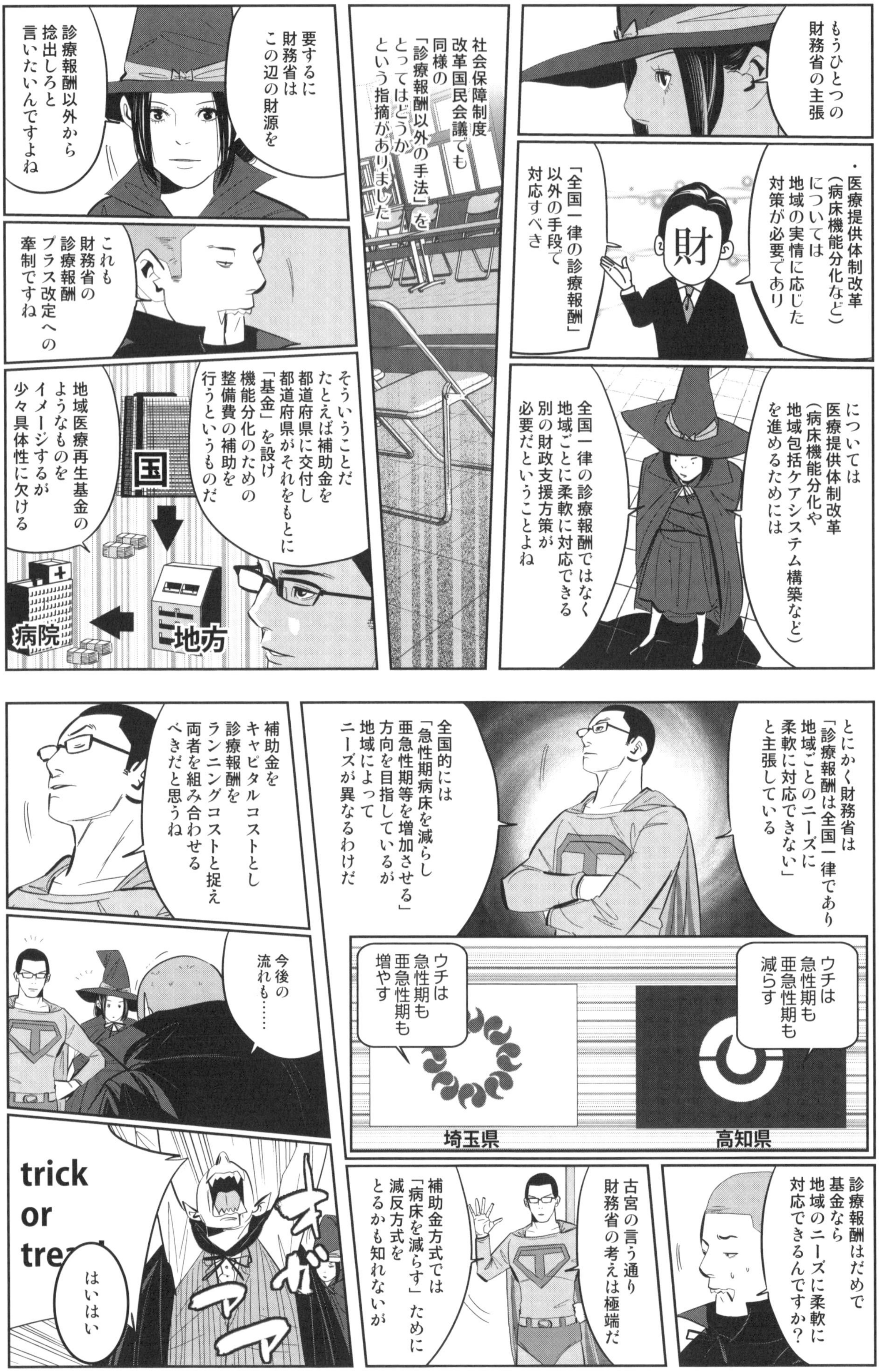
もうひとつの財務省の主張
・医療提供体制改革（病床機能分化など）については地域の実情に応じた対策が必要であり
財
「全国一律の診療報酬」以外の手段で対応すべき
については医療提供体制改革（病床機能分化や地域包括ケアシステム構築など）を進めるためには
全国一律の診療報酬ではなく地域ごとに柔軟に対応できる別の財政支援方策が必要だということよね
社会保障制度改革国民会議でも同様の「診療報酬以外の手法」をとってはどうかという指摘がありました
要するに財務省はこの辺の財源を
診療報酬以外から捻出しろと言いたいんですよね
これも財務省の診療報酬プラス改定への牽制ですね
そういうことだ たとえば補助金を都道府県に交付し都道府県がそれをもとに「基金」を設け機能分化のための整備費の補助を行うというものだ
地域医療再生基金のようなものをイメージするが少々具体性に欠ける
国
地方
病院
とにかく財務省は「診療報酬は全国一律であり地域ごとのニーズに柔軟に対応できない」と主張している
全国的には「急性期病床を減らし亜急性期等を増加させる」方向を目指しているが地域によってニーズが異なるわけだ
補助金をキャピタルコストとし診療報酬をランニングコストと捉え両者を組み合わせるべきだと思うね
ウチは急性期も亜急性期も減らす
高知県
ウチは急性期も亜急性期も増やす
埼玉県
今後の流れも……
診療報酬はだめで基金なら地域のニーズに柔軟に対応できるんですか？
古宮の言う通り財務省の考えは極端だ
補助金方式では「病床を減らす」ために減反方式をとるかも知れないが
trick
or
はいはい

第17話 特定除外制度廃止のひみつ

2014年度診療報酬改定のポイント

厚生労働省 保険局 医療課

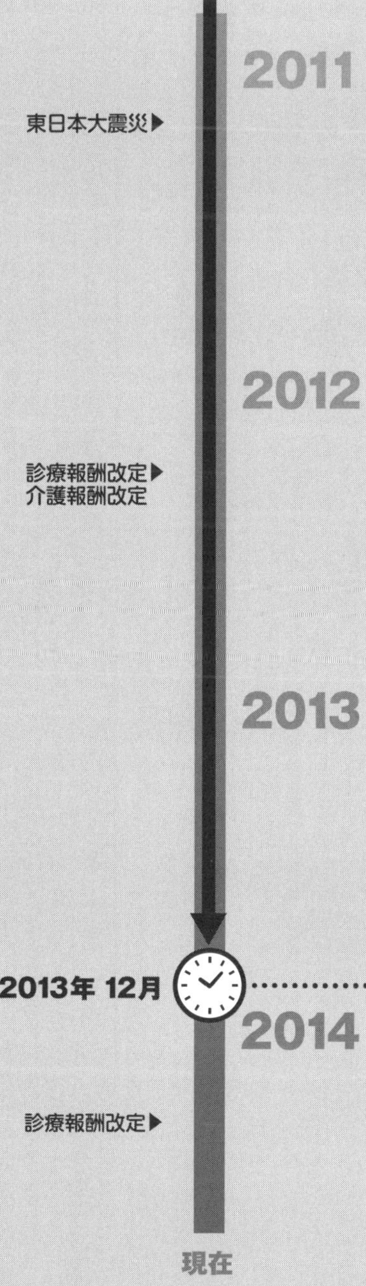
2011
東日本大震災▶
2012
診療報酬改定▶
介護報酬改定
2013
2013年 12月
2014
診療報酬改定▶
現在

当時の状況

担当政権：自由民主党・公明党
総理大臣：安倍 晋三
厚生労働大臣：田村 憲久

当時の主なニュース

- 特定秘密保護法が参院で可決・成立
- 猪瀬都知事が 5000 万円問題で辞職
- 安倍首相、靖国参拝強行
- 「和食」ユネスコ無形文化遺産に登録

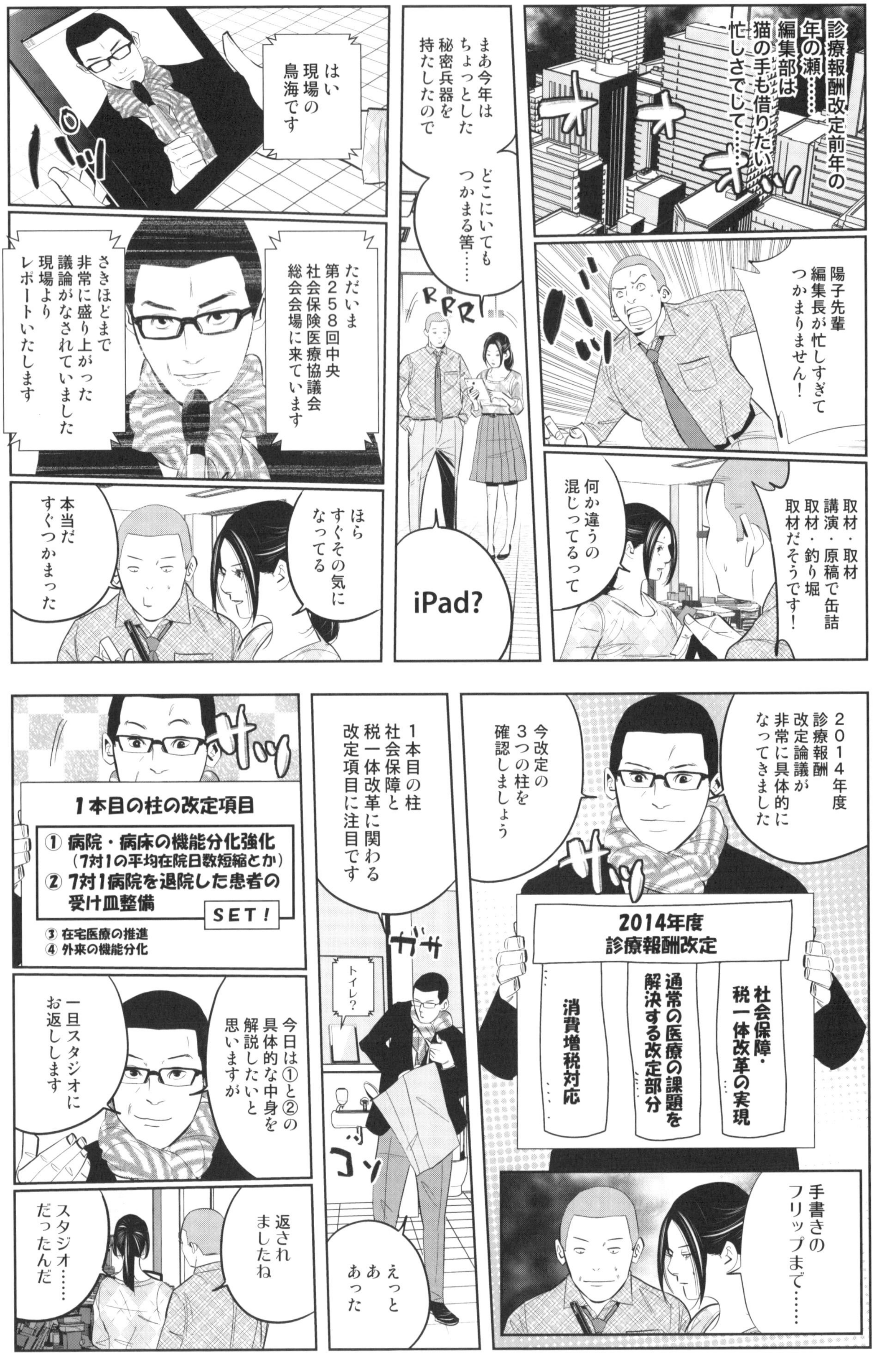
診療報酬改定前年の
年の瀬……
編集部は
猫の手も借りたい
忙しさでして……
陽子先輩
編集長が忙しすぎて
つかまりません！
取材・取材
講演・原稿で缶詰
取材・釣り堀
取材だそうです！
何か違うの
混じってるって
まあ今年は
ちょっとした
秘密兵器を
持たしたので
どこにいても
つかまる筈……
RRR
iPad?
はい
現場の
鳥海です
ただいま
第258回中央
社会保険医療協議会
総会会場に来ています
さきほどまで
非常に盛り上がった
議論がなされていました
現場より
レポートいたします
ほら
すぐその気に
なってる
本当だ
すぐつかまった
2014年度
診療報酬
改定論議が
非常に具体的に
なってきました
今改定の
3つの柱を
確認しましょう
サッ
2014年度
診療報酬改定
社会保障・
税一体改革の実現
通常の医療の課題を
解決する改定部分
消費増税対応
手書きの
フリップまで……
1本目の柱
社会保障と
税一体改革に関わる
改定項目に注目です
ガサ
トイレ?
えっと
あ
あった
サッ
1本目の柱の改定項目
① 病院・病床の機能分化強化
（7対1の平均在院日数短縮とか）
② 7対1病院を退院した患者の
受け皿整備
SET！
③ 在宅医療の推進
④ 外来の機能分化
今日は①と②の
具体的な中身を
解説したいと
思いますが
一旦スタジオに
お返しします
返され
ましたね
スタジオ……
だったんだ

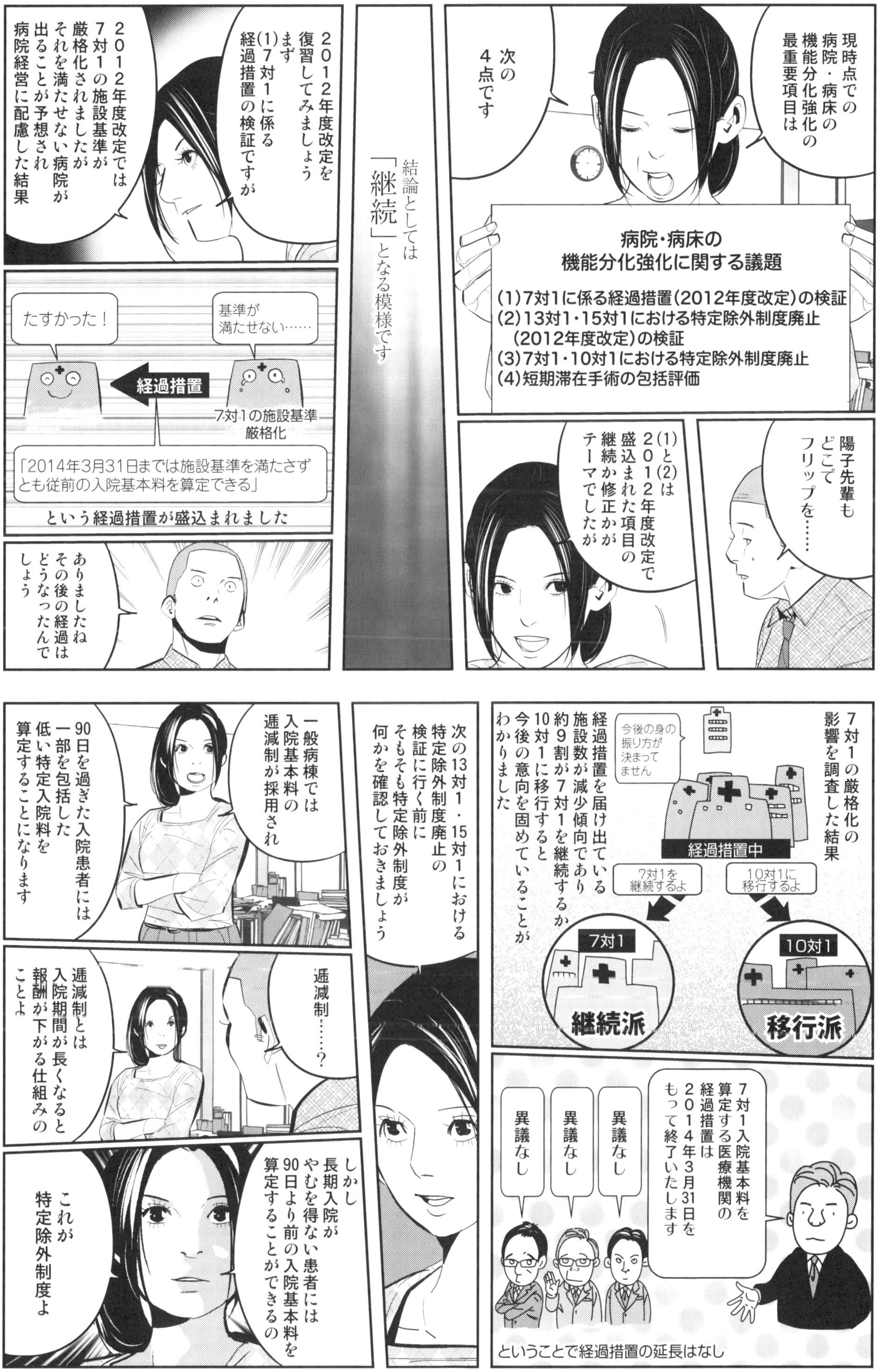
現時点での病院・病床の機能分化強化の最重要項目は
次の4点です
病院・病床の機能分化強化に関する議題
(1)7対1に係る経過措置(2012年度改定)の検証
(2)13対1・15対1における特定除外制度廃止(2012年度改定)の検証
(3)7対1・10対1における特定除外制度廃止
(4)短期滞在手術の包括評価
陽子先輩もどこでフリップを……
(1)と(2)は2012年度改定で盛込まれた項目の継続か修正かがテーマでしたが
結論としては「継続」となる模様です
2012年度改定を復習してみましょう まず(1)7対1に係る経過措置の検証ですが
2012年度改定では7対1の施設基準が厳格化されましたがそれを満たせない病院が出ることが予想され病院経営に配慮した結果
基準が満たせない……
たすかった！
経過措置
7対1の施設基準厳格化
「2014年3月31日までは施設基準を満たさずとも従前の入院基本料を算定できる」
という経過措置が盛込まれました
ありましたね その後の経過はどうなったんでしょう
7対1の厳格化の影響を調査した結果
経過措置を届け出ている施設数が減少傾向であり約9割が7対1を継続するか10対1に移行するか今後の意向を固めていることがわかりました
今後の身の振り方が決まってません
経過措置中
10対1に移行するよ
7対1を継続するよ
10対1
移行派
7対1
継続派
7対1入院基本料を算定する医療機関の経過措置は2014年3月31日をもって終了いたします
異議なし
異議なし
異議なし
ということで経過措置の延長はなし
次の13対1・15対1における特定除外制度廃止の検証に行く前にそもそも特定除外制度が何かを確認しておきましょう
一般病棟では入院基本料の逓減制が採用され
90日を過ぎた入院患者には一部を包括した低い特定入院料を算定することになります
逓減制……?
逓減制とは入院期間が長くなると報酬が下がる仕組みのことよ
しかし長期入院がやむを得ない患者には90日より前の入院基本料を算定することができるの
これが特定除外制度よ

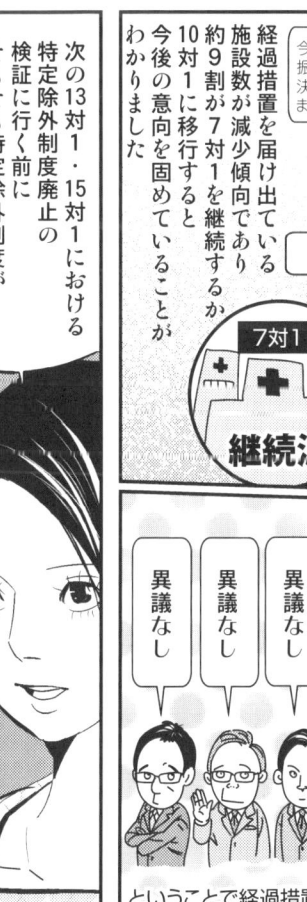

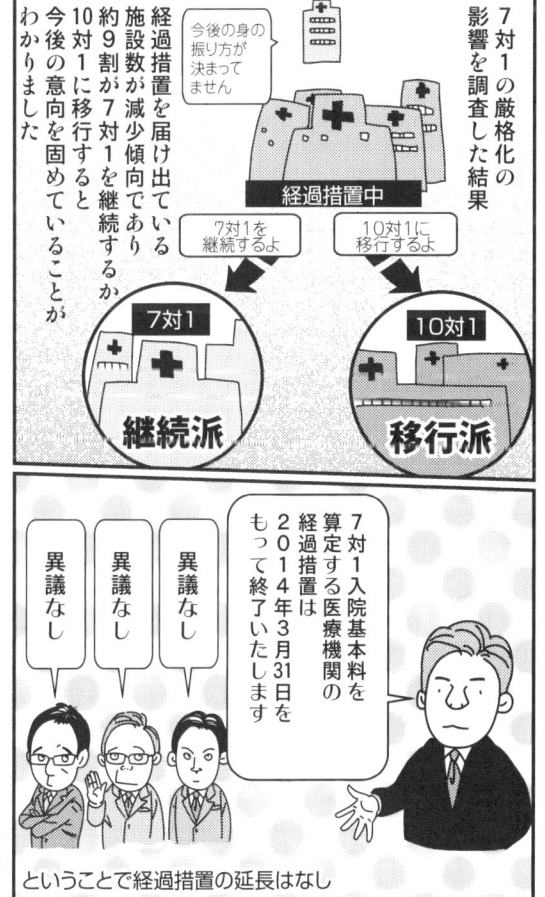

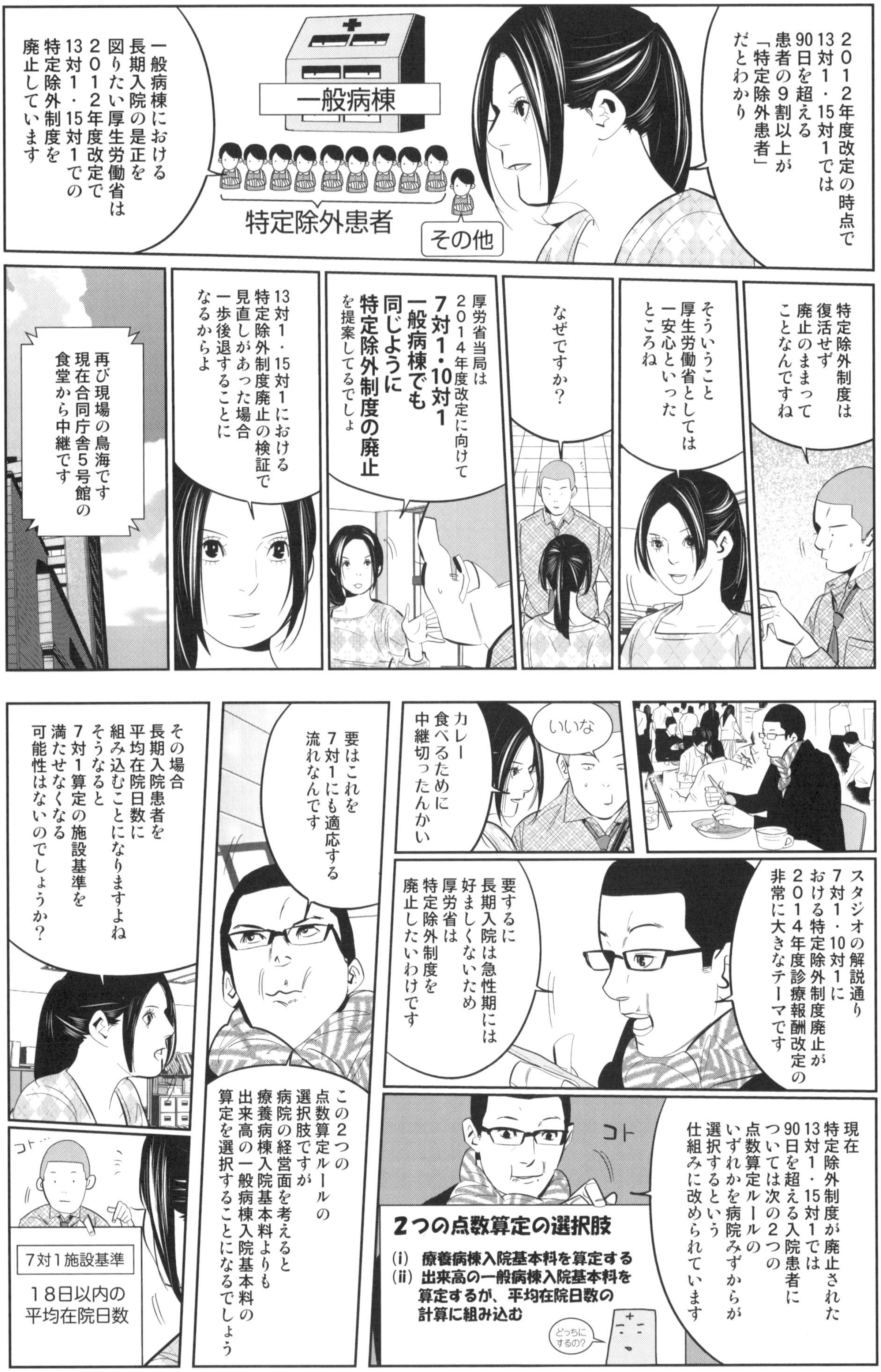
２０１２年度改定の時点で13対１・15対１では90日を超える患者の９割以上が「特定除外患者」だとわかり
一般病棟
特定除外患者
その他
一般病棟における長期入院の是正を図りたい厚生労働省は２０１２年度改定で13対１・15対１での特定除外制度を廃止しています
特定除外制度は復活せず廃止のままってことなんですね
そういうこと厚生労働省としては一安心といったところね
なぜですか？
厚労省当局は２０１４年度改定に向けて7対１・10対１一般病棟でも同じように特定除外制度の廃止を提案してるでしょ
13対１・15対１における特定除外制度廃止の検証で見直しがあった場合一歩後退することになるからよ
再び現場の鳥海です現在合同庁舎５号館の食堂から中継です
いいな
カレー食べるために中継切ったんかい
スタジオの解説通り7対１・10対１における特定除外制度廃止が２０１４年度診療報酬改定の非常に大きなテーマです
要するに長期入院は急性期には好ましくないため厚労省は特定除外制度を廃止したいわけです
要はこれを7対１にも適応する流れなんです
その場合長期入院患者を平均在院日数に組み込むことになりますよねそうなると7対１算定の施設基準を満たせなくなる可能性はないのでしょうか？
現在特定除外制度が廃止された13対１・15対１では90日を超える入院患者については次の２つの点数算定ルールのいずれかを病院みずからが選択するという仕組みに改められています
コト
2つの点数算定の選択肢
(i) 療養病棟入院基本料を算定する
(ii) 出来高の一般病棟入院基本料を算定するが、平均在院日数の計算に組み込む
どっちにするの？
この２つの点数算定ルールの選択肢ですが病院の経営面を考えると療養病棟入院基本料よりも出来高の一般病棟入院基本料の算定を選択することになるでしょう
コト…
7対1施設基準
18日以内の平均在院日数

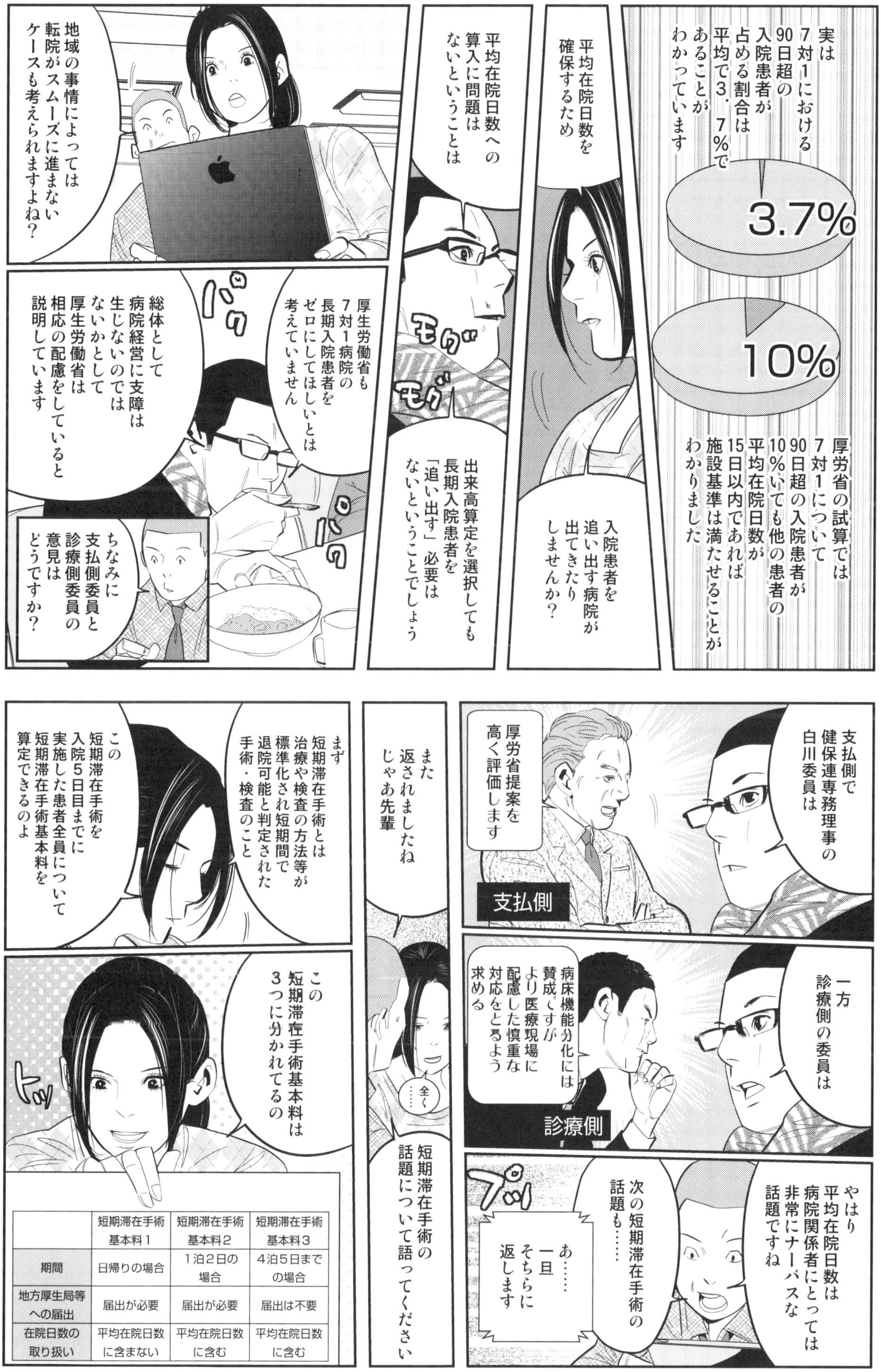
実は7対1における90日超の入院患者が占める割合は平均で3．7%であることがわかっています
3.7%
10%
厚労省の試算では7対1について90日超の入院患者が10%いても他の患者の平均在院日数が15日以内であれば施設基準は満たせることがわかりました
平均在院日数を確保するため
入院患者を追い出す病院が出てきたりしませんか？
平均在院日数への算入に問題はないということは
モグ
モグ
出来高算定を選択しても長期入院患者を「追い出す」必要はないということでしょう
地域の事情によっては転院がスムーズに進まないケースも考えられますよね？
厚生労働省も7対1病院の長期入院患者をゼロにしてほしいとは考えていません
パク
総体として病院経営に支障は生じないのではないかとして厚生労働省は相応の配慮をしていると説明しています
パク
ちなみに支払側委員と診療側委員の意見はどうですか？
支払側で健保連専務理事の白川委員は
厚労省提案を高く評価します
支払側
一方診療側の委員は
病床機能分化には賛成ですがより医療現場に配慮した慎重な対応をとるよう求める
診療側
やはり平均在院日数は病院関係者にとっては非常にナーバスな話題ですね
次の短期滞在手術の話題も……
あ……一旦そちらに返します
プツ
また返されましたねじゃあ先輩
……全く
短期滞在手術の話題について語ってください
まず短期滞在手術とは治療や検査の方法等が標準化され短期間で退院可能と判定された手術・検査のこと
この短期滞在手術を入院5日目までに実施した患者全員について短期滞在手術基本料を算定できるのよ
この短期滞在手術基本料は3つに分かれてるの
トッ

	短期滞在手術基本料1	短期滞在手術基本料2	短期滞在手術基本料3
期間	日帰りの場合	1泊2日の場合	4泊5日までの場合
地方厚生局等への届出	届出が必要	届出が必要	届出は不要
在院日数の取り扱い	平均在院日数に含まない	平均在院日数に含む	平均在院日数に含む

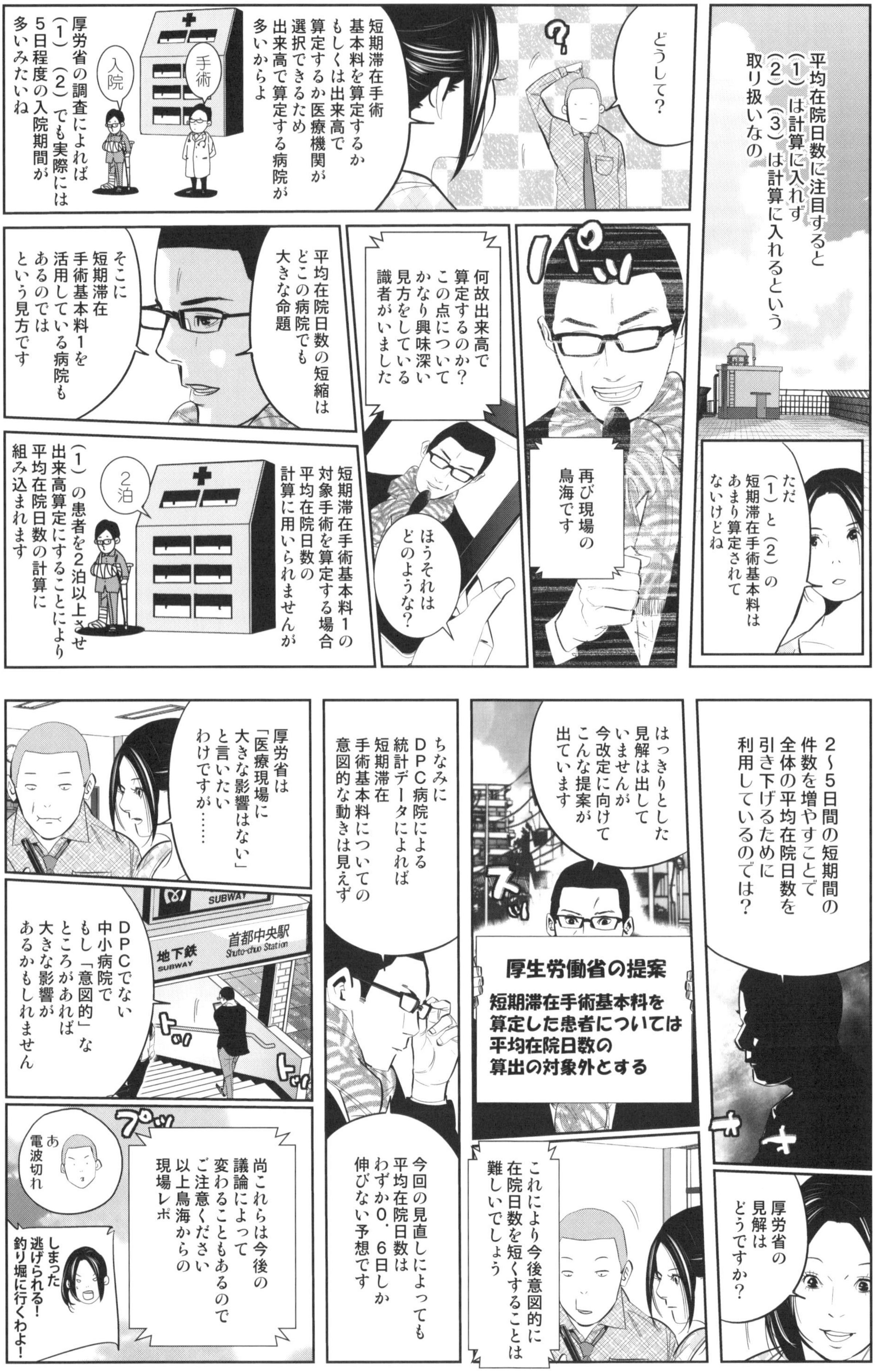
平均在院日数に注目すると（1）は計算に入れず（2）（3）は計算に入れるという取り扱いなの
どうして？
短期滞在手術基本料を算定するかもしくは出来高で算定するか医療機関が選択できるため出来高で算定する病院が多いからよ
手術
入院
厚労省の調査によれば（1）（2）でも実際には5日程度の入院期間が多いみたいね
ただ（1）と（2）の短期滞在手術基本料はあまり算定されてないけどね
再び現場の鳥海です
何故出来高で算定するのか？この点についてかなり興味深い見方をしている識者がいました
ほうそれはどのような？
平均在院日数の短縮はどこの病院でも大きな命題
そこに短期滞在手術基本料1を活用している病院もあるのではという見方です
短期滞在手術基本料1の対象手術を算定する場合平均在院日数の計算に用いられませんが
2泊
（1）の患者を2泊以上させ出来高算定にすることにより平均在院日数の計算に組み込まれます
2～5日間の短期間の件数を増やすことで全体の平均在院日数を引き下げるために利用しているのでは？
厚労省の見解はどうですか？
はっきりとした見解は出していませんが今改定に向けてこんな提案が出ています
厚生労働省の提案
短期滞在手術基本料を算定した患者については平均在院日数の算出の対象外とする
これにより今後意図的に在院日数を短くすることは難しいでしょう
ちなみにDPC病院による統計データによれば短期滞在手術基本料についての意図的な動きは見えず
今回の見直しによっても平均在院日数はわずか0．6日しか伸びない予想です
厚労省は「医療現場に大きな影響はない」と言いたいわけですが……
SUBWAY
地下鉄
SUBWAY
首都中央駅
Shuto-chuo Station
DPCでない中小病院でもし「意図的」なところがあれば大きな影響があるかもしれません
尚これらは今後の議論によって変わることもあるのでご注意ください以上鳥海からの現場レポ
あ
電波切れ
しまった逃げられる！釣り堀に行くわよ！

第18話 Z2のひみつ

2014年度薬価制度改革徹底解説

厚生労働省 保険局 医療課

2011

東日本大震災▶

2012

診療報酬改定▶
介護報酬改定

2013

2014

2014年 2月
診療報酬改定▶

現在

当時の状況

担当政権：自由民主党・公明党
総理大臣：安倍 晋三
厚生労働大臣：田村 憲久

当時の主なニュース

- 新万能細胞（STAP 細胞）の作製に理研、マウスで成功
- アクリフーズ群馬工場の冷凍食品農薬混入事件、同工場契約社員を逮捕
- 田中将大投手、大リーグ ヤンキースへ移籍
- ソチ冬季五輪開幕

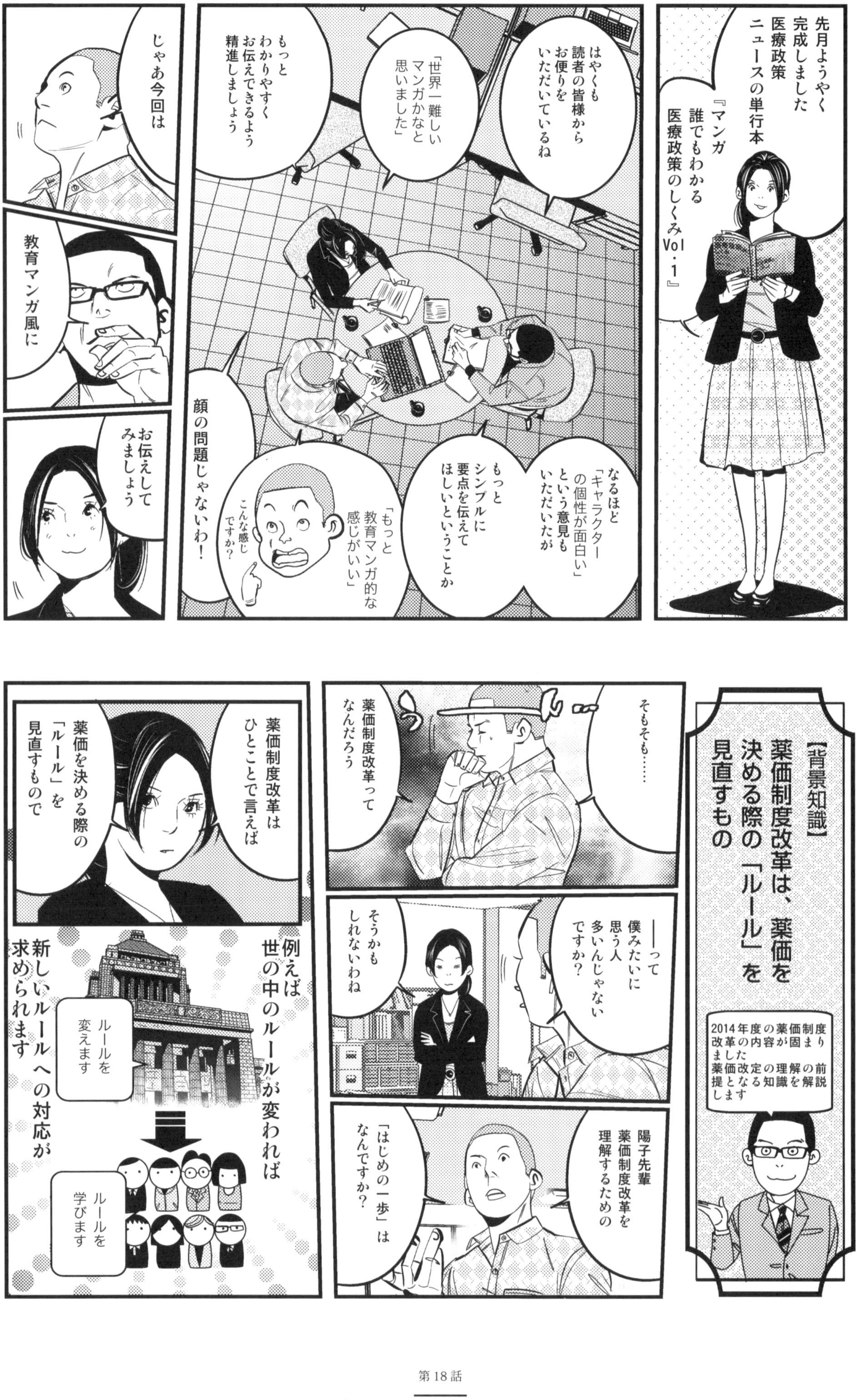
先月ようやく完成しました医療政策ニュースの単行本『マンガ 誰でもわかる 医療政策のしくみVol・1』
はやくも読者の皆様からお便りをいただいているね
「世界一難しいマンガかなと思いました」
もっとわかりやすくお伝えできるよう精進しましょう
なるほど「キャラクターの個性が面白い」という意見もいただいたが
もっとシンプルに要点を伝えてほしいということか
「もっと教育マンガ的な感じがいい」
こんな感じですか?
顔の問題じゃないわ!
じゃあ今回は
教育マンガ風に
お伝えしてみましょう
【背景知識】薬価制度改革は、薬価を決める際の「ルール」を見直すもの
2014年度の薬価制度改革の内容が固まりました 薬価改定の理解の前提となる知識を解説します
そもそも……
薬価制度改革ってなんだろう
──って僕みたいに思う人多いんじゃないですか?
そうかもしれないわね
陽子先輩 薬価制度改革を理解するための
「はじめの一歩」はなんですか?
薬価制度改革はひとことで言えば
薬価を決める際の「ルール」を見直すもので
例えば世の中のルールが変われば新しいルールへの対応が求められます
ルールを変えます
ルールを学びます

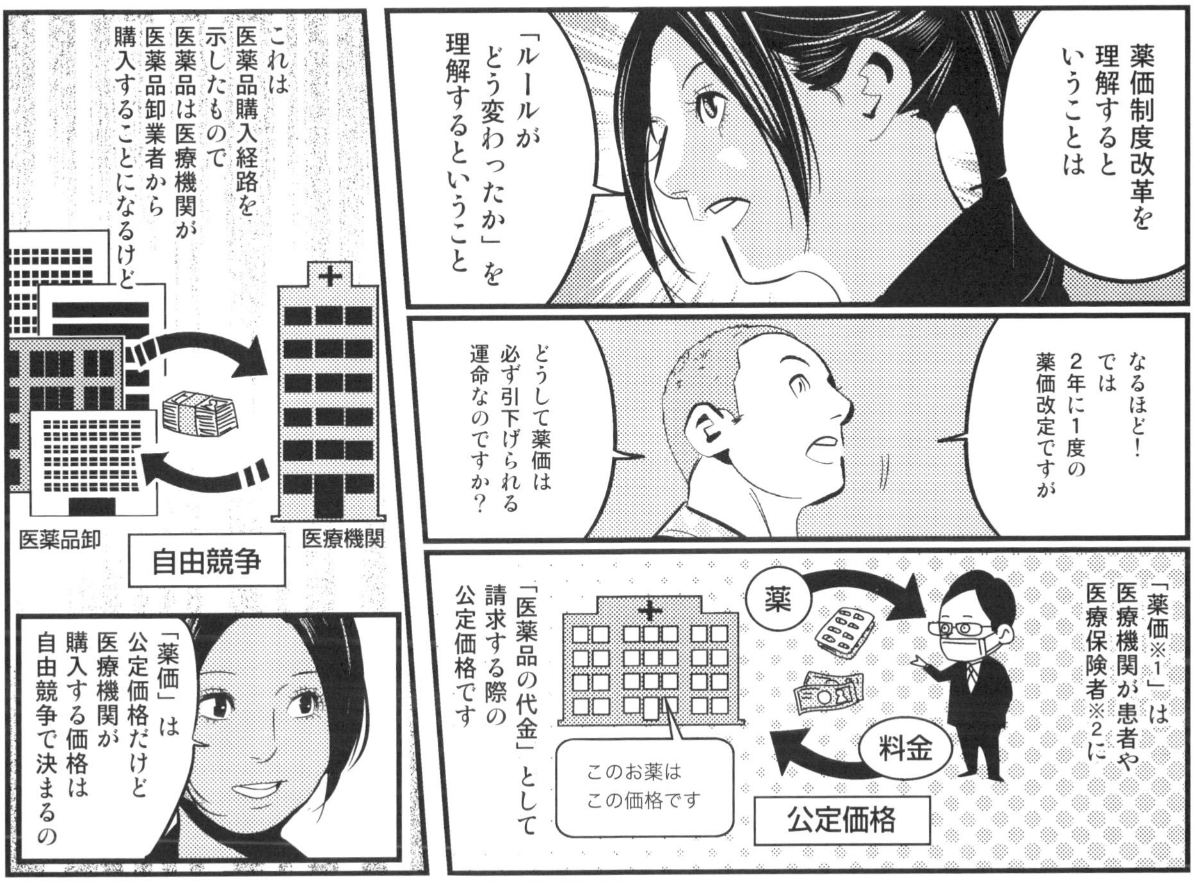
薬価制度改革を理解するということは
「ルールがどう変わったか」を理解するということ
なるほど！では2年に1度の薬価改定ですが
どうして薬価は必ず引下げられる運命なのですか？
「薬価※1」は医療機関が患者や医療保険者※2に「医薬品の代金」として請求する際の公定価格です
薬
料金
このお薬はこの価格です
公定価格
これは医薬品購入経路を示したもので医薬品は医療機関が医薬品卸業者から購入することになるけど
医薬品卸
医療機関
自由競争
「薬価」は公定価格だけど医療機関が購入する価格は自由競争で決まるの

※１保険償還価格ともいう

※２当初の請求先は審査支払機関

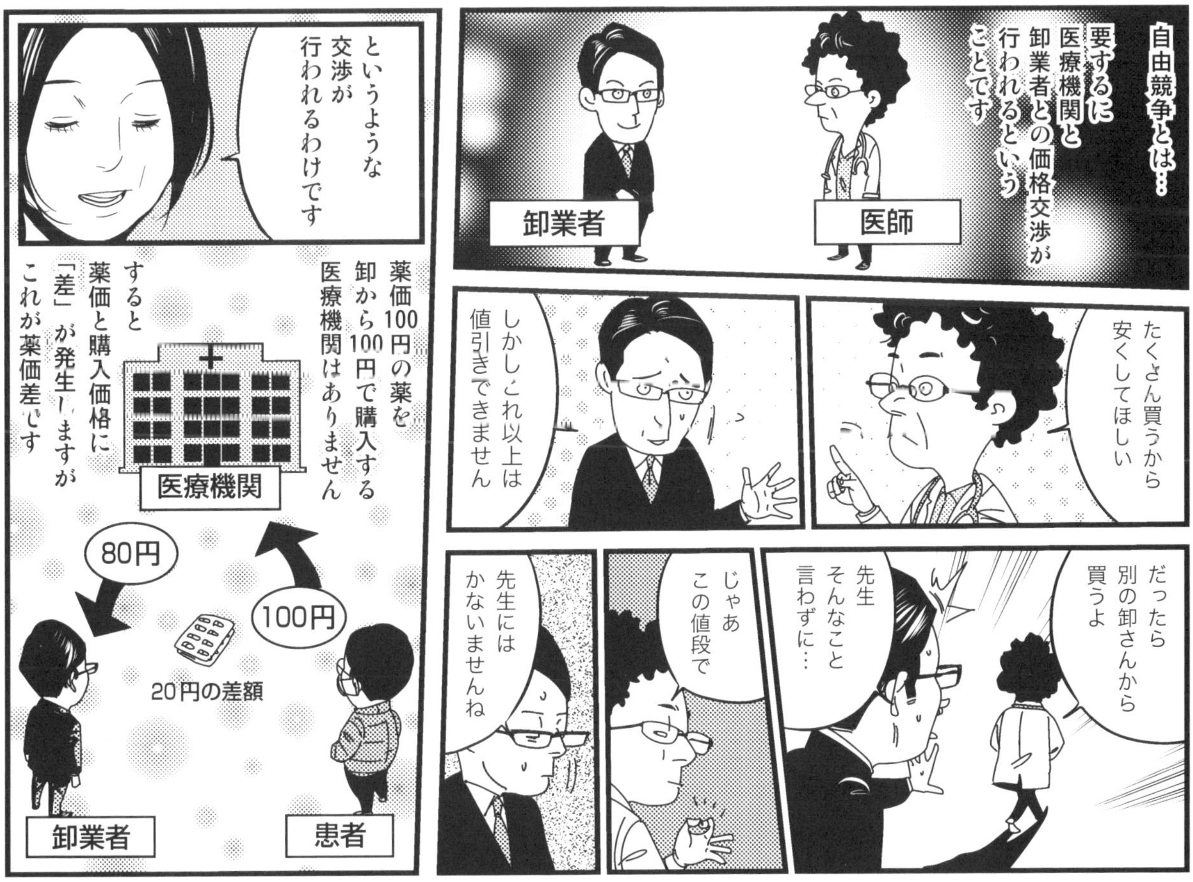
自由競争とは…
要するに医療機関と卸業者との価格交渉が行われるということです
卸業者
医師
たくさん買うから安くしてほしい
しかしこれ以上は値引きできません
だったら別の卸さんから買うよ
先生そんなこと言わずに…
じゃあこの値段で
先生にはかないませんね
というような交渉が行われるわけです
薬価100円の薬を卸から100円で購入する医療機関はありません
すると薬価と購入価格に「差」が発生しますがこれが薬価差です
医療機関
80円
100円
20円の差額
卸業者
患者

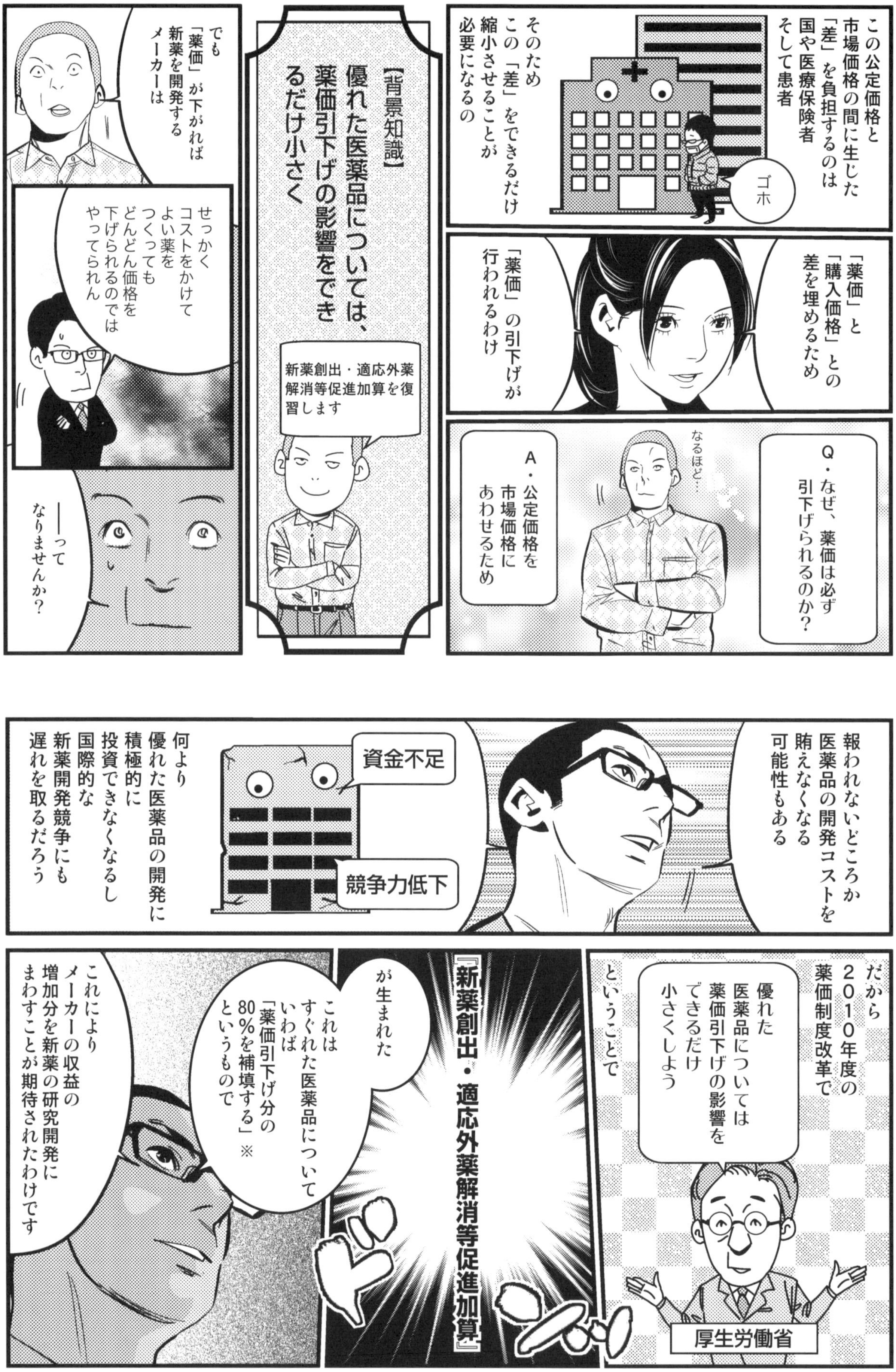
この公定価格と市場価格の間に生じた「差」を負担するのは国や医療保険者そして患者
ゴホ
そのためこの「差」をできるだけ縮小させることが必要になるの
「薬価」と「購入価格」との差を埋めるため
「薬価」の引下げが行われるわけ
Q・なぜ、薬価は必ず引下げられるのか?
なるほど…
A・公定価格を市場価格にあわせるため
【背景知識】優れた医薬品については、薬価引下げの影響をできるだけ小さく
新薬創出・適応外薬解消等促進加算を復習します
でも「薬価」が下がれば新薬を開発するメーカーは
せっかくコストをかけてよい薬をつくってもどんどん価格を下げられるのではやってられん
――ってなりませんか?
報われないどころか医薬品の開発コストを賄えなくなる可能性もある
資金不足
競争力低下
何より優れた医薬品の開発に積極的に投資できなくなるし国際的な新薬開発競争にも遅れを取るだろう
だから2010年度の薬価制度改革で
優れた医薬品については薬価引下げの影響をできるだけ小さくしよう
ということで
厚生労働省
『新薬創出・適応外薬解消等促進加算』
が生まれた
これはすぐれた医薬品についていわば「薬価引下げ分の80%を補填する」※というもので
これによりメーカーの収益の増加分を新薬の研究開発にまわすことが期待されたわけです

※市場実勢価格に基づく算定値に、改定前薬価を上限として、(加重平均乖離率－2%)×0.8を加算するもの

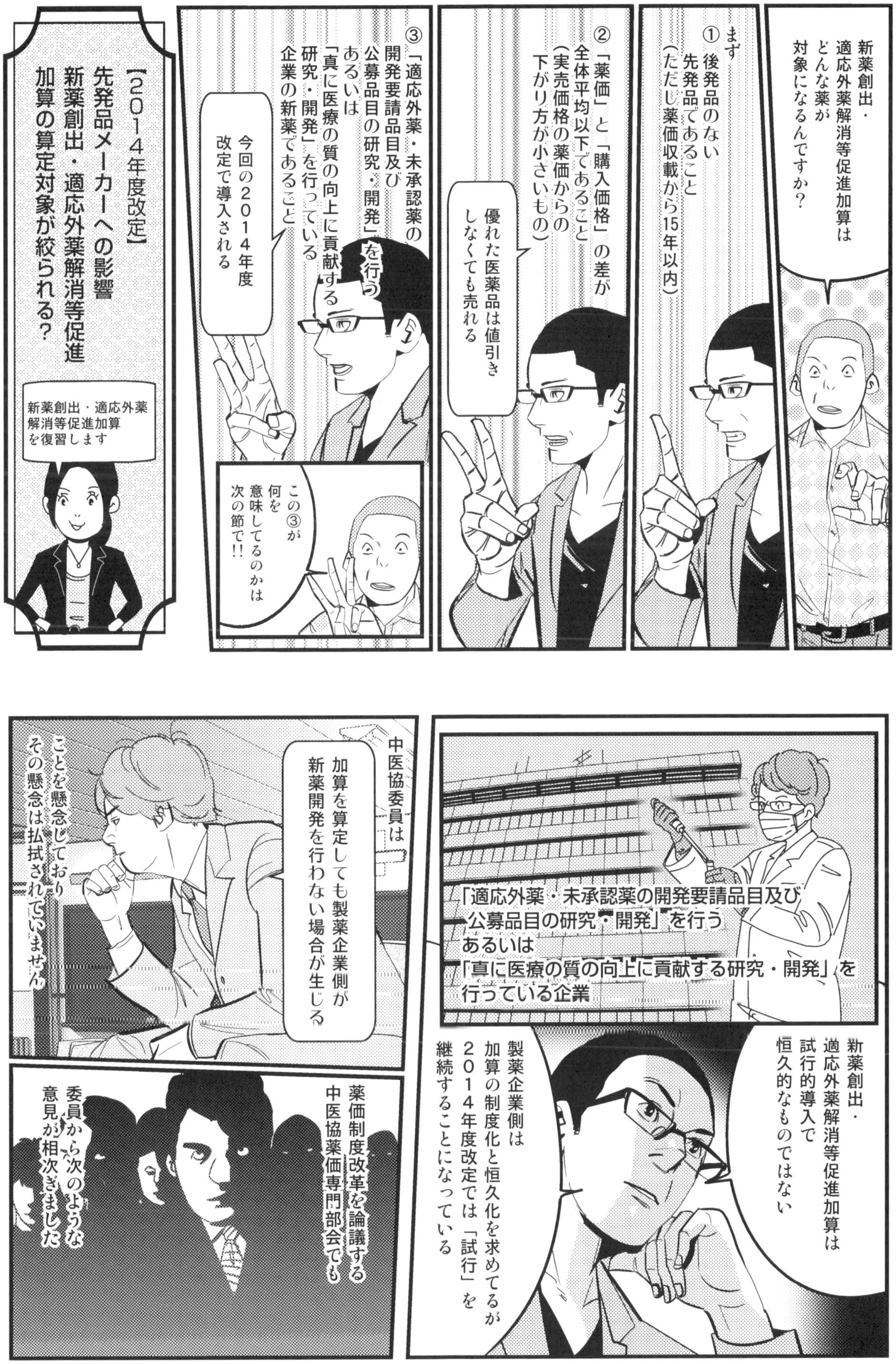
新薬創出・適応外薬解消等促進加算はどんな薬が対象になるんですか？
まず
①後発品のない先発品であること（ただし薬価収載から15年以内）
②「薬価」と「購入価格」の差が全体平均以下であること（実売価格の薬価からの下がり方が小さいもの）
優れた医薬品は値引きしなくても売れる
③「適応外薬・未承認薬の開発要請品目及び公募品目の研究・開発」を行うあるいは「真に医療の質の向上に貢献する研究・開発」を行っている企業の新薬であること
今回の２０１４年度改定で導入される
この③が何を意味してるのかは次の節で!!
【２０１４年度改定】
先発品メーカーへの影響
新薬創出・適応外薬解消等促進加算の算定対象が絞られる？
新薬創出・適応外薬解消等促進加算を復習します
「適応外薬・未承認薬の開発要請品目及び公募品目の研究・開発」を行うあるいは「真に医療の質の向上に貢献する研究・開発」を行っている企業
中医協委員は
加算を算定しても新薬開発を行わない場合が生じる
ことを懸念しておりその懸念は払拭されていません
新薬創出・適応外薬解消等促進加算は試行的導入で恒久的なものではない
製薬企業側は加算の制度化と恒久化を求めてるが２０１４年度改定では「試行」を継続することになっている
薬価制度改革を論議する中医協薬価専門部会でも
委員から次のような意見が相次ぎました

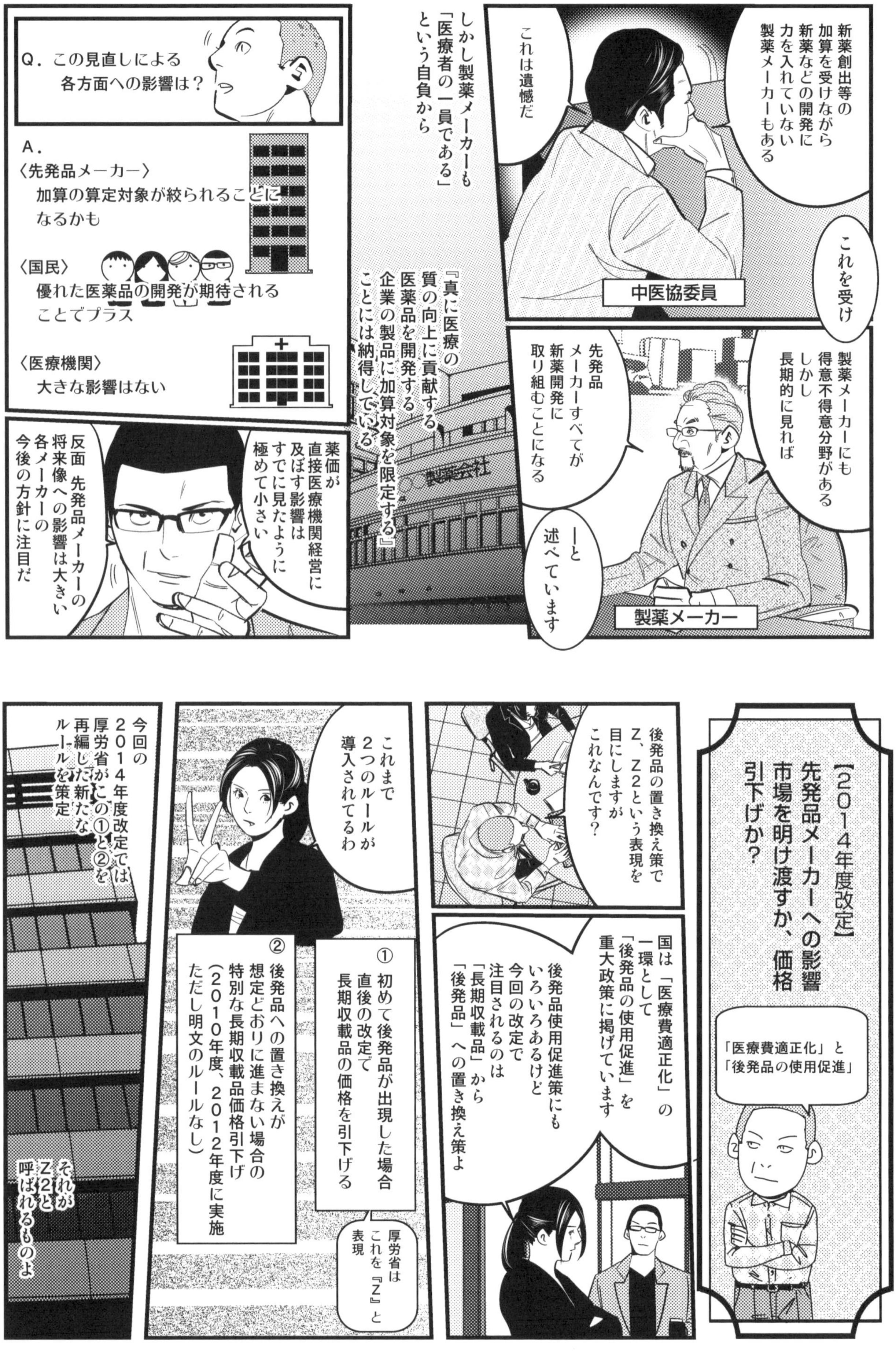
新薬創出等の加算を受けながら新薬などの開発に力を入れていない製薬メーカーもある
これは遺憾だ
中医協委員
これを受け
製薬メーカーにも得意不得意分野がある しかし長期的に見れば
先発品メーカーすべてが新薬開発に取り組むことになる
—と述べています
製薬メーカー
製薬会社
しかし製薬メーカーも「医療者の一員である」という自負から
『真に医療の質の向上に貢献する医薬品を開発する企業の製品に加算対象を限定する』ことには納得している
Q．この見直しによる各方面への影響は？
A．
〈先発品メーカー〉
加算の算定対象が絞られることになるかも
〈国民〉
優れた医薬品の開発が期待されることでプラス
〈医療機関〉
大きな影響はない
薬価が直接医療機関経営に及ぼす影響はすでに見たように極めて小さい
反面 先発品メーカーの将来像への影響は大きい 各メーカーの今後の方針に注目だ
【2014年度改定】先発品メーカーへの影響 市場を明け渡すか、価格引下げか？
「医療費適正化」と「後発品の使用促進」
後発品の置き換え策でZ、Z2という表現を目にしますがこれなんです？
国は「医療費適正化」の一環として「後発品の使用促進」を重大政策に掲げています
後発品使用促進策にもいろいろあるけど今回の改定で注目されるのは「長期収載品」から「後発品」への置き換え策よ
これまで2つのルールが導入されてるわ
① 初めて後発品が出現した場合直後の改定で長期収載品の価格を引下げる
厚労省はこれを『Z』と表現
② 後発品への置き換えが想定どおりに進まない場合の特別な長期収載品価格引下げ（2010年度、2012年度に実施 ただし明文のルールなし）
今回の2014年度改定では厚労省がこの①と②を再編した新たなルールを策定
それがZ2と呼ばれるものよ

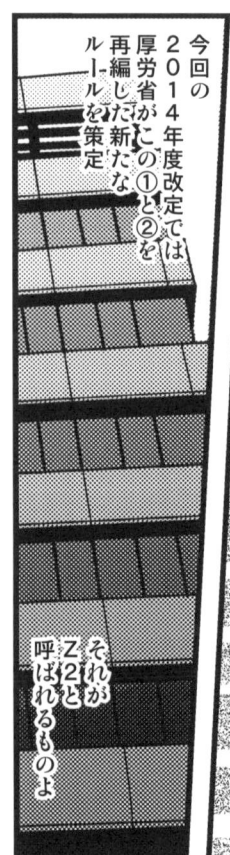

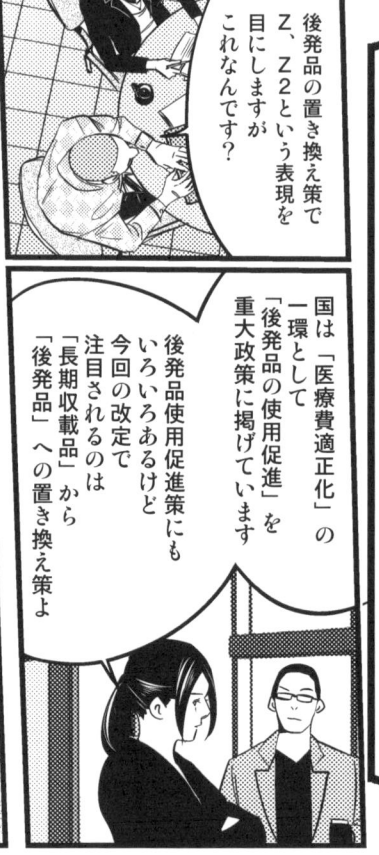

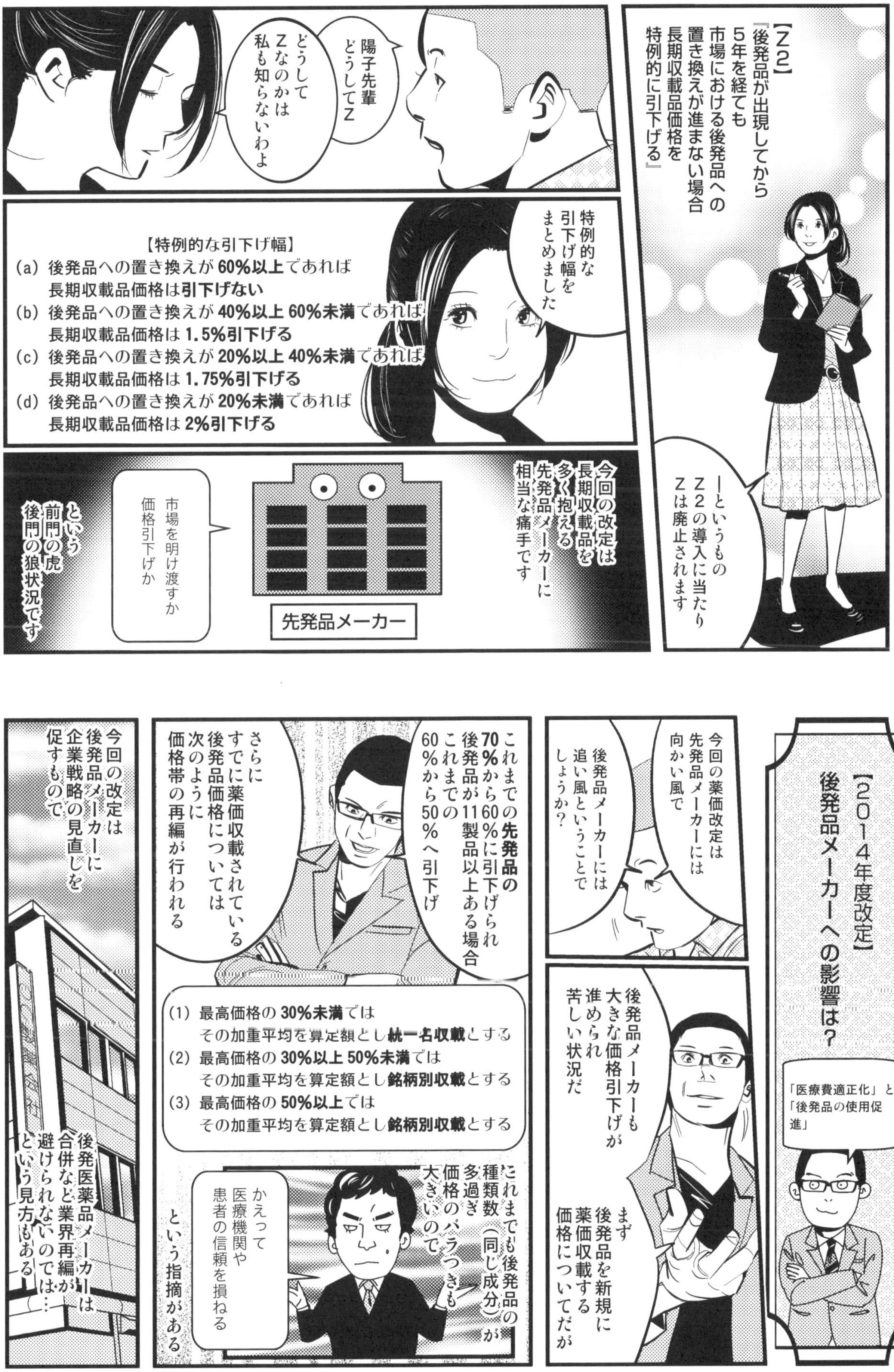
【Z2】
『後発品が出現してから5年を経ても市場における後発品への置き換えが進まない場合長期収載品価格を特例的に引下げる』
ーというものZ2の導入に当たりZは廃止されます
陽子先輩どうしてZ
どうしてZなのかは私も知らないわよ
特例的な引下げ幅をまとめました
【特例的な引下げ幅】
(a) 後発品への置き換えが60%以上であれば長期収載品価格は引下げない
(b) 後発品への置き換えが40%以上60%未満であれば長期収載品価格は1.5%引下げる
(c) 後発品への置き換えが20%以上40%未満であれば長期収載品価格は1.75%引下げる
(d) 後発品への置き換えが20%未満であれば長期収載品価格は2%引下げる
今回の改定は長期収載品を多く抱える先発品メーカーに相当な痛手です
市場を明け渡すか価格引下げか
先発品メーカー
という前門の虎後門の狼状況です
【2014年度改定】後発品メーカーへの影響は？
「医療費適正化」と「後発品の使用促進」
今回の薬価改定は先発品メーカーには向かい風で
後発品メーカーには追い風ということでしょうか？
後発品メーカーも大きな価格引下げが進められ苦しい状況だ
まず後発品を新規に薬価収載する価格についてだが
これまでの先発品の70%から60%に引下げられ後発品が11製品以上ある場合これまでの60%から50%へ引下げ
さらにすでに薬価収載されている後発品価格については次のように価格帯の再編が行われる
(1) 最高価格の30%未満ではその加重平均を算定額とし統一名収載とする
(2) 最高価格の30%以上50%未満ではその加重平均を算定額とし銘柄別収載とする
(3) 最高価格の50%以上ではその加重平均を算定額とし銘柄別収載とする
これまでも後発品の種類数（同じ成分）が多過ぎ価格のバラつきも大きいので
かえって医療機関や患者の信頼を損ねる
という指摘がある
今回の改定は後発品メーカーに企業戦略の見直しを促すもので
後発医薬品メーカーは合併など業界再編が避けられないのでは…という見方もある

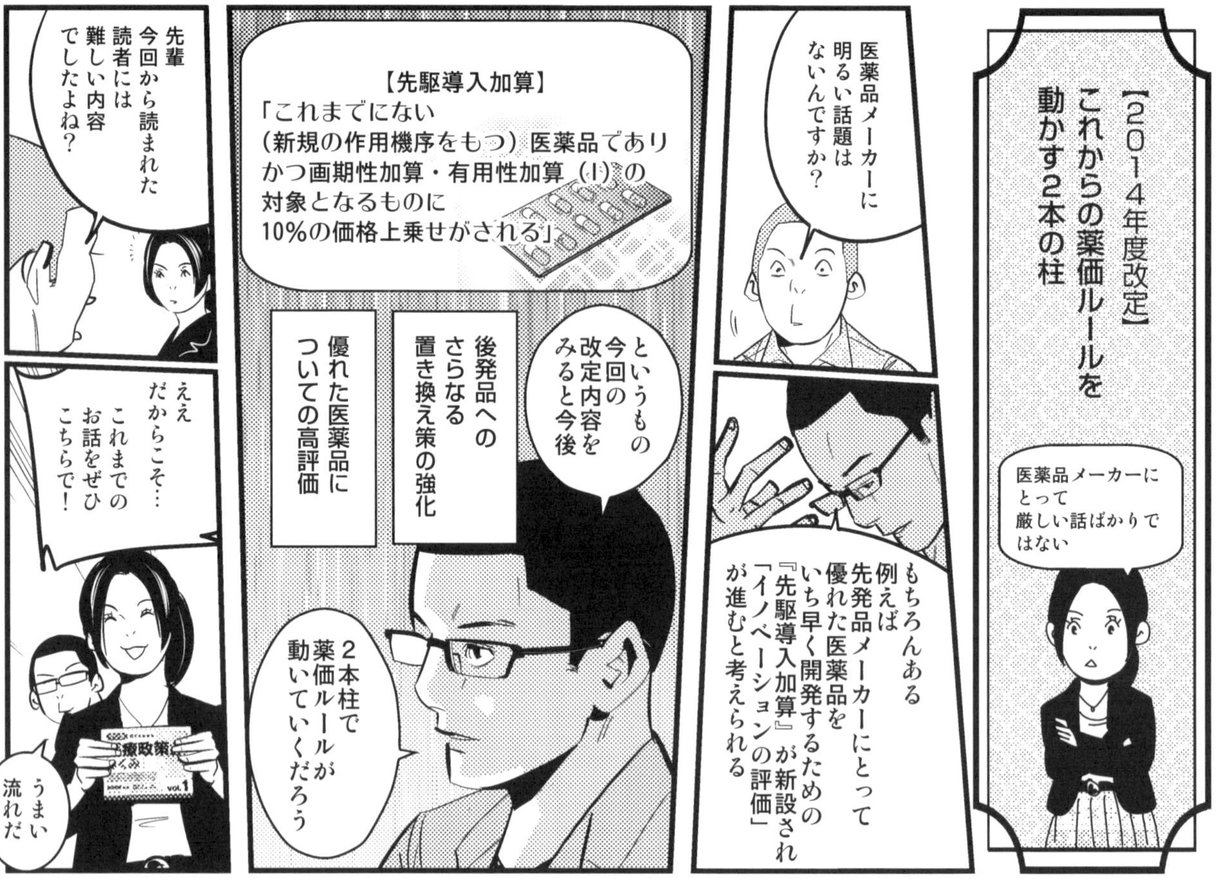
【2014年度改定】これからの薬価ルールを動かす2本の柱
医薬品メーカーにとって厳しい話ばかりではない
医薬品メーカーに明るい話題はないんですか？
もちろんある 例えば 先発品メーカーにとって 優れた医薬品を いち早く開発するための 『先駆導入加算』が新設され 「イノベーションの評価」が進むと考えられる
【先駆導入加算】
「これまでにない（新規の作用機序をもつ）医薬品でありかつ画期性加算・有用性加算（Ⅰ）の対象となるものに10%の価格上乗せがされる」
というもの 今回の改定内容を みると今後
後発品への さらなる 置き換え策の強化
優れた医薬品に ついての高評価
2本柱で 薬価ルールが 動いていくだろう
先輩 今回から読まれた 読者には 難しい内容 でしたよね？
ええ だからこそ… これまでの お話をぜひ こちらで！
うまい 流れだ

第19話 ゲートキーパーのひみつ

主治医機能評価の徹底解説

厚生労働省 保険局 医療課

2011

東日本大震災▶

2012

診療報酬改定▶
介護報酬改定

2013

2014

2014年 3月
診療報酬改定▶

現在

当時の状況

担当政権：自由民主党・公明党
総理大臣：安倍 晋三
厚生労働大臣：田村 憲久

当時の主なニュース

・東京都知事選で舛添要一氏当選
・各地で大雪、東京都心でも 45 年ぶり積雪 27 センチ
・バリ島沖で日本人女性 7 人遭難事故
・仮想通貨ビットコインの取引所大手 Mt･Gox 取引停止

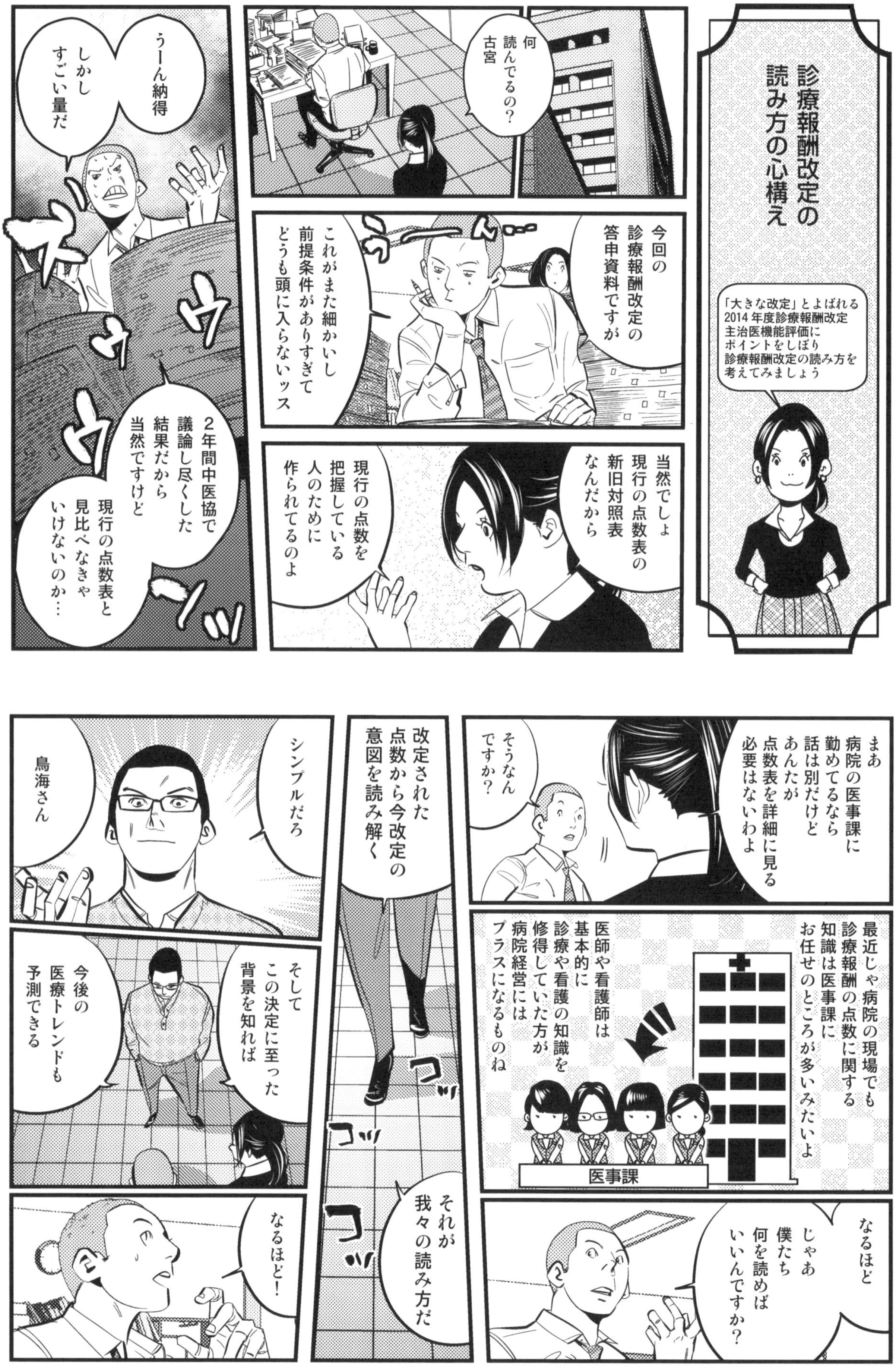
診療報酬改定の読み方の心構え
「大きな改定」とよばれる2014年度診療報酬改定主治医機能評価にポイントをしぼり診療報酬改定の読み方を考えてみましょう
何 読んでるの? 古宮
今回の診療報酬改定の答申資料ですが
これがまた細かいし前提条件がありすぎてどうも頭に入らないッス
当然でしょ 現行の点数表の新旧対照表なんだから
現行の点数を把握している人のために作られてるのよ
うーん納得
しかし すごい量だ
2年間中医協で議論し尽くした結果だから当然ですけど
現行の点数表と見比べなきゃいけないのか…
まあ 病院の医事課に勤めてるなら話は別だけど あんたが点数表を詳細に見る必要はないわよ
そうなんですか?
最近じゃ病院の現場でも診療報酬の点数に関する知識は医事課にお任せのところが多いみたいよ
医師や看護師は基本的に診療や看護の知識を修得していた方が病院経営にはプラスになるものね
医事課
なるほど じゃあ僕たち 何を読めばいいんですか?
改定された点数から今改定の意図を読み解く
それが我々の読み方だ
シンプルだろ
鳥海さん
そして この決定に至った背景を知れば
今後の医療トレンドも予測できる
なるほど!

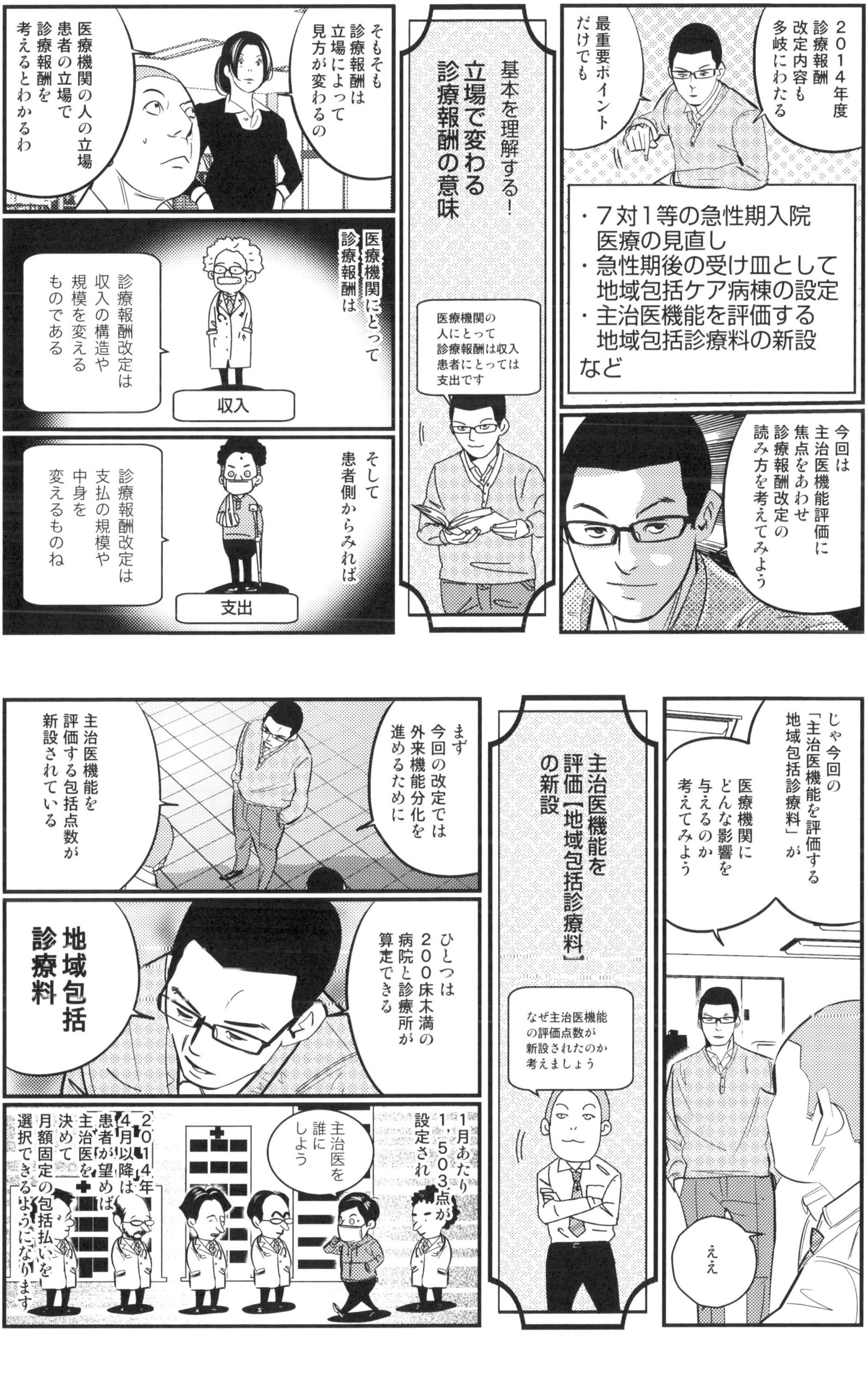
2014年度 診療報酬 改定内容も 多岐にわたる
最重要ポイント だけでも
・7対1等の急性期入院医療の見直し
・急性期後の受け皿として地域包括ケア病棟の設定
・主治医機能を評価する地域包括診療料の新設
など
今回は 主治医機能評価に 焦点をあわせ 診療報酬改定の 読み方を考えてみよう
基本を理解する!
立場で変わる 診療報酬の意味
医療機関の人にとって 診療報酬は収入 患者にとっては 支出です
そもそも 診療報酬は 立場によって 見方が変わるの
医療機関の人の立場 患者の立場で 診療報酬を 考えるとわかるわ
医療機関にとって 診療報酬は
診療報酬改定は 収入の構造や 規模を変える ものである
収入
そして 患者側からみれば
診療報酬改定は 支払の規模や 中身を 変えるものね
支出
じゃ今回の 「主治医機能を評価する 地域包括診療料」が
医療機関に どんな影響を 与えるのか 考えてみよう
ええ
主治医機能を 評価【地域包括診療料】 の新設
なぜ主治医機能の 評価点数が 新設されたのか 考えましょう
まず 今回の改定では 外来機能分化を 進めるために
主治医機能を 評価する包括点数が 新設されている
ひとつは 200床未満の 病院と診療所が 算定できる
地域包括 診療料
1月あたり 1，503点が 設定され
主治医を 誰に しよう
2014年 4月以降は 患者が望めば 主治医を 決めて 月額固定の包括払いを 選択できるようになります

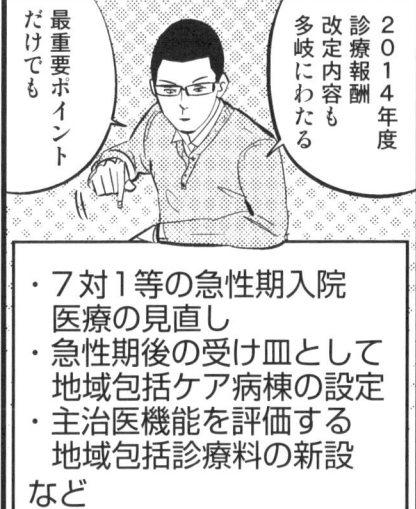

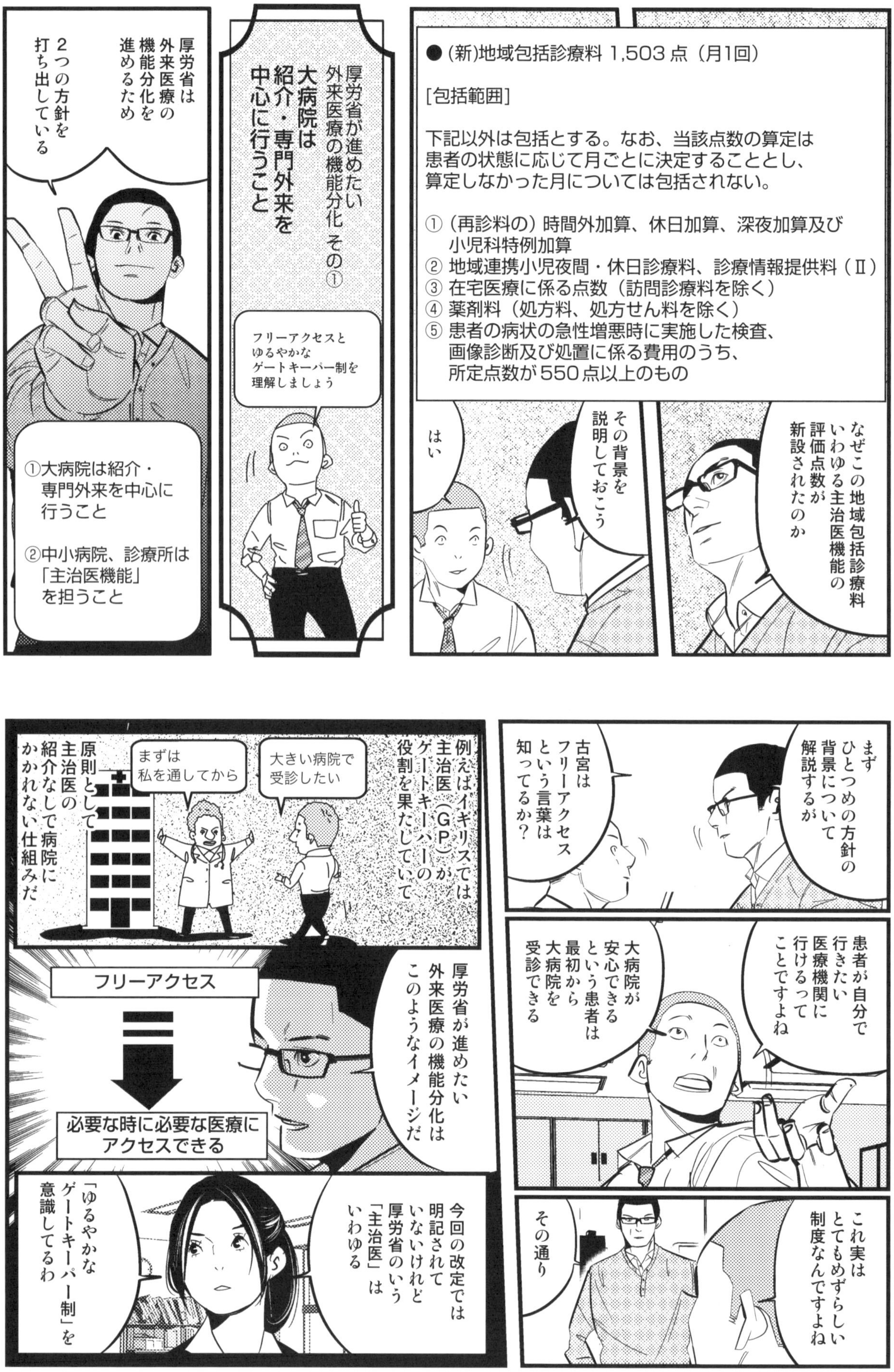
● (新)地域包括診療料 1,503 点 (月1回)
[包括範囲]
下記以外は包括とする。なお、当該点数の算定は
患者の状態に応じて月ごとに決定することとし、
算定しなかった月については包括されない。
① (再診料の) 時間外加算、休日加算、深夜加算及び
小児科特例加算
② 地域連携小児夜間・休日診療料、診療情報提供料 (Ⅱ)
③ 在宅医療に係る点数 (訪問診療料を除く)
④ 薬剤料 (処方料、処方せん料を除く)
⑤ 患者の病状の急性増悪時に実施した検査、
画像診断及び処置に係る費用のうち、
所定点数が550点以上のもの
なぜこの地域包括診療料いわゆる主治医機能の評価点数が新設されたのか
その背景を説明しておこう
はい
厚労省が進めたい外来医療の機能分化 その①
大病院は紹介・専門外来を中心に行うこと
フリーアクセスとゆるやかなゲートキーパー制を理解しましょう
厚労省は外来医療の機能分化を進めるため2つの方針を打ち出している
①大病院は紹介・専門外来を中心に行うこと
②中小病院、診療所は「主治医機能」を担うこと
まずひとつめの方針の背景について解説するが
古宮はフリーアクセスという言葉は知ってるか？
患者が自分で行きたい医療機関に行けるってことですよね
大病院が安心できるという患者は最初から大病院を受診できる
これ実はとてもめずらしい制度なんですよね
その通り
例えばイギリスでは主治医(GP)がゲートキーパーの役割を果たしていて
原則として主治医の紹介なしで病院にかかれない仕組みだ
大きい病院で受診したい
まずは私を通してから
厚労省が進めたい外来医療の機能分化はこのようなイメージだ
フリーアクセス
必要な時に必要な医療にアクセスできる
今回の改定では明記されていないけれど厚労省のいう「主治医」はいわゆる
「ゆるやかなゲートキーパー制」を意識してるわ

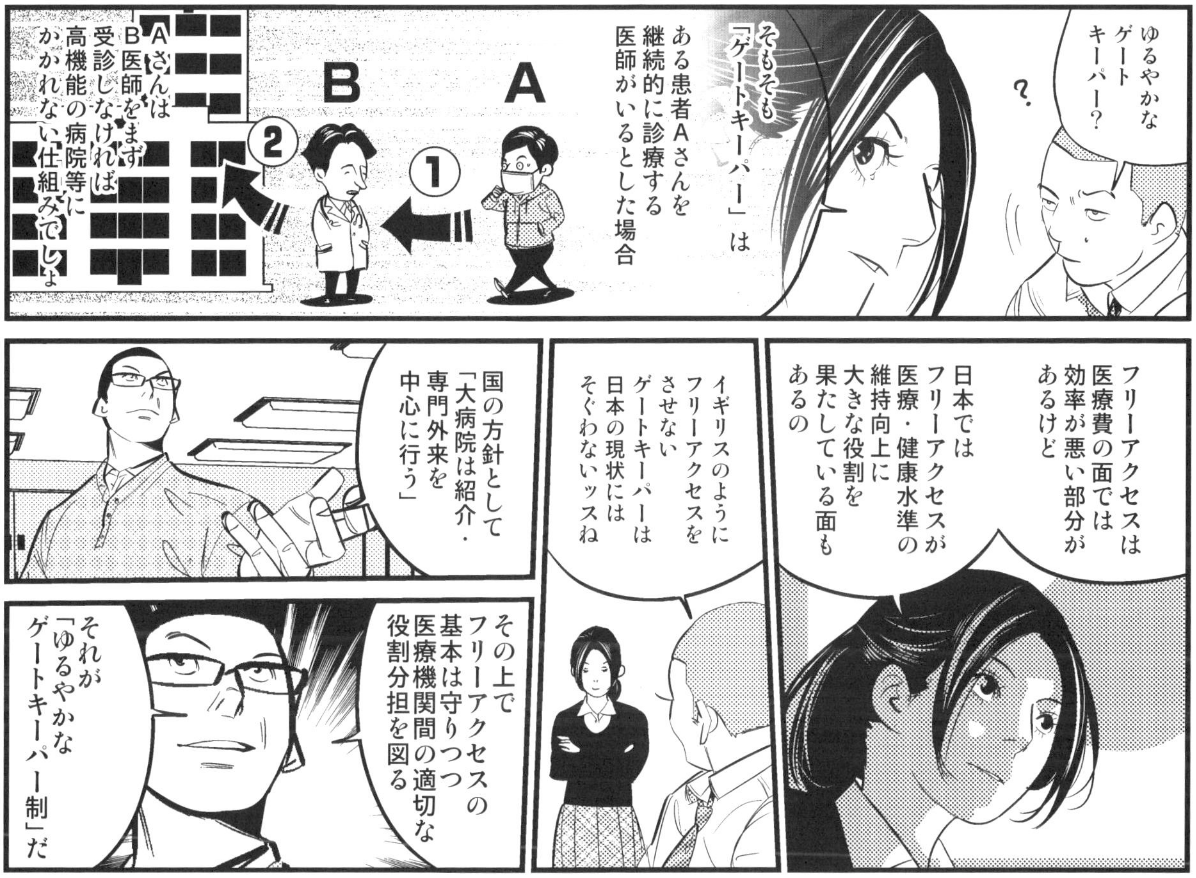
ゆるやかな
ゲート
キーパー？
？
そもそも
「ゲートキーパー」は
ある患者Aさんを
継続的に診療する
医師がいるとした場合
A
B
①
②
Aさんは
B医師をまず
受診しなければ
高機能の病院等に
かかれない仕組みでしょ
フリーアクセスは
医療費の面では
効率が悪い部分が
あるけど
日本では
フリーアクセスが
医療・健康水準の
維持向上に
大きな役割を
果たしている面も
あるの
イギリスのように
フリーアクセスを
させない
ゲートキーパーは
日本の現状には
そぐわないッスね
国の方針として
「大病院は紹介・
専門外来を
中心に行う」
その上で
フリーアクセスの
基本は守りつつ
医療機関間の適切な
役割分担を図る
それが
「ゆるやかな
ゲートキーパー制」だ

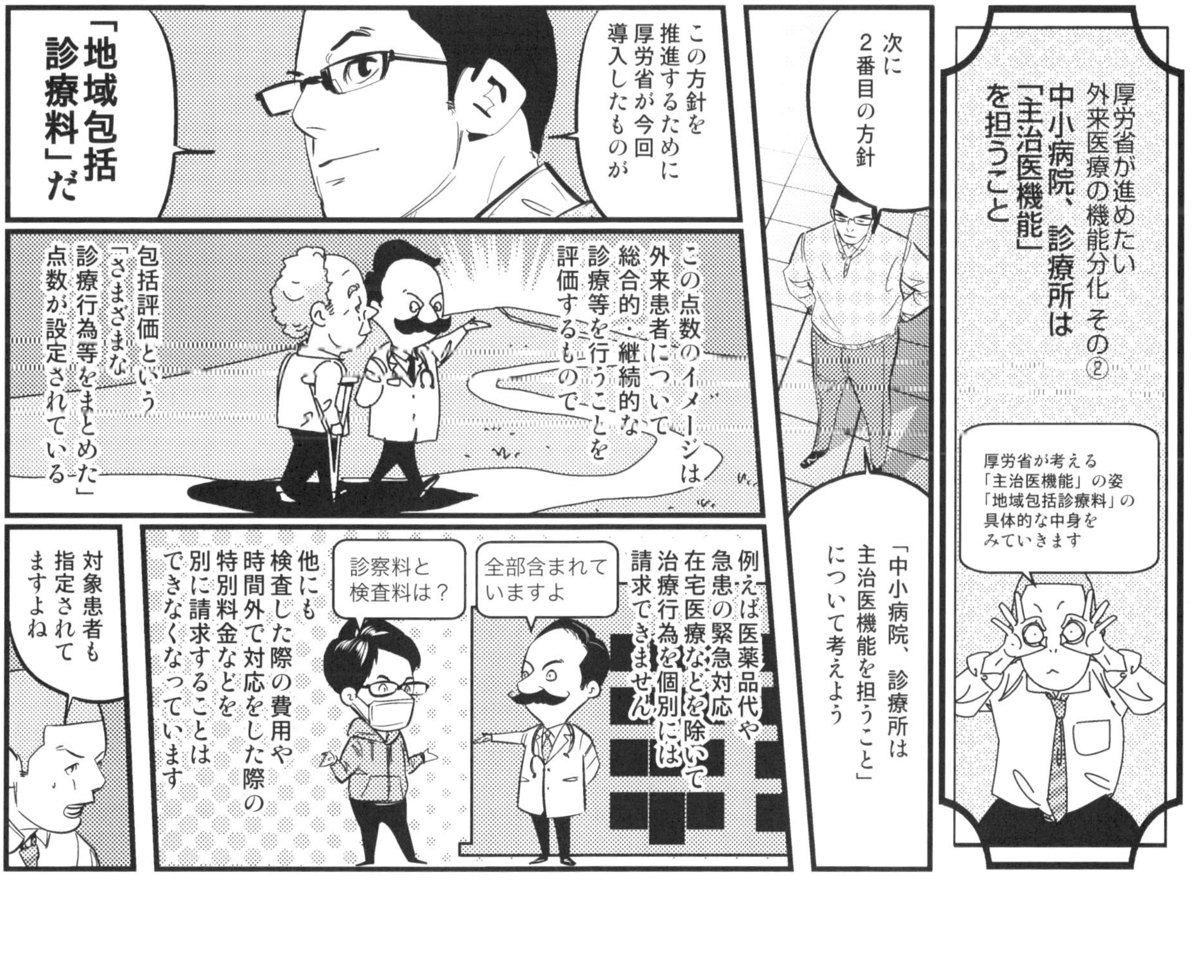
厚労省が進めたい
外来医療の機能分化 その②
中小病院、診療所は
「主治医機能」
を担うこと
厚労省が考える
「主治医機能」の姿
「地域包括診療料」の
具体的な中身を
みていきます
次に
2番目の方針
「中小病院、診療所は
主治医機能を担うこと」
について考えよう
この方針を
推進するために
厚労省が今回
導入したものが
「地域包括
診療料」だ
この点数のイメージは
外来患者について
総合的・継続的な
診療等を行うことを
評価するもので
包括評価という
「さまざまな
診療行為等をまとめた」
点数が設定されている
例えば医薬品代や
急患の緊急対応
在宅医療などを除いて
治療行為を個別には
請求できません
全部含まれて
いますよ
診察料と
検査料は？
他にも
検査した際の費用や
時間外で対応をした際の
特別料金などを
別に請求することは
できなくなっています
対象患者も
指定されて
ますよね

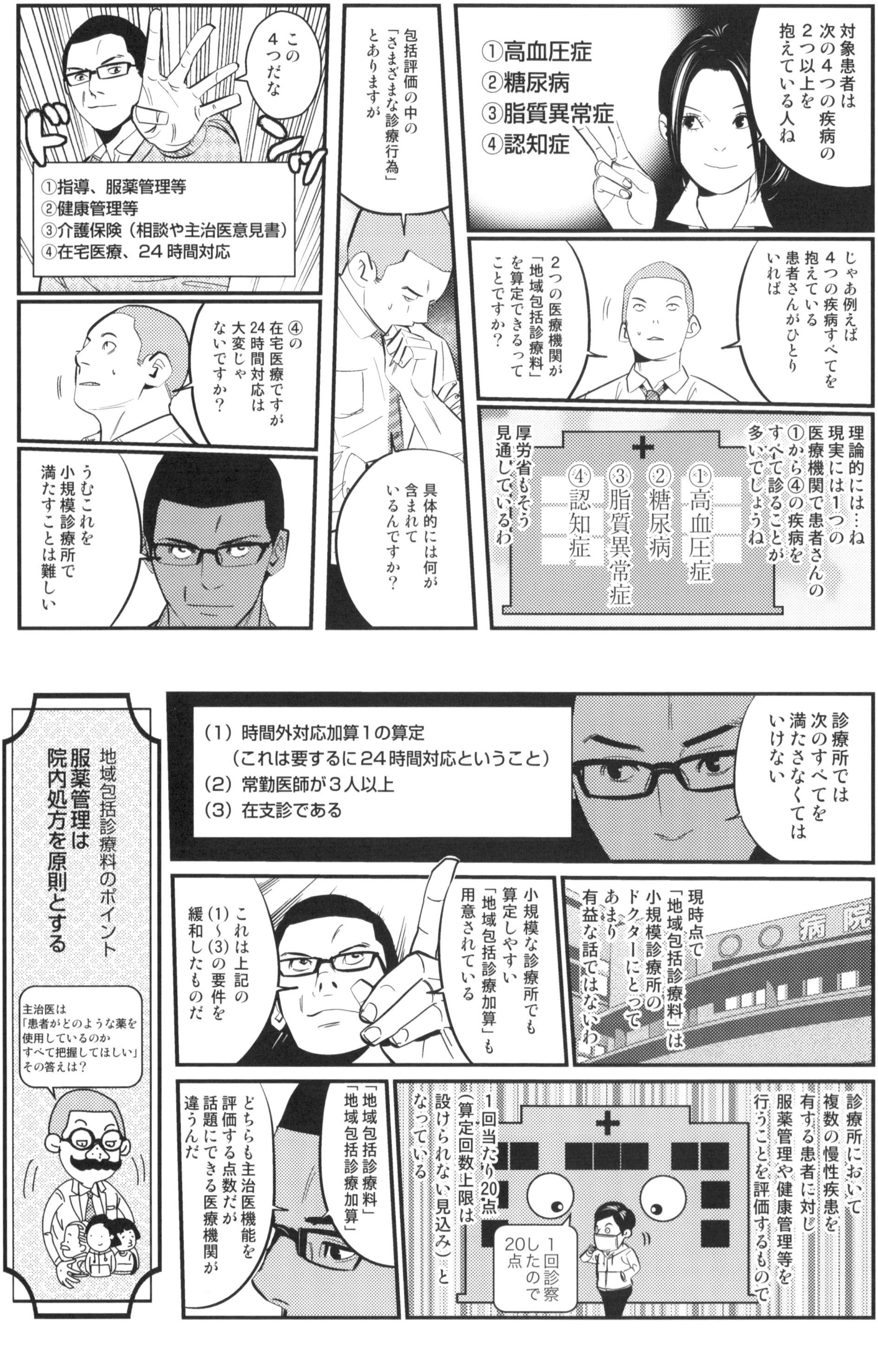
対象患者は次の4つの疾病の2つ以上を抱えている人ね
①高血圧症
②糖尿病
③脂質異常症
④認知症
じゃあ例えば4つの疾病すべてを抱えている患者さんがひとりいれば
2つの医療機関が「地域包括診療料」を算定できるってことですか？
理論的には…ね 現実には1つの医療機関で患者さんの①から④の疾病をすべて診ることが多いでしょうね
厚労省もそう見通しているわ
①高血圧症
②糖尿病
③脂質異常症
④認知症
包括評価の中の「さまざまな診療行為」とありますが
具体的には何が含まれているんですか？
この4つだな
①指導、服薬管理等
②健康管理等
③介護保険（相談や主治医意見書）
④在宅医療、24時間対応
④の在宅医療ですが24時間対応は大変じゃないですか？
うむこれを小規模診療所で満たすことは難しい
診療所では次のすべてを満たさなくてはいけない
(1) 時間外対応加算1の算定
（これは要するに24時間対応ということ）
(2) 常勤医師が3人以上
(3) 在支診である
現時点で「地域包括診療料」は小規模診療所のドクターにとってあまり有益な話ではないわ
○○病院
小規模な診療所でも算定しやすい「地域包括診療加算」も用意されている
これは上記の(1)～(3)の要件を緩和したものだ
診療所において複数の慢性疾患を有する患者に対し服薬管理や健康管理等を行うことを評価するもので
1回当たり20点（算定回数上限は設けられない見込み）となっている
1回診察したので20点
「地域包括診療料」「地域包括診療加算」
どちらも主治医機能を評価する点数だが話題にできる医療機関が違うんだ
地域包括診療料のポイント
服薬管理は院内処方を原則とする
主治医は「患者がどのような薬を使用しているのかすべて把握してほしい」その答えは？

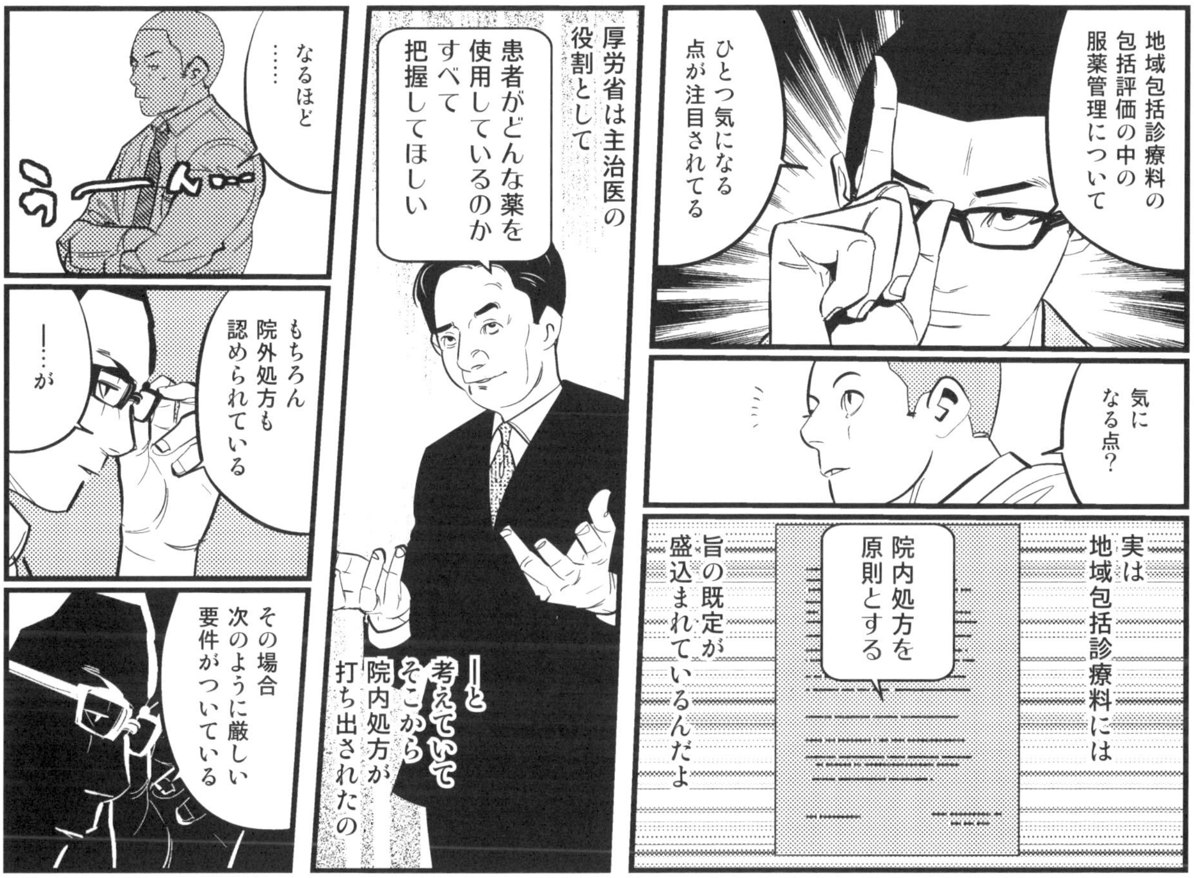
地域包括診療料の包括評価の中の服薬管理について
ひとつ気になる点が注目されてる
気になる点?
…
実は地域包括診療料には
院内処方を原則とする
旨の既定が盛込まれているんだよ
厚労省は主治医の役割として
患者がどんな薬を使用しているのかすべて把握してほしい
―と考えていてそこから院内処方が打ち出されたの
なるほど……
うーん…
もちろん院外処方も認められている
―…が
その場合次のように厳しい要件がついている

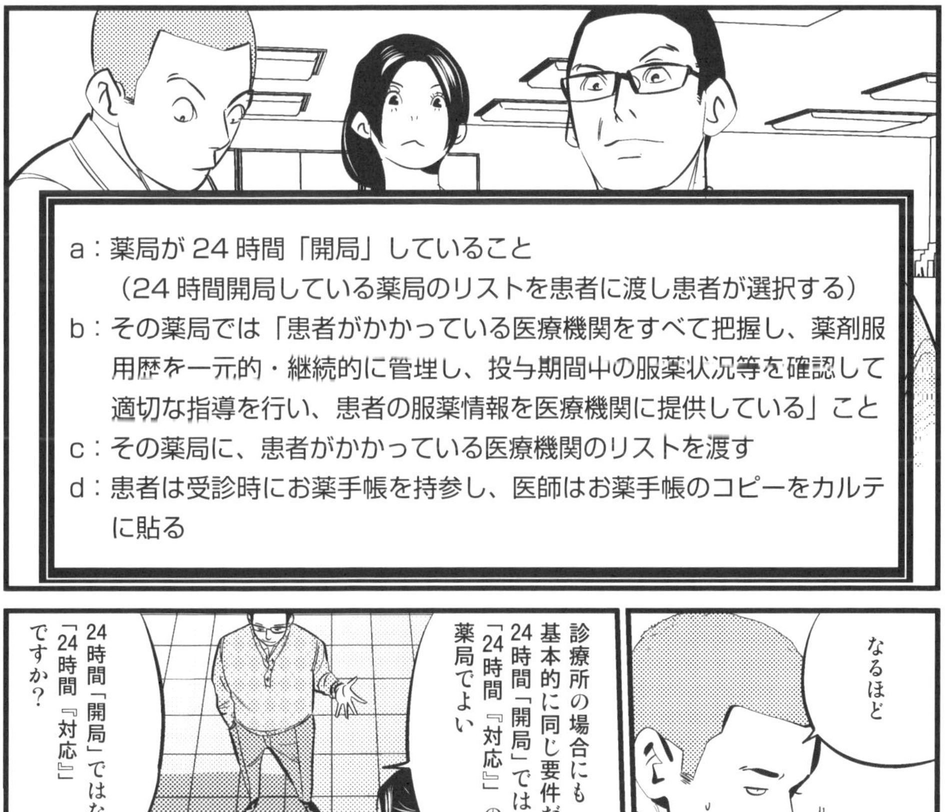
a：薬局が 24 時間「開局」していること
（24 時間開局している薬局のリストを患者に渡し患者が選択する）
b：その薬局では「患者がかかっている医療機関をすべて把握し、薬剤服用歴を一元的・継続的に管理し、投与期間中の服薬状況等を確認して適切な指導を行い、患者の服薬情報を医療機関に提供している」こと
c：その薬局に、患者がかかっている医療機関のリストを渡す
d：患者は受診時にお薬手帳を持参し、医師はお薬手帳のコピーをカルテに貼る
なるほど
診療所の場合にも基本的に同じ要件だが24時間「開局」ではなく「24時間『対応』」の薬局でよい
24時間「開局」ではなく「24時間『対応』」ですか?

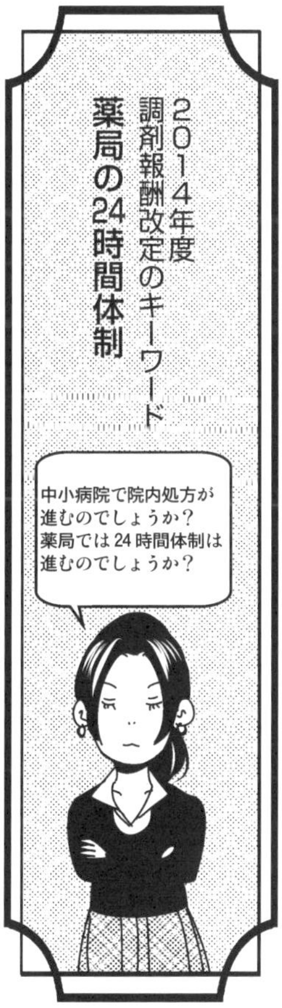
2014年度調剤報酬改定のキーワード
薬局の24時間体制
中小病院で院内処方が進むのでしょうか?
薬局では24時間体制は進むのでしょうか?

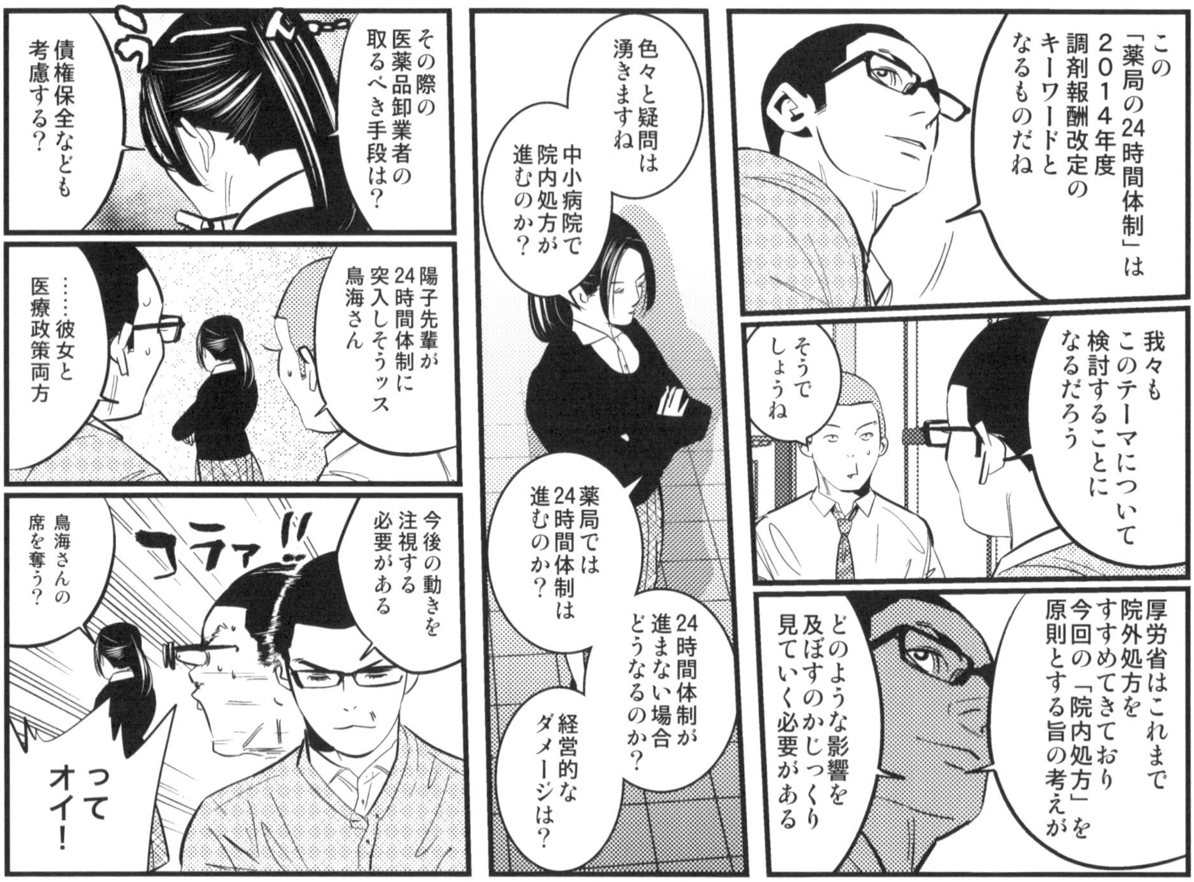
この「薬局の24時間体制」は2014年度調剤報酬改定のキーワードとなるものだね
我々もこのテーマについて検討することになるだろう
そうでしょうね
厚労省はこれまで院外処方をすすめてきており今回の「院内処方」を原則とする旨の考えが
どのような影響を及ぼすのかじっくり見ていく必要がある
色々と疑問は湧きますね
中小病院で院内処方が進むのか？
薬局では24時間体制は進むのか？
24時間体制が進まない場合どうなるのか？
経営的なダメージは？
その際の医薬品卸業者の取るべき手段は？
債権保全なども考慮する？
陽子先輩が24時間体制に突入しそうッス鳥海さん
……彼女と医療政策両方
今後の動きを注視する必要がある
鳥海さんの席を奪う？
コラァ!!
ってオイ！

第20話 7日ルールのひみつ

医療機関別係数の完全理解 2014

厚生労働省 保険局 医療課

2011

東日本大震災▶

2012

診療報酬改定▶
介護報酬改定

2013

2014

診療報酬改定▶ 2014年 4月

現在

当時の状況

担当政権：自由民主党・公明党
総理大臣：安倍 晋三
厚生労働大臣：田村 憲久

当時の主なニュース

・若田光一さん、国際宇宙ステーション（ISS）の船長に就任
・三大都市圏の公示地価、6年ぶり上昇
・フジテレビ系のトークバラエティー「笑っていいとも！」32年の歴史に幕
・モンゴル出身の鶴竜、初優勝、横綱昇進

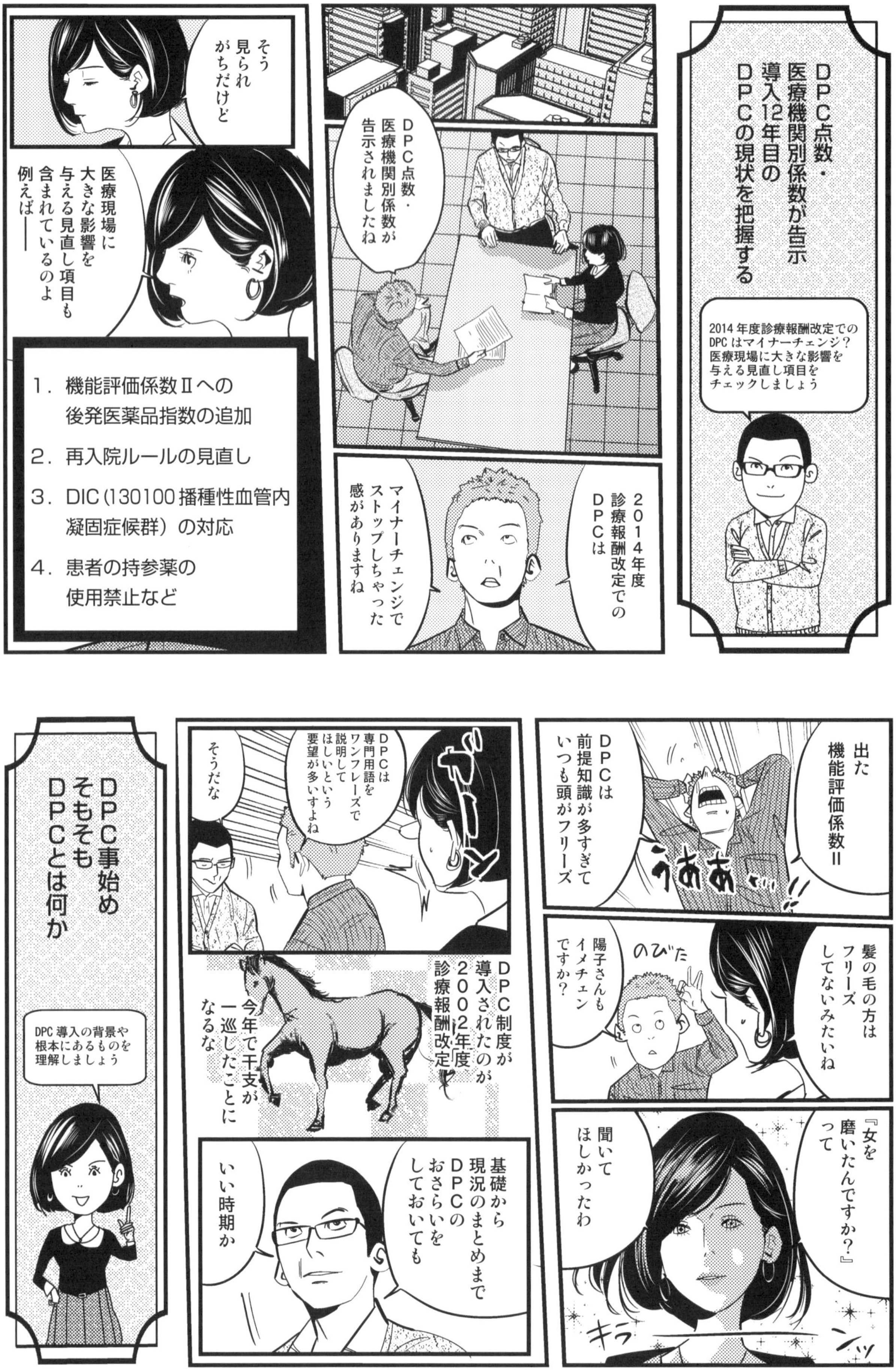
DPC点数・医療機関別係数が告示
導入12年目のDPCの現状を把握する
2014年度診療報酬改定でのDPCはマイナーチェンジ？医療現場に大きな影響を与える見直し項目をチェックしましょう
DPC点数・医療機関別係数が告示されましたね
2014年度診療報酬改定でのDPCは
マイナーチェンジでストップしちゃった感がありますね
そう見られがちだけど
医療現場に大きな影響を与える見直し項目も含まれているのよ例えば――
1．機能評価係数Ⅱへの後発医薬品指数の追加
2．再入院ルールの見直し
3．DIC（130100播種性血管内凝固症候群）の対応
4．患者の持参薬の使用禁止など
出た機能評価係数Ⅱ
DPCは前提知識が多すぎていつも頭がフリーズ
髪の毛の方はフリーズしてないみたいね
のびた
陽子さんもイメチェンですか？
『女を磨いたんですか？』って
聞いてほしかったわ
キラーンッ
DPCは専門用語をワンフレーズで説明してほしいという要望が多いすよね
そうだな
DPC制度が導入されたのが2002年度診療報酬改定
今年で干支が一巡したことになるな
基礎から現況のまとめまでDPCのおさらいをしておいても
いい時期か
DPC事始め そもそもDPCとは何か
DPC導入の背景や根本にあるものを理解しましょう

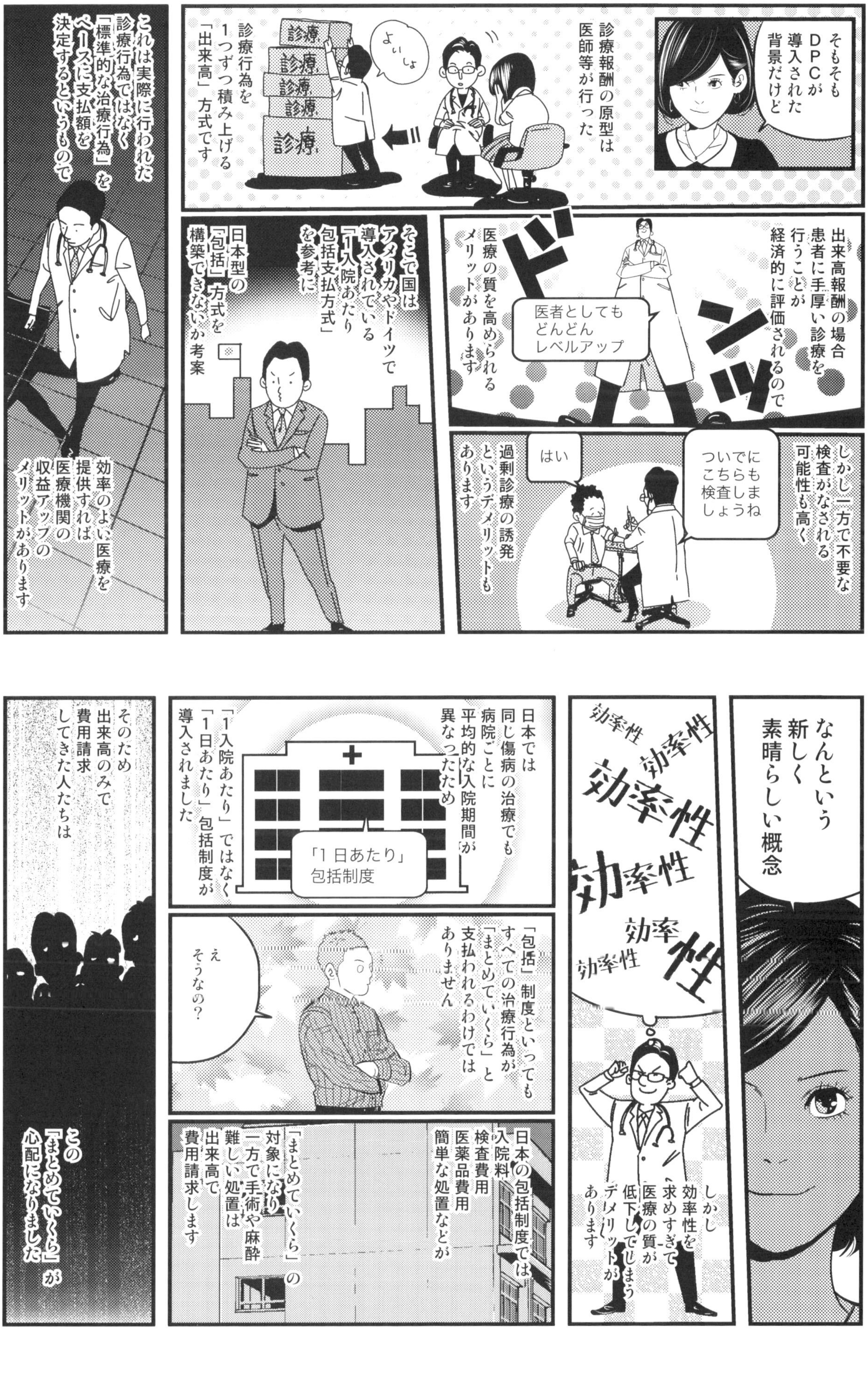
そもそもDPCが導入された背景だけど
診療報酬の原型は医師等が行った
よいしょ
診療
診療
診療
診療
診療
診療行為を1つずつ積み上げる「出来高」方式です
出来高報酬の場合患者に手厚い診療を行うことが経済的に評価されるので
ドンッ
医者としてもどんどんレベルアップ
医療の質を高められるメリットがあります
しかし一方で不要な検査がなされる可能性も高く
ついでにこちらも検査しましょうね
はい
過剰診療の誘発というデメリットもあります
そこで国はアメリカやドイツで導入されている「1入院あたり包括支払方式」を参考に
日本型の「包括」方式を構築できないか考案
これは実際に行われた診療行為ではなく「標準的な治療行為」をベースに支払額を決定するというもので
効率のよい医療を提供すれば医療機関の収益アップのメリットがあります
なんという新しく素晴らしい概念
効率性
効率性
効率性
効率性
効率性
効率性
しかし効率性を求めすぎて医療の質が低下してしまうデメリットがあります
日本では同じ傷病の治療でも病院ごとに平均的な入院期間が異なったため
「1入院あたり」ではなく「1日あたり」包括制度が導入されました
「1日あたり」包括制度
「包括」制度といってもすべての治療行為が「まとめていくら」と支払われるわけではありません
え そうなの?
日本の包括制度では入院料 検査費用 医薬品費用 簡単な処置などが
「まとめていくら」の対象になり一方で手術や麻酔 難しい処置は出来高で費用請求します
そのため出来高のみで費用請求してきた人たちは
この「まとめていくら」が心配になりました

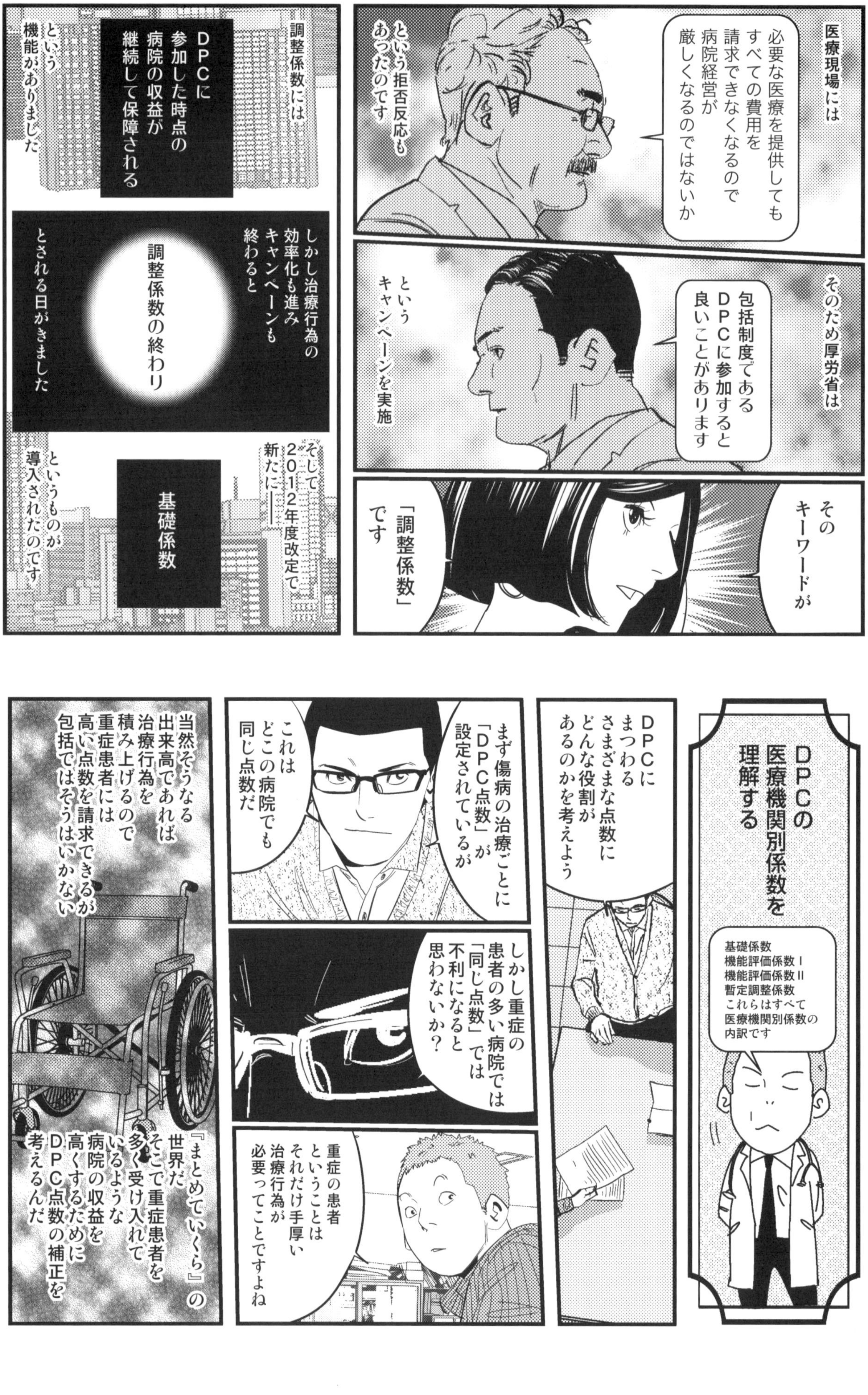
医療現場には
必要な医療を提供してもすべての費用を請求できなくなるので病院経営が厳しくなるのではないか
という拒否反応もあったのです
そのため厚労省は
包括制度であるDPCに参加すると良いことがあります
というキャンペーンを実施
そのキーワードが
「調整係数」です
調整係数には
DPCに参加した時点の病院の収益が継続して保障される
という機能がありました
しかし治療行為の効率化も進みキャンペーンも終わると
調整係数の終わり
とされる日がきました
そして2012年度改定で新たに――
基礎係数
というものが導入されたのです
DPCの医療機関別係数を理解する
基礎係数
機能評価係数Ⅰ
機能評価係数Ⅱ
暫定調整係数
これらはすべて医療機関別係数の内訳です
DPCにまつわるさまざまな点数にどんな役割があるのかを考えよう
まず傷病の治療ごとに「DPC点数」が設定されているが
これはどこの病院でも同じ点数だ
しかし重症の患者の多い病院では「同じ点数」では不利になると思わないか？
重症の患者ということはそれだけ手厚い治療行為が必要ってことですよね
当然そうなる
出来高であれば治療行為を積み上げるので重症患者には高い点数を請求できるが包括ではそうはいかない
『まとめていくら』の世界だ
そこで重症患者を多く受け入れているような病院の収益を高くするためにDPC点数の補正を考えるんだ

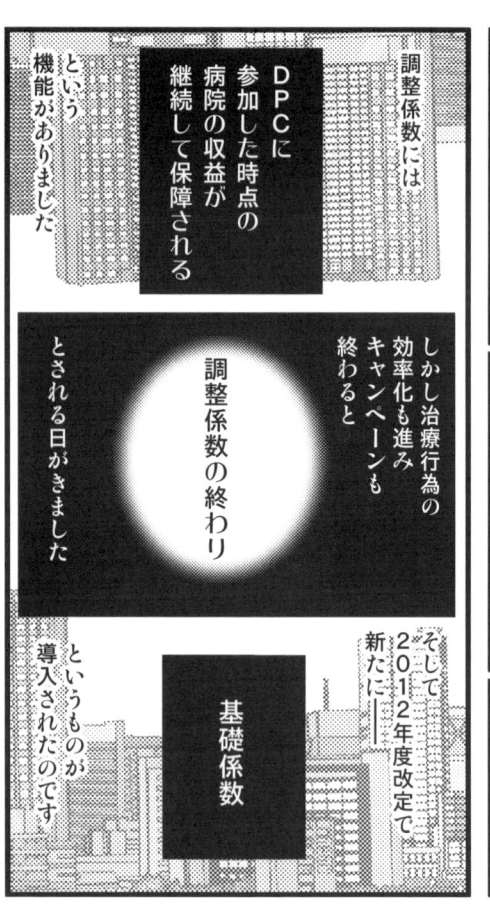

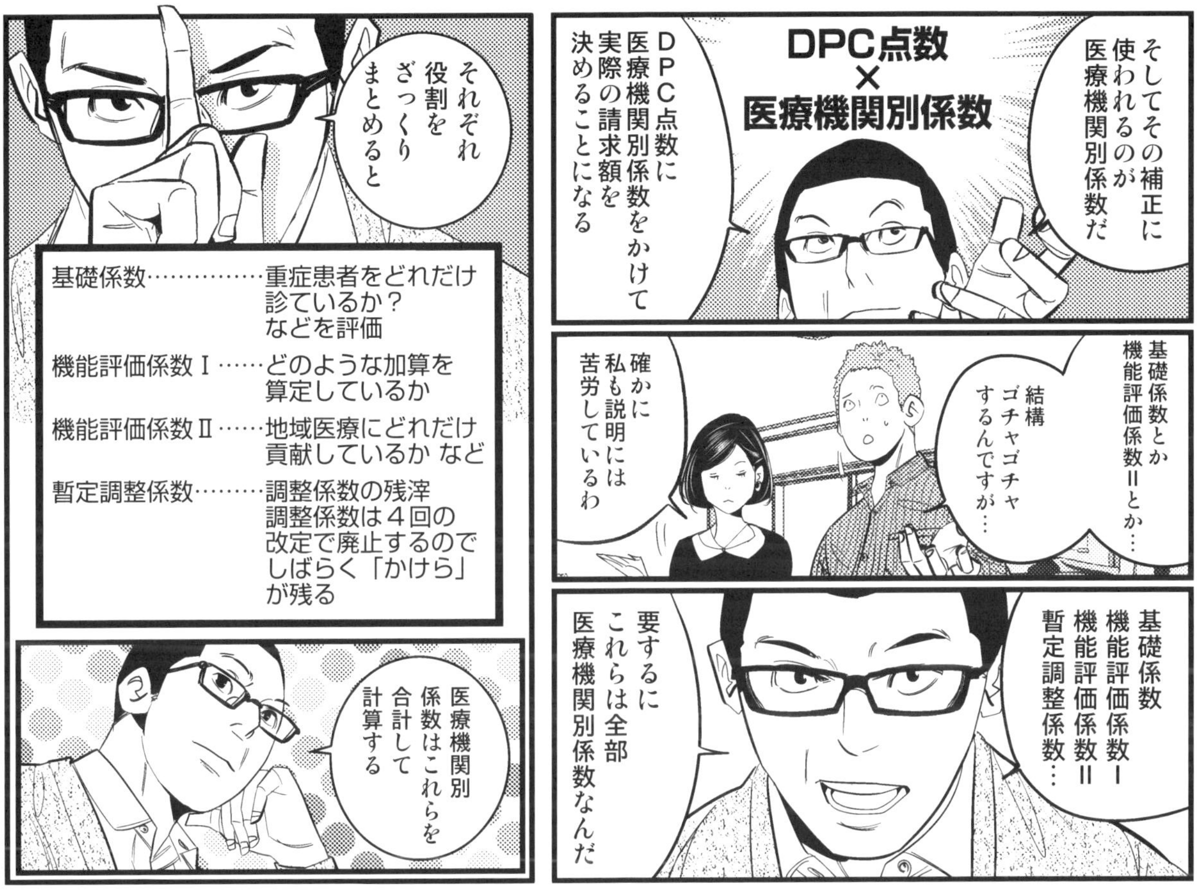
そしてその補正に使われるのが医療機関別係数だ
DPC点数
×
医療機関別係数
DPC点数に医療機関別係数をかけて実際の請求額を決めることになる
基礎係数とか機能評価係数Ⅱとか…結構ゴチャゴチャするんですが…
確かに私も説明には苦労しているわ
基礎係数 機能評価係数Ⅰ 機能評価係数Ⅱ 暫定調整係数…
要するにこれらは全部医療機関別係数なんだ
それぞれ役割をざっくりまとめると
基礎係数……………重症患者をどれだけ診ているか？などを評価
機能評価係数Ⅰ……どのような加算を算定しているか
機能評価係数Ⅱ……地域医療にどれだけ貢献しているか など
暫定調整係数………調整係数の残滓 調整係数は４回の改定で廃止するのでしばらく「かけら」が残る
医療機関別係数はこれらを合計して計算する

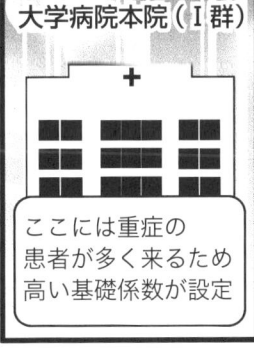

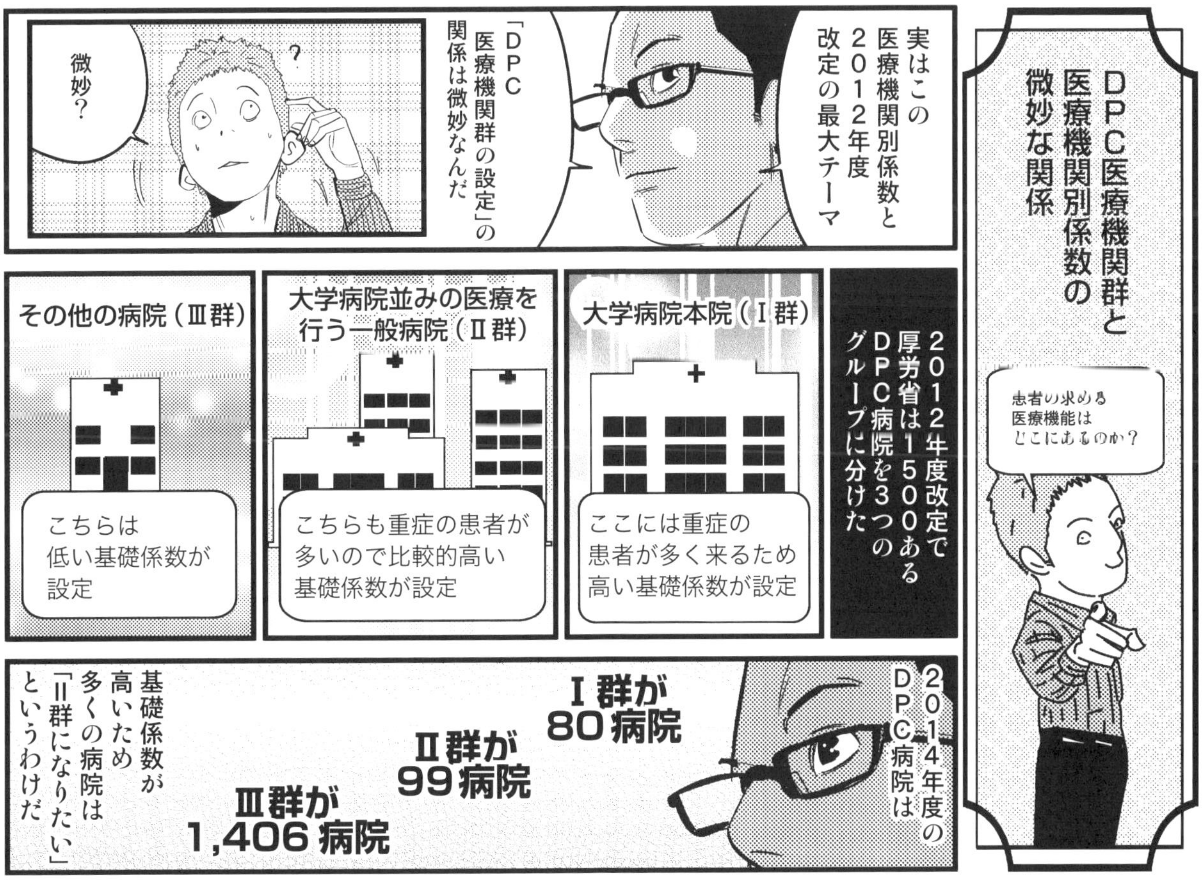
DPC医療機関群と医療機関別係数の微妙な関係
患者の求める医療機能はどこにあるのか？
実はこの医療機関別係数と2012年度改定の最大テーマ
「DPC医療機関群の設定」の関係は微妙なんだ
？
微妙？
2012年度改定で厚労省は1500あるDPC病院を3つのグループに分けた
大学病院本院（Ⅰ群）
ここには重症の患者が多く来るため高い基礎係数が設定
大学病院並みの医療を行う一般病院（Ⅱ群）
こちらも重症の患者が多いので比較的高い基礎係数が設定
その他の病院（Ⅲ群）
こちらは低い基礎係数が設定
2014年度のDPC病院は
Ⅰ群が80病院
Ⅱ群が99病院
Ⅲ群が1,406病院
基礎係数が高いため多くの病院は「Ⅱ群になりたい」というわけだ

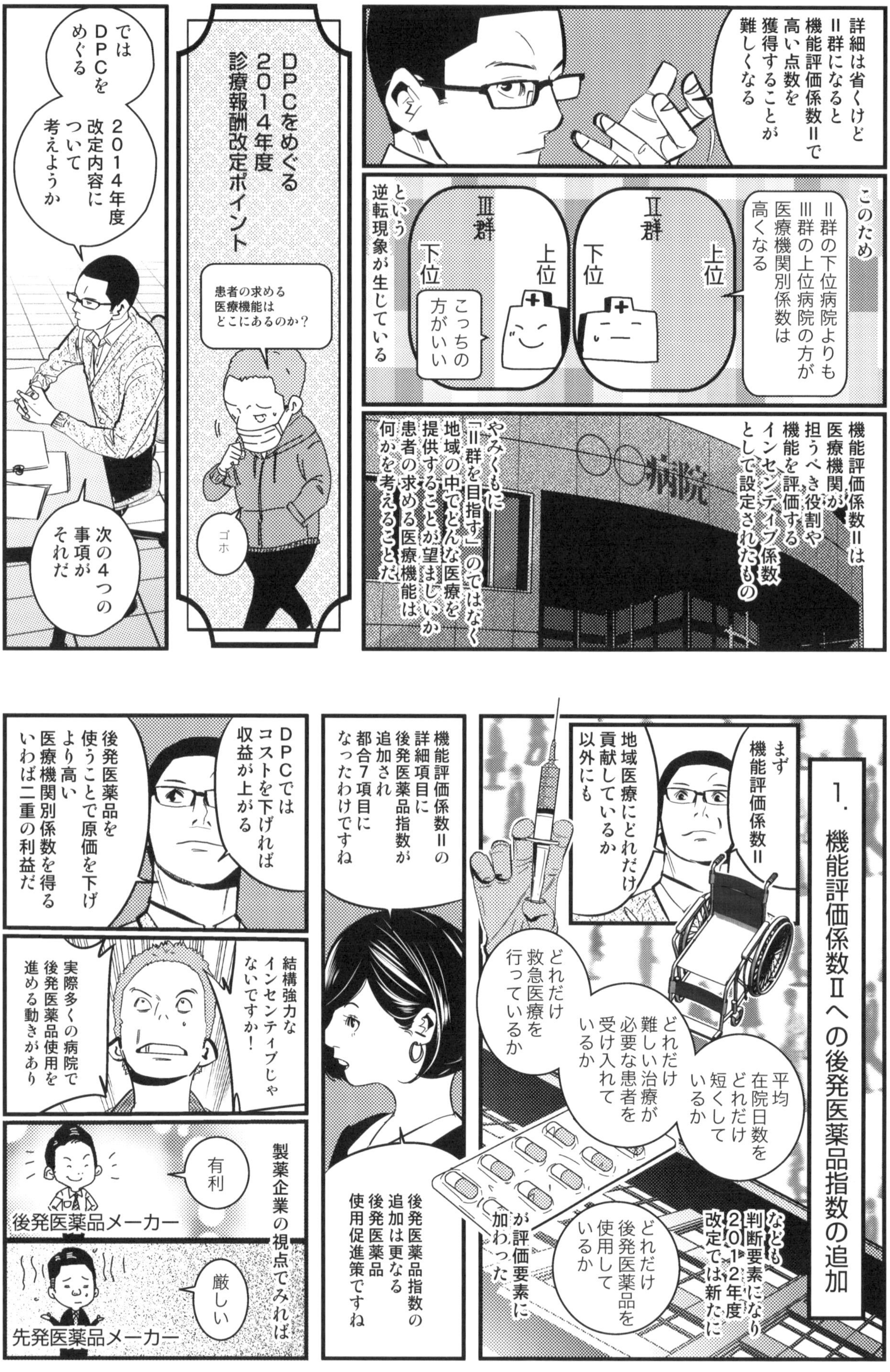
詳細は省くけど
Ⅱ群になると機能評価係数Ⅱで高い点数を獲得することが難しくなる
このため
Ⅱ群の下位病院よりもⅢ群の上位病院の方が医療機関別係数は高くなる
Ⅱ群
上位
下位
Ⅲ群
上位
下位
こっちの方がいい
という逆転現象が生じている
機能評価係数Ⅱは医療機関が担うべき役割や機能を評価するインセンティブ係数として設定されたもの
○○病院
やみくもに「Ⅱ群を目指す」のではなく地域の中でどんな医療を提供することが望ましいか患者の求める医療機能は何かを考えることだ
DPCをめぐる2014年度診療報酬改定ポイント
患者の求める医療機能はどこにあるのか？
ゴホ
ではDPCをめぐる2014年度改定内容について考えようか
次の4つの事項がそれだ
1. 機能評価係数Ⅱへの後発医薬品指数の追加
まず機能評価係数Ⅱ
地域医療にどれだけ貢献しているか以外にも
平均在院日数をどれだけ短くしているか
どれだけ難しい治療が必要な患者を受け入れているか
どれだけ救急医療を行っているか
なども判断要素になり2012年度改定では新たに
どれだけ後発医薬品を使用しているか
が評価要素に加わった
機能評価係数Ⅱの詳細項目に後発医薬品指数が追加され都合7項目になったわけですね
後発医薬品指数の追加は更なる後発医薬品使用促進策ですね
DPCではコストを下げれば収益が上がる
後発医薬品を使うことで原価を下げより高い医療機関別係数を得るいわば二重の利益だ
結構強力なインセンティブじゃないですか！
実際多くの病院で後発医薬品使用を進める動きがあり
製薬企業の視点でみれば
有利
後発医薬品メーカー
厳しい
先発医薬品メーカー

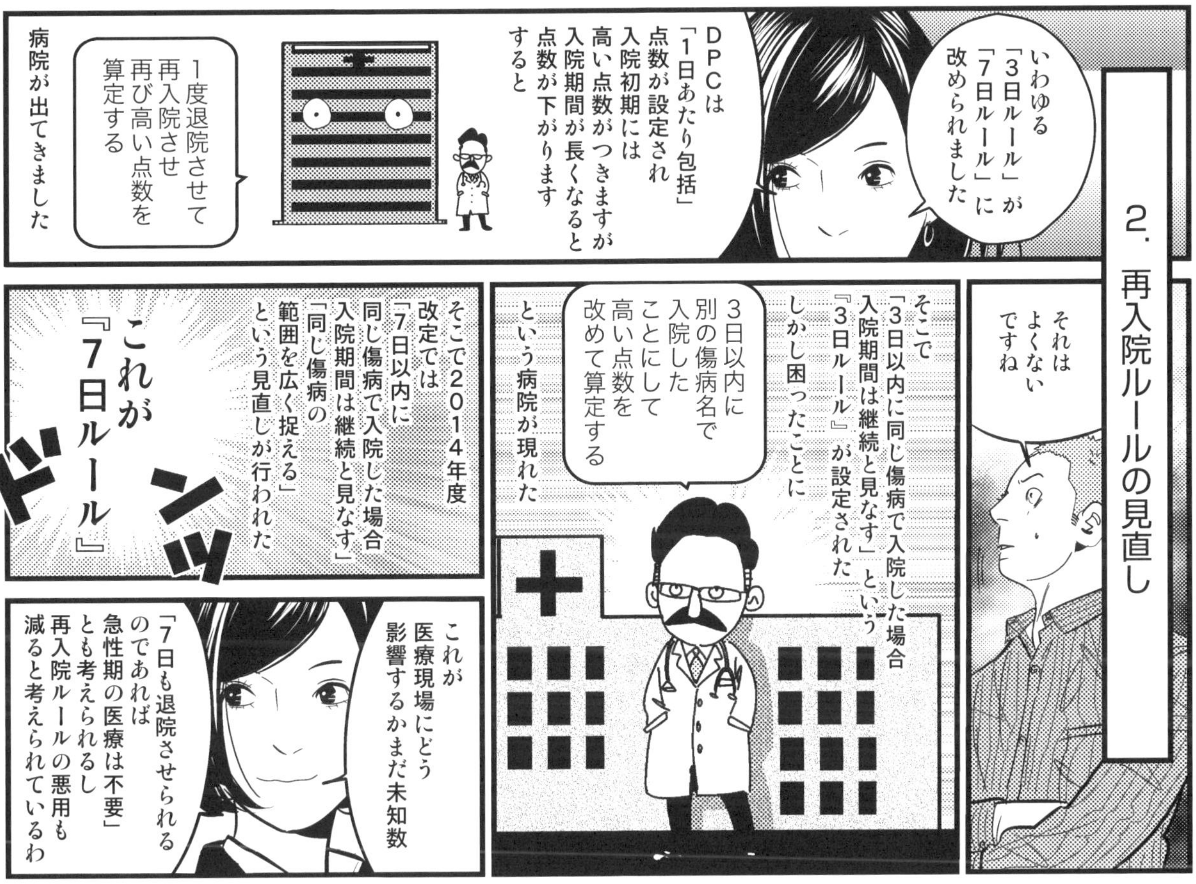
2. 再入院ルールの見直し
いわゆる「3日ルール」が「7日ルール」に改められました
DPCは「1日あたり包括」点数が設定され入院初期には高い点数がつきますが入院期間が長くなると点数が下がりますすると
1度退院させて再入院させ再び高い点数を算定する
病院が出てきました
それはよくないですね
そこで「3日以内に同じ傷病で入院した場合入院期間は継続と見なす」という『3日ルール』が設定された
しかし困ったことに
3日以内に別の傷病名で入院したことにして高い点数を改めて算定する
という病院が現れた
そこで2014年度改定では「7日以内に同じ傷病で入院した場合入院期間は継続と見なす」「同じ傷病の範囲を広く捉える」という見直しが行われた
これが『7日ルール』
ドンッ
これが医療現場にどう影響するかまだ未知数
「7日も退院させられるのであれば急性期の医療は不要」とも考えられるし再入院ルールの悪用も減ると考えられているわ

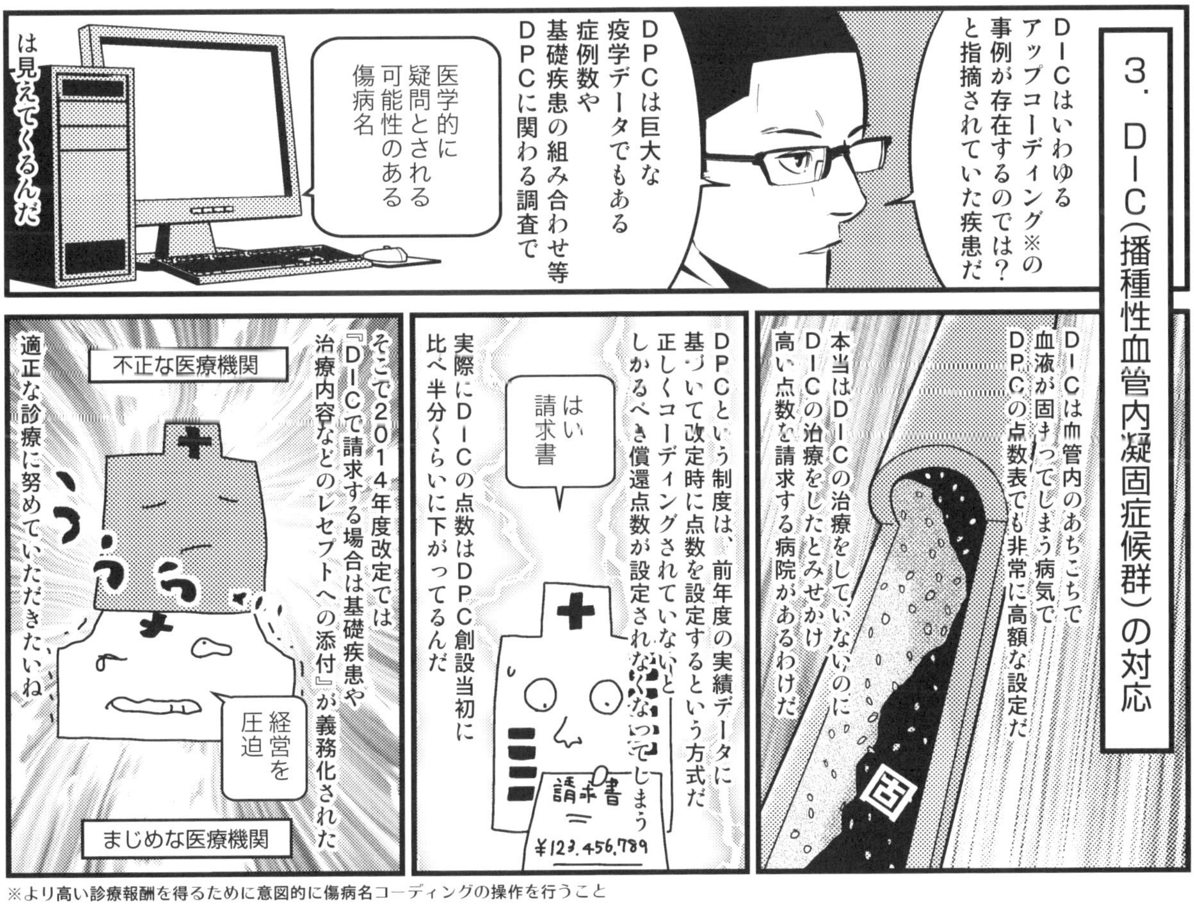
3. DIC（播種性血管内凝固症候群）の対応
DICはいわゆるアップコーディング※の事例が存在するのでは？と指摘されていた疾患だ
DPCは巨大な疫学データでもある症例数や基礎疾患の組み合わせ等DPCに関わる調査で
医学的に疑問とされる可能性のある傷病名
は見えてくるんだ
DICは血管内のあちこちで血液が固まってしまう病気でDPCの点数表でも非常に高額な設定だ
本当はDICの治療をしていないのにDICの治療をしたとみせかけ高い点数を請求する病院があるわけだ
固
DPCという制度は、前年度の実績データに基づいて改定時に点数を設定するという方式だ
正しくコーディングされていないとしかるべき償還点数が設定されなくなってしまう
はい請求書
実際にDICの点数はDPC創設当初に比べ半分くらいに下がってるんだ
請求書
¥123,456,789
そこで2014年度改定では『DICで請求する場合は基礎疾患や治療内容などのレセプトへの添付』が義務化された
不正な医療機関
ううう
経営を圧迫
まじめな医療機関
適正な診療に努めていただきたいね

※より高い診療報酬を得るために意図的に傷病名コーディングの操作を行うこと

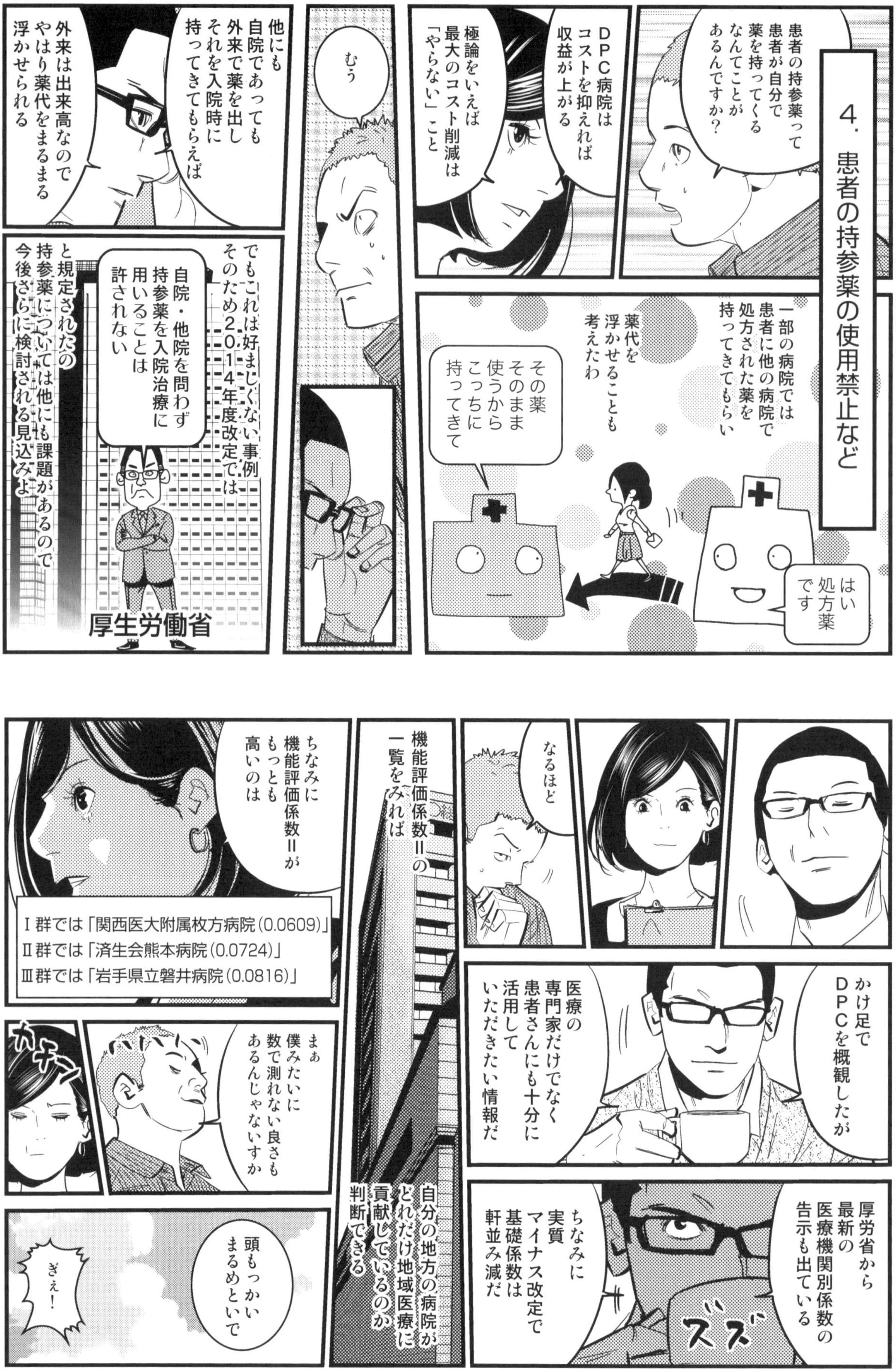
4. 患者の持参薬の使用禁止など
患者の持参薬って患者が自分で薬を持ってくるなんてことがあるんですか？
DPC病院はコストを抑えれば収益が上がる
極論をいえば最大のコスト削減は「やらない」こと
むう
他にも自院であっても外来で薬を出しそれを入院時に持ってきてもらえば
外来は出来高なのでやはり薬代をまるまる浮かせられる
一部の病院では患者に他の病院で処方された薬を持ってきてもらい
薬代を浮かせることも考えたわ
その薬そのまま使うからこっちに持ってきて
はい処方薬です
でもこれは好ましくない事例そのため2014年度改定では
自院・他院を問わず持参薬を入院治療に用いることは許されない
と規定されたの
持参薬については他にも課題があるので今後さらに検討される見込みよ
厚生労働省
なるほど
機能評価係数Ⅱの一覧をみれば
ちなみに機能評価係数Ⅱがもっとも高いのは
Ⅰ群では「関西医大附属枚方病院(0.0609)」
Ⅱ群では「済生会熊本病院(0.0724)」
Ⅲ群では「岩手県立磐井病院(0.0816)」
かけ足でDPCを概観したが
医療の専門家だけでなく患者さんにも十分に活用していただきたい情報だ
カチン
まぁ僕みたいに数で測れない良さもあるんじゃないすか
厚労省から最新の医療機関別係数の告示も出ている
ちなみに実質マイナス改定で基礎係数は軒並み減だ
ズズ
自分の地方の病院がどれだけ地域医療に貢献しているのか判断できる
頭もっかいまるめといで
ぎぇ！

第2章

医療政策ニュースの読み方のコツ

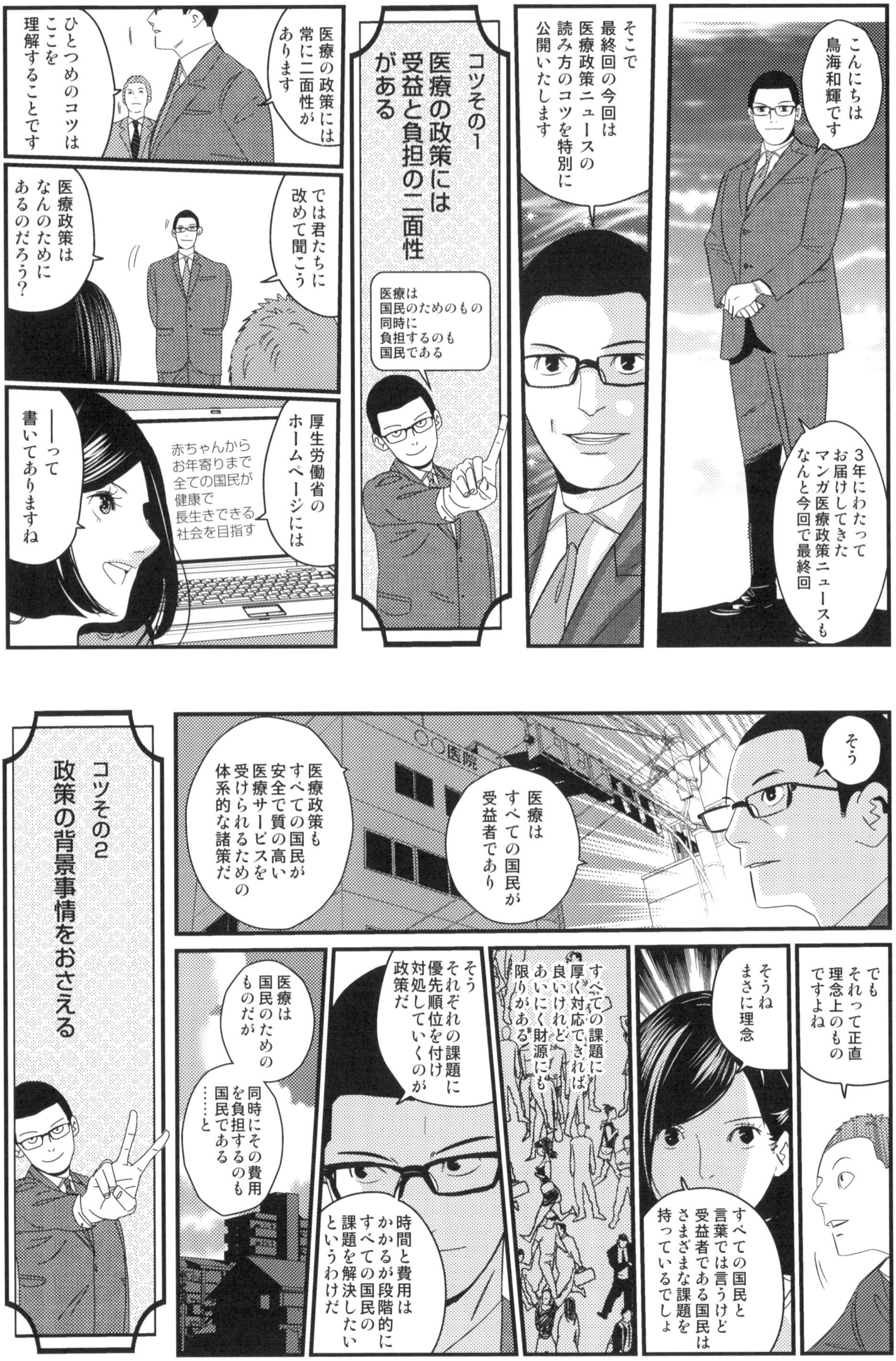
こんにちは 鳥海和輝です
3年にわたって お届けしてきた マンガ医療政策ニュースも なんと今回で最終回
そこで 最終回の今回は 医療政策ニュースの 読み方のコツを特別に 公開いたします
コツその1 医療の政策には 受益と負担の二面性 がある
医療は 国民のためのもの 同時に 負担するのも 国民である
医療の政策には 常に二面性が あります
ひとつめのコツは ここを 理解することです
では君たちに 改めて聞こう
医療政策は なんのために あるのだろう?
厚生労働省の ホームページには
赤ちゃんから お年寄りまで 全ての国民が 健康で 長生きできる 社会を目指す
――って 書いてありますね
そう
○○医院
医療は すべての国民が 受益者であり
医療政策も すべての国民が 安全で質の高い 医療サービスを 受けられるための 体系的な諸策だ
でも それって正直 理念上のもの ですよね
そうね まさに理念
すべての国民と 言葉では言うけど 受益者である国民は さまざまな課題を 持っているでしょ
すべての課題に 厚く対応できれば 良いけれど あいにく財源にも 限りがある
そう それぞれの課題に 優先順位を付け 対処していくのが 政策だ
時間と費用は かかるが段階的に すべての国民の 課題を解決したい というわけだ
医療は 国民のための ものだが
同時にその費用 を負担するのも 国民である ……と
コツその2 政策の背景事情をおさえる

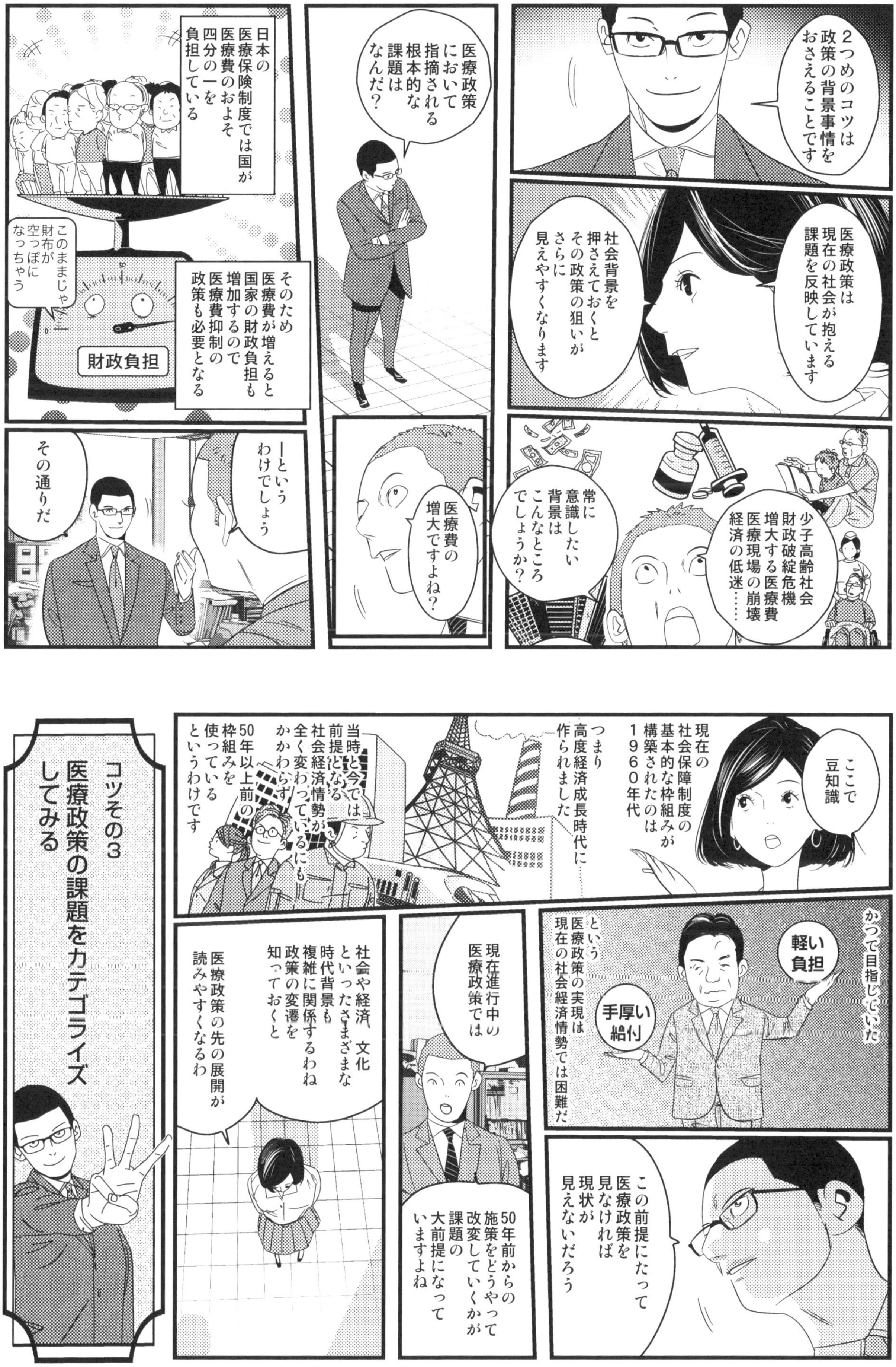
2つめのコツは政策の背景事情をおさえることです
医療政策は現在の社会が抱える課題を反映しています
社会背景を押さえておくとその政策の狙いがさらに見えやすくなります
医療政策において指摘される根本的な課題はなんだ？
日本の医療保険制度では国が医療費のおよそ四分の一を負担している
このままじゃ財布が空っぽになっちゃう
財政負担
そのため医療費が増えると国家の財政負担も増加するので医療費抑制の政策も必要となる
少子高齢社会
財政破綻危機
増大する医療費
医療現場の崩壊
経済の低迷……
常に意識したい背景はこんなところでしょうか？
医療費の増大ですよね？
―というわけでしょう
その通りだ
ここで豆知識
現在の社会保障制度の基本的な枠組みが構築されたのは１９６０年代
つまり高度経済成長時代に作られました
当時と今では前提となる社会経済情勢が全く変わっているにもかかわらず
50年以上前の枠組みを使っているというわけです
かつて目指していた
軽い負担
手厚い給付
という医療政策の実現は現在の社会経済情勢では困難だ
この前提にたって医療政策を見なければ現状が見えないだろう
現在進行中の医療政策では
50年前からの施策をどうやって改変していくかが課題の大前提になっていますよね
社会や経済、文化といったさまざまな時代背景も複雑に関係するわね
政策の変遷を知っておくと
医療政策の先の展開が読みやすくなるわ
コツその3
医療政策の課題をカテゴライズしてみる

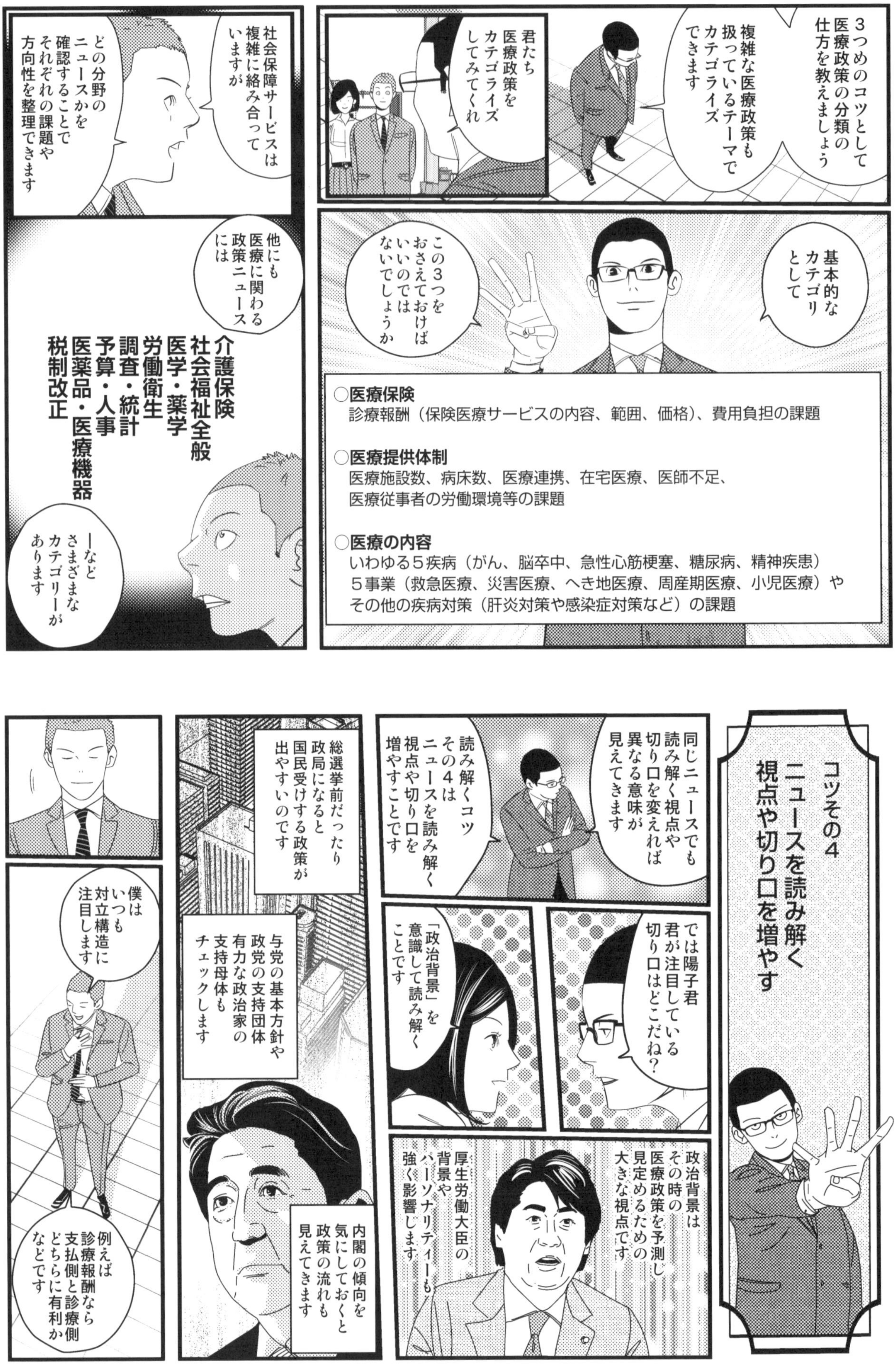

3つめのコツとして医療政策の分類の仕方を教えましょう
複雑な医療政策も扱っているテーマでカテゴライズできます
君たち医療政策をカテゴライズしてみてくれ
社会保障サービスは複雑に絡み合っていますが
どの分野のニュースかを確認することでそれぞれの課題や方向性を整理できます
基本的なカテゴリとして
この3つをおさえておけばいいのではないでしょうか
◯医療保険
診療報酬（保険医療サービスの内容、範囲、価格）、費用負担の課題
◯医療提供体制
医療施設数、病床数、医療連携、在宅医療、医師不足、
医療従事者の労働環境等の課題
◯医療の内容
いわゆる５疾病（がん、脳卒中、急性心筋梗塞、糖尿病、精神疾患）
５事業（救急医療、災害医療、へき地医療、周産期医療、小児医療）や
その他の疾病対策（肝炎対策や感染症対策など）の課題
他にも医療に関わる政策ニュースには
介護保険
社会福祉全般
医学・薬学
労働衛生
調査・統計
予算・人事
医薬品・医療機器
税制改正
ーなどさまざまなカテゴリーがあります
コツその4
ニュースを読み解く視点や切り口を増やす
同じニュースでも読み解く視点や切り口を変えれば異なる意味が見えてきます
読み解くコツその4はニュースを読み解く視点や切り口を増やすことです
では陽子君君が注目している切り口はどこだね？
「政治背景」を意識して読み解くことです
政治背景はその時の医療政策を予測し見定めるための大きな視点です
厚生労働大臣の背景やパーソナリティーも強く影響します
総選挙前だったり政局になると国民受けする政策が出やすいのです
与党の基本方針や政党の支持団体有力な政治家の支持母体もチェックします
内閣の傾向を気にしておくと政策の流れも見えてきます
僕はいつも対立構造に注目します
例えば診療報酬なら支払側と診療側どちらに有利かなどです

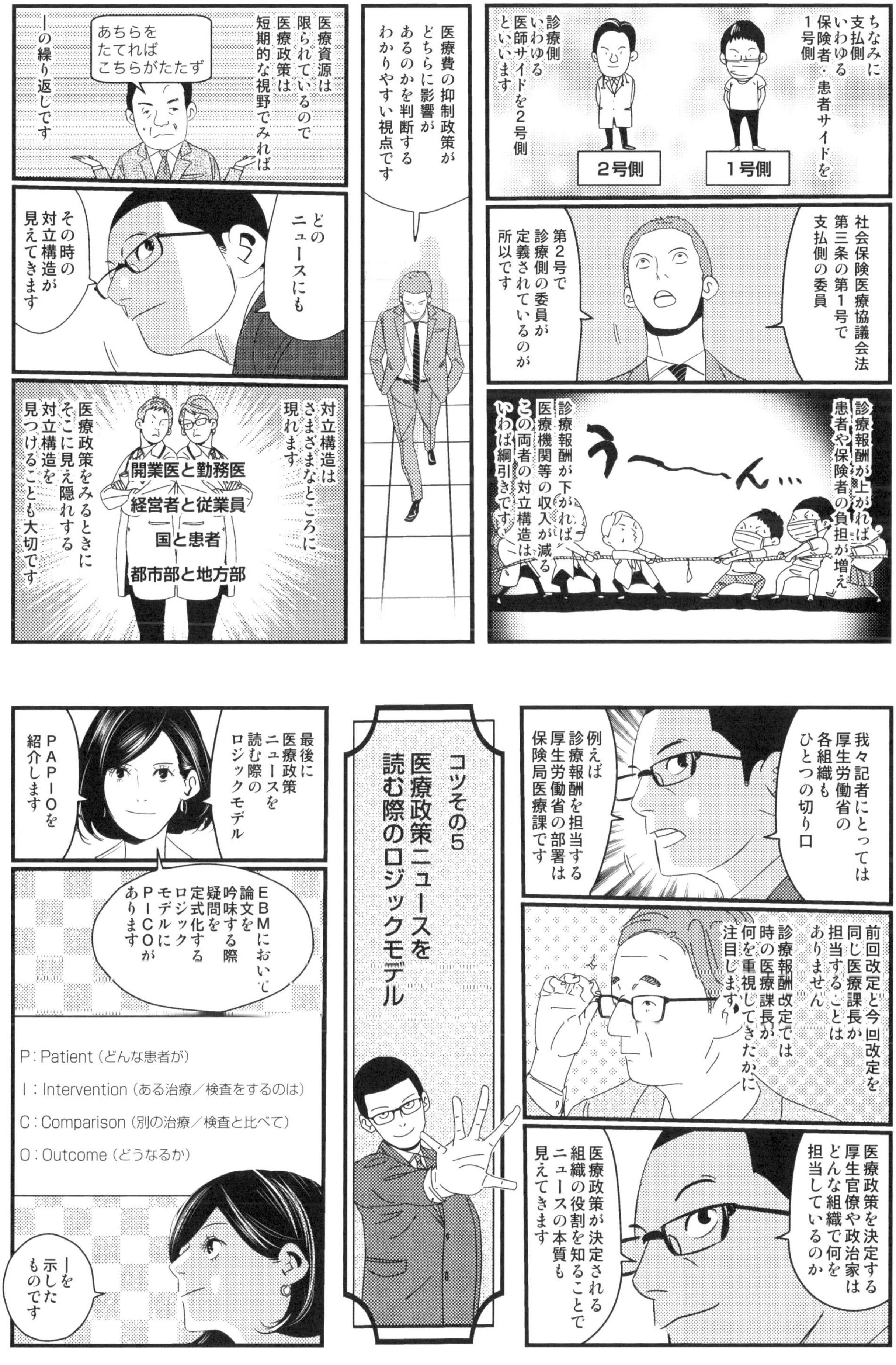
ちなみに支払側いわゆる保険者・患者サイドを1号側
1号側
診療側いわゆる医師サイドを2号側といいます
2号側
社会保険医療協議会法第三条の第1号で支払側の委員
第2号で診療側の委員が定義されているのが所以です
診療報酬が上がれば患者や保険者の負担が増え
うーーん…
診療報酬が下がれば医療機関等の収入が減る
この両者の対立構造はいわば綱引きです
医療費の抑制政策がどちらに影響があるのかを判断するわかりやすい視点です
医療資源は限られているので医療政策は短期的な視野でみれば
あちらをたてればこちらがたたず
―の繰り返しです
どのニュースにも
その時の対立構造が見えてきます
対立構造はさまざまなところに現れます
開業医と勤務医
経営者と従業員
国と患者
都市部と地方部
医療政策をみるときにそこに見え隠れする対立構造を見つけることも大切です
我々記者にとっては厚生労働省の各組織もひとつの切り口
例えば診療報酬を担当する厚生労働省の部署は保険局医療課です
前回改定と今回改定を同じ医療課長が担当することはありません
診療報酬改定では時の医療課長が何を重視してきたかに注目します
医療政策を決定する厚生官僚や政治家はどんな組織で何を担当しているのか
医療政策が決定される組織の役割を知ることでニュースの本質も見えてきます
コツその5
医療政策ニュースを読む際のロジックモデル
最後に医療政策ニュースを読む際のロジックモデル
PAPIOを紹介します
EBMにおいて論文を吟味する際疑問を定式化するロジックモデルにPICOがあります
P：Patient（どんな患者が）
I：Intervention（ある治療／検査をするのは）
C：Comparison（別の治療／検査と比べて）
O：Outcome（どうなるか）
―を示したものです

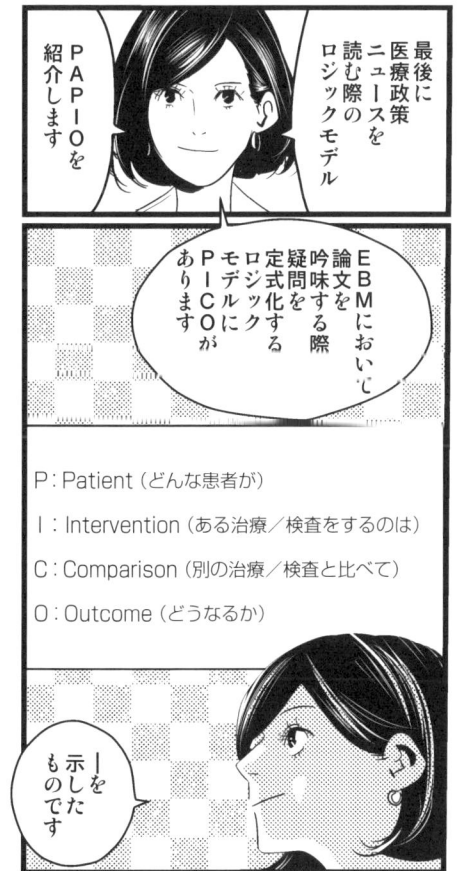

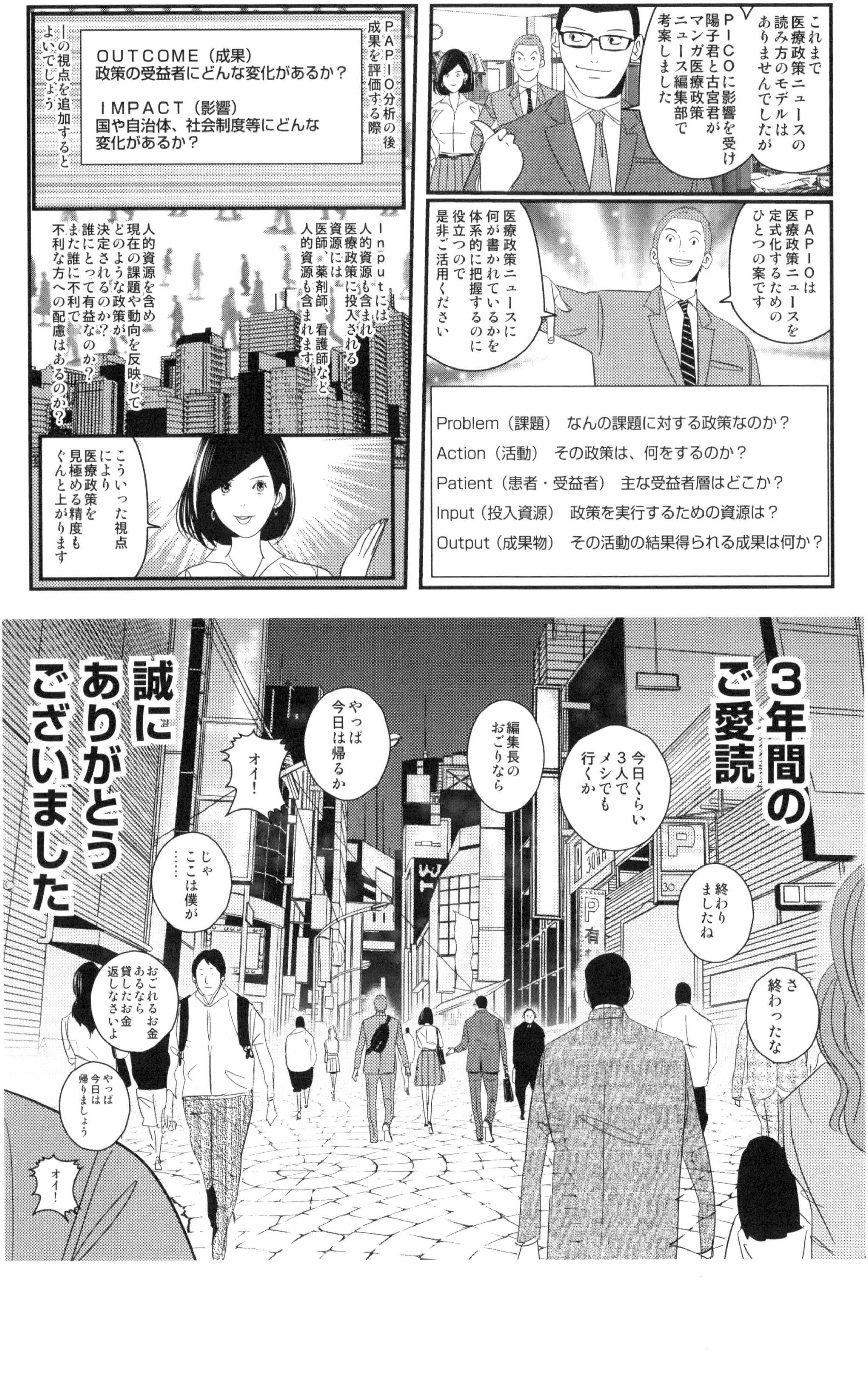
これまで医療政策ニュースの読み方のモデルはありませんでしたが
PICOに影響を受け陽子君と古宮君がマンガ医療政策ニュース編集部で考案しました
PAPIOは医療政策ニュースを定式化するためのひとつの案です
医療政策ニュースに何が書かれているかを体系的に把握するのに役立つので是非ご活用ください
Problem（課題）　なんの課題に対する政策なのか？
Action（活動）　その政策は、何をするのか？
Patient（患者・受益者）　主な受益者層はどこか？
Input（投入資源）　政策を実行するための資源は？
Output（成果物）　その活動の結果得られる成果は何か？
PAPIO分析の後成果を評価する際
OUTCOME（成果）
政策の受益者にどんな変化があるか？
IMPACT（影響）
国や自治体、社会制度等にどんな変化があるか？
ーの視点を追加するとよいでしょう
Inputには人的資源も含まれ医療政策に投入される資源には医師、薬剤師、看護師など人的資源も含まれます
人的資源を含め現在の課題や動向を反映してどのような政策が決定されるのか？誰にとって有益なのか？また誰に不利で不利な方への配慮はあるのか？
こういった視点により医療政策を見極める精度もぐんと上がります
3年間のご愛読
誠にありがとうございました
終わりましたね
さ 終わったな
今日くらい3人でメシでも行くか
編集長のおごりなら
やっぱ今日は帰るか
オイ！
じゃここは僕が……
おごれるお金あるなら貸したお金返しなさいよ
やっぱ今日は帰りましょう
オイ！

第3章

用語集

用語集

【あ】

アウトカム評価
医療の質は、構造（ストラクチャー：病院設備、医療従事者の数、保険制度等）、過程（プロセス：診断・治療等提供される内容）、結果（アウトカム：治療・患者満足度などの結果）の3要素で評価されるといわれている。平成20年度診療報酬改定で、回復期リハ病棟に対して医療の質の評価の1つアウトカム評価が導入された。

亜急性期
急性期と慢性期の中間に位置し、急性期の状態が一段落した後、慢性期医療に移行するまでの期間をいう。

アンメットメディカルニーズ
有効な治療法が見つかっていない疾病等へのニーズ。

【い】

医業利益率
粗利益のことで、医業収益から材料費を引いた〝医業総利益〟を医療機関の売上高〝医業収益〟で割って100をかけた値。

医師不足
医師の数が、医療に必要とされる人数に比べて不足している状態。深刻な医師不足の原因としては、医療訴訟の増加、救急患者の増加、新臨床研修制度の開始、当直等医師の過重労働の問題などがあげられる。

一般病床
病気やケガなどで緊急入院するなど、病状が変化する可能性の高い急性期の患者を対象とする病床。医療法では、精神病床、感染症病床、結核病床及び療養病床以外の病床を一般病床としている。

一般用医薬品
一般の人が、薬局等で処方せんなしで購入し、自らの判断で使用する医薬品であって、通常、安全性が確保できる成分の配合によるものが多い。ＯＴＣ医薬品ともいう。

一般用医薬品部会
一般用医薬品部会は年4回開催され、一般用医薬品として申請された既承認の一般用医薬品と有効成分、分量、用法、効能、効果等が明らかに異なるものが審議される。

医薬品医療機器等法
正式名称は、「医薬品、医療機器等の品質、有効性及び安全性の確保等に関する法律」。平成26年11月25日の薬事法等の一部を改正する法律（平成25年法律第84号）の施行により、「薬事法」から改められた。改正では、医薬品、医療機器等の安全かつ迅速な提供の確保を図るため、添付文書の届出義務の創設等の安全対策の強化、医療機器・再生医療等製品の特性を踏まえた規制の構築等が行われた。

医療機関群
ＤＰＣ病院Ⅰ群（大学病院本院群）、ＤＰＣ病院Ⅱ群（高診療密度病院群）、ＤＰＣ病院Ⅲ群（その他の病院群）の3つに分類される。

医療クラーク
医師事務作業補助体制加算に対応する業務で、医師の事務的な負担を軽減させることを目的に、診療録や各種診断書・証明書・処方せん等の医療文書作成業務などを医師の指示の下で代行する。必要な資格は特にない。

医療経済実態調査
病院、一般診療所及び歯科診療所並びに保険薬局における医業経営等の実態を明らかにし、社会保険診療報酬及び老人保健施設療養費に関する基礎資料を整備することを目的に厚生労働省が実施している調査。

医療再生
地域医療の崩壊が叫ばれる中、政府は、地域の医師確保、救急医療の強化など、地域における医療課題の解決を図るため、都道府県に地域医療再生基金を設置し、都道府県が策定する地域医療再生計画に基づく取り組みを推進してきた。

医療費適正化計画
国の責任のもと、国及び都道府県等が協力し、医療費の伸びが過大とならないよう、糖尿病等の患者・予備群の減少、平均在院日数の短縮を図るなど、計画的な医療費の適正化対策を推進するための取り組み。

医療法人
病院、医師もしくは歯科医師が常時勤務する診療所または介護老人保健施設を開設することを目的として、医療法の規定に基づき設立される法人のこと。民間病院は基本的に大半が医療法人となっている。

医療用医薬品
医師または歯科医師の処方せんまたは指示によって使用される医薬品をいう。

インシデント
重大な医療事故に至る可能性がある事態が発生し、なおかつ実際には事故につながらなかった潜在的事例のこと。

【え】

エパデール
一般名はイコサペント酸エチルで、生活習慣病の1つである「高脂血症」のほか、「閉塞性動脈硬化症に伴う潰瘍、疼痛及び冷感の改善」の治療に用いられる薬剤である。

【か】

介護報酬
介護事業者が利用者に対して介護サービスを提供した場合に支払われる報酬で、各サービスの内容（要介護度、サービスの種類、利用回数、利用時間等）に応じて設定されている。介護報酬は、3年ごとに改定される。

改定率
診療報酬改定においては、医療費を前年度に比べて、どの程度増やすか、あるいは減らすかを政策的に決定する。この増減の割合を改定率といい、内閣が決定する。

回復期リハビリテーション病棟
いわゆる急性期を脱した患者が、ADL（日常生活動作）の向上と社会・家庭復帰を目的としたリハビリを集中的に行う病棟のこと。

外来管理加算
一定の処置や検査等を必要としない再診患者に対して、医師が必要に応じて丁寧な問診と身体診察、症状・病状や療養上の注意点などの懇切丁寧な説明、療養上の疑問や不安を解消するための取り組みを行った場合、再診料に加算される診察料。

がん診療連携拠点病院
全国どこでも質の高いがん医療を提供することができるよう、厚生労働省が指定している病院。専門的ながん医療の提供、地域のがん診療の連携協力体制の構築、がん患者に対する相談支援及び情報提供等を行っている。

がん対策推進基本計画
がん対策基本法（平成18年法律第98号）に基づき政府が策定するものであり、平成19年6月に策定され、この基本計画に基づきがん対策が進められてきた。新たな課題も明らかになっていることから、現在見直しが行われているところである。

がん登録
がんの罹患や転帰、その他の状況を登録・把握し、分析する仕組み。がん患者数・罹患率、がん生存率、治療効果の把握など、がん対策の基礎となるデータの把握のために必要なものである。

緩和ケア
生命を脅かす疾患による問題に直面している患者とその家族に対して、疾患の早期より痛み、身体的問題、心理社会的問題、スピリチュアルな問題に関して、きちんとした評価を行い、それが障害とならないように予防したり、対処すること。

緩和ケア病棟
治癒困難ながん患者を対象に緩和ケアを行う専門病棟。

【き】

希少疾病
一般的な疾患と比較して、少数の人々がかかる疾患で、多くが先天性遺伝病など難治性の疾患。患者数が少ないことから病態の研究や治療法の開発が進まなかったが、近年、先進国において稀少疾患対策が積極的に行われている。

規制改革会議
内閣府設置法第37条第2項に基づき設置された審議会。内閣総理大臣の諮問を受け、経済社会の構造改革を進める上で必要な規制改革を進めるための調査審議を行い、内閣総理大臣へ意見を述べること等を主要な任務として、平成25年1月23日に設置された。

基礎係数
平成24年度診療報酬改定から、調整係数は医療機関ごとであるが、基礎係数はDPC対象病院を3つの医療機関群に分けた各医療機関群ごとに設定されている。

機能強化型訪問看護ステーション
平成26年度診療報酬改定に伴って新設され、質の高い訪問看護を提供する事業所を評価するものである。24時間対応、重症度の高い患者の受け入れ、積極的なターミナルケアの実施、休日の指定訪問看護の実施などの要件が定められている。

基本診療料
基本診療料は、初診もしくは再診の際及び入院の際に行われる基本的な診療行為の費用を一括して評価するもので、初・再診料、入院基本料、入院基本料等加算、特定入院料が含まれる。

急性期
急性疾患や慢性疾患の急性増悪などで緊急・重症な状態にある時期。

急性期看護補助体制加算
看護師不足、地域偏在が指摘されている。地域の急性期医療を担う保険医療機関において、病院勤務医及び看護職員の負担の軽減及び処遇の改善に資する体制を確保することを目的として、看護業務を補助する看護補助者を配置している体制を評価するもの。

協会けんぽ

おもに中小企業等で働く従業員やその家族が加入している健康保険（政府管掌健康保険）は、従来、国（社会保険庁）で運営していたが、平成20年10月1日、新たに全国健康保険協会が設立され、この協会が運営する健康保険の愛称が「協会けんぽ」である。

行政刷新会議

国民的な観点から、国の予算、制度その他国の行政全般の在り方を刷新するとともに、国、地方公共団体及び民間の役割の在り方の見直しを行うため、内閣府に設置されたもの。平成24年12月26日の閣議決定を持って廃止された。

【け】

ケアマネジャー

正式名称は、介護支援専門員。要介護者等が、その心身の状況などに応じて適切な介護のサービスを受け、自立した日常生活を送れるように、要介護者等からの相談に応じて、介護サービス計画（ケアプラン）を作成し、市町村・介護サービス事業者などと連絡調整を行う。

ケアミックス病院

一般病床と療養病床または精神病床の混合型である。もともと一般病院であったものが、療養病床などへ転換した場合が多いと考えられている。

激変緩和措置

急激な負担増にならないようにするためにとられる経過措置。

【こ】

高額療養費制度

公的医療保険における制度の1つで、医療機関や薬局の窓口で支払った額が、暦月（月の初めから終わりまで）で一定額を超えた場合に、その超えた金額を支給する制度。

後期高齢者医療制度

75歳以上のすべての後期高齢者と、65～74歳の前期高齢者で障害がある人を対象にした保険制度で、他の健康保険からは独立している。保険者は都道府県を単位とする広域連合で、約5割が公費、約4割が現役世代の加入する医療保険、残りの約1割を高齢者の保険料で負担する仕組みになっている。

控除対象外消費税

保険診療は、患者負担増を抑えるため、非課税であることから、医療機関は患者から消費税を受け取ることができない。そのため、医療機関が課税仕入（設備、医薬品など）にかかった消費税は、医療機関が負担していることになり、これを控除対象外消費税という。

高診療密度病院群

平成24年度診療報酬改定で、DPC対象病院は「大学病院本院群」、「高診療密度病院群」、「その他の急性期病院群」に分類されている。高診療密度病院群は、大学病院本院に準ずる機能を有する病院とされる。

高度医療

①国内未承認の医薬品や医療機器の使用を伴う医療技術、②国内承認医薬品や医療機器の適用外使用を伴う医療技術、を評価対象として一定の要件を満たすものを厚生労働省・高度医療評議会議が評価・認定した医療。現在は、「先進医療」に1本化されている。

後発医薬品

先発医薬品（新薬、標準製剤）と同一の有効成分を同一量含む同一投与経路の製剤（例えば、錠剤、カプセル剤等）で、効能・効果、用法・用量が原則的に同一で、先発医薬品と同等の臨床効果が得られる医薬品のこと。ジェネリック医薬品ともいう。

後方病床機能

急性増悪時などの緊急入院対応等。

国民医療費

病気やけがを治療するために1年間に医療機関に支払われた医療費の総額。公費負担を含んだ保険給付費と窓口の患者負担に、生活保護などの公費負担医療費を合算したものである。

5疾病・5事業

平成19年に施行された改正医療法により、医療計画制度の下、4疾病（がん、脳卒中、急性心筋梗塞、糖尿病）5事業（救急医療、災害医療、へき地医療、周産期医療、小児救急を含む小児医療）ごとに医療連携体制を構築することとなり、さらに、平成25年度からは、精神疾患と在宅医療を加えた「5疾病・5事業および在宅医療」の医療連携体制の構築が進められている。

コーディング

DPCでは、すべての診断群分類に対して14桁で構成される診断群分類番号（DPCコード）が割り振られている。①医療資源を最も投入した傷病名（ICD-10で定義）、②手術の選択、③関連する手術・処置、重症度、副傷病名の有無等の選択によって、この診断群分類番号を決定することをいう。

【さ】

再審査期間

製造販売後一定期間、使用成績などの調査により情報収集、評価・分析を行って、承認時に得られた有効性及び安全性を再確認する。再審査期間は新医薬品の承認区分に基づいて4～10年間（通常8年間）の範囲で指定される。

再生医療
広義には、臓器や組織機能を再建する医療技術を総合して「再生医療」と呼んでいる。多能性幹細胞はあらゆる細胞に分化でき、組織に障害が生じた場合、増殖と分化を行い、組織や臓器を修復する機能を持っている。

在宅医療
治療や療養を必要とする患者が、通院困難な状態にあっても自宅等の生活の場で必要な医療を受けられるように、医師などが自宅等を訪問して医療を提供するもの。

在宅緩和ケア
在宅での療養を望む患者や家族が安心して生活を続けられるようにするため、チームによる療養支援体制を整備し、緩和ケアを行うこと。

在宅療養支援診療所
患家に対する24時間の窓口として、必要に応じて他の病院、診療所等との連携を図りつつ、24時間往診、訪問看護等を提供できる体制をとる施設。

在宅療養支援病院
在宅療養支援診療所と同様に、在宅医療の主たる担い手となる24時間対応可能の体制がある病院。平成20年度診療報酬改定で創設された。当初は「病院から半径4km以内に診療所が存在しない」という厳しい要件があったが、平成22年度改定で、事実上「許可病床数が２００床未満の病院であればよい」と緩和されている。また平成24年度改定で、機能強化型が追加された。

【し】

時間外対応加算
診療所が休日・夜間に患者からの電話の問い合わせや受診等に対応できる体制を確保している場合、再診料に加算される診察料。平成24年度診療報酬改定で「地域医療貢献加算」から名称変更した。

施設基準
医療法とは別に、健康保険法等の規定に基づき厚生労働大臣が定めた、保険診療の一部について、医療機関の機能や設備、診療体制等の基準を定めたもの。

支払基金（社会保険診療報酬支払基金）
保険医療機関（薬局）からの診療に係る医療費の請求が正しいかを審査したうえで、健康保険組合（保険者）などへ請求し、健康保険組合から支払われた医療費を保険医療機関へ支払いをする業務を行う。

社会保障国民会議
社会保障のあるべき姿について、国民に分かりやすく議論を行うことを目的として行われた。所期の目的を達したため、平成20年12月26日の閣議決定を持って廃止された。

社会保障・税一体改革
社会経済情勢が大きく変化する中で、①社会保障の維持・充実、②財政健全化、というわが国にとって待ったなしとなった2大目標を同時に実現するための改革と位置付けられている。

社会保障制度改革国民会議
社会保障制度改革推進法（平成24年法律第64号）に基づき、社会保障制度改革を行うために必要な事項を審議することを目的に、内閣に設置されたもの。平成25年8月21日、社会保障制度改革推進法の施行から1年間の設置期限をむかえ、廃止された。

終末期相談料
後期高齢者終末期相談支援料。医療従事者が、患者・その家族と終末期における診療方針等について十分な話し合いを行い、その内容を文書等により提供した場合に算定されていたが、平成20年7月に凍結され、算定できないこととなった。

受診時定額負担
「高額療養費制度」の自己負担限度額の見直しに必要な財源を確保するため、初診・再診時に、定率の窓口負担金とは別に、例えば「１００円」など　定の金額を患者から徴収する仕組み。

診療所療養病床療養環境加算
長期にわたり療養を必要とする患者に提供される療養環境を総合的に評価するもの。医療法の経過措置として、施設基準の緩和が認められている有床診療所については、今後、増改築により環境改善を図る具体的計画を策定することにより、新設された改善加算を算定することが可能である。

診療報酬
保険医療機関等が行う診療行為に対して公的医療保険から支払われる報酬のこと。診療報酬は公定価格であるため、物価や他産業の給与水準に合わせる必要があり、概ね2年に1度改定される。これが、診療報酬改定である。
診療報酬は、例えば初診料、再診料、手術料など、医療行為ごとに全国一律（一部地域では加算がある）に決まっており、患者は窓口で3割を、健康保険組合や国民健康保険などの保険者が7割を医療機関に支払う。

診療報酬本体
診療報酬の本体部分は、「医科」、「歯科」、「調剤」に関する項目に分けられる。

診療報酬明細書
医療機関が「医療」という商品を売った対価としての費用請求書のことで、通称、レセプトといわれている。省令により様式や手続きが定められている。

【す】

スイッチOTC薬
医療用医薬品として用いられていた有効成分を一般用医薬品（ＯＴＣ薬）として使用できるようにスイッチした（切替えた）ものをいう。

【せ】

生活習慣病
かつては、成人病と呼ばれていた。代表的なものとして、高血圧、糖尿病、脂質異常症などがあり、生活習慣病は、今や健康長寿の最大の阻害要因となるだけでなく、国民医療費にも大きな影響を与えている。多くは、不健全な生活の積み重ねによって内臓脂肪型肥満となり、これが原因となって引き起こされるものだが、各個人が日常生活の中での適度な運動、バランスの取れた食生活、禁煙を実践することによって予防することができるといわれている。

セカンドオピニオン
主治医以外の医師に、現在の診断・治療の妥当性、その他の方向性などを相談すること。

先進医療制度
国民の選択肢を拡げ、利便性を向上するという観点から、保険診療との併用を厚生労働大臣により認められた医療。将来的な保険導入のための評価を行うものとして、保険診療との併用を認めたものをいう。

【そ】

総合診療医
頻度の高い疾病と傷害、それらの予防、保健と福祉等、健康に関わる幅広い問題について、わが国の医療体制の中で、適切な初期対応と必要に応じた継続医療を全人的視点から提供できる医師をいう。

【た】

第1類医薬品
副作用等により日常生活に支障をきたす程度の健康被害を生じるおそれがある医薬品であって、その使用に関し、特に注意が必要なものとして厚生労働大臣が指定するもので、新一般用医薬品として承認を受けてから厚生労働省令で定める期間を経過しないものをいう。一般用医薬品は、リスクに応じて3つの区分があり、特にリスクが高い第1類医薬品は、薬剤師が文書による情報提供を行った上で販売することが義務付けられている。

【ち】

地域医療指数
地域医療への貢献に係る体制評価指数のことで、①脳卒中地域連携、②がん地域連携、③地域がん登録（平成29年度で廃止）、④救急医療、⑤災害時における医療、⑥へき地の医療、⑦周産期医療、⑧がん拠点病院、⑨24時間ｔ－ＰＡ体制、⑩ＥＭＩＳ（広域災害・救急医療情報システム）、⑪急性心筋梗塞の24時間診療体制、⑫精神身体合併症の受入体制、⑬臨床研究中核病院（平成28年新設）の計13項目のポイント制である。

地域偏在
「大病院が林立する東京などの都市」対「離島・へき地」という旧来の構造による医師不足という問題だけではなく、「都道府県の県庁所在地」と「その他の県内地域」との格差も最近急速に進んでいる。診療科の偏在や、小児科、産婦人科などの医師不足も深刻である。

地域包括ケアシステム
生活上の安全・安心・健康を確保するために、医療・介護、予防や福祉などのサービスが、30分以内で駆けつけられる日常生活圏域で、一体的に適切に提供できるような地域での体制。

治験
治療試験の略称。「くすりの候補」を用いて国の承認を得るための成績を集める臨床試験を治験という。企業主導治験と医師主導治験がある。日本では、制度上、臨床試験と治験は別物だが、海外では区別されない。英語では、いずれも clinical trial である。

チーム医療
医療に従事する多種多様なスタッフが、各々の高い専門性を前提に、目的と情報を共有し、業務を分担しつつも互いに連携・補完し合い、患者の状況に的確に対応した医療を提供すること。

中央社会保険医療協議会（中医協）
厚生労働大臣の諮問機関。健康保険の保険者の代表、医師や歯科医師、薬剤師の代表、公益代表によって構成されている。2年に一度診療報酬の価格などを、厚生労働大臣の諮問に応じて、審議し、文書にて答申する。また、自ら文書をもって建議することもできる。

長期収載品
医療用医薬品のうち、新薬として開発・発売されてから時間が経過し、特許が切れて、後発医薬品が参入した先発医薬品をいう。

調剤録
患者の調剤を行った場合に記載が義務づけられているもの。薬剤師の法定記録であり、調剤報酬請求の根拠である。調剤録の保存期間は、最終記入の日から3年間とされている。平成25年からは、保険薬局の調剤録、調剤済み処方箋について外部保存できるようになっている。

超重症児（者）入院診療加算

出生時、乳幼児期または小児期等の15歳までに障害を受けた児（者）で、当該障害に起因して超重症児（者）の判定基準を満たしている場合に算定していたが、平成26年度改定で、算定の対象を15歳を超えて障害を受けた者にも拡大した。

調整係数

ＤＰＣへ移行するにあたり、医療機関ごとの診療特性等の違いによる影響を補正するために、前年度の診療報酬算定実績を反映する係数として導入されたもの。平成30年度に完全廃止される。

調整係数の弊害

調整係数はＤＰＣ制度参加のインセンティブとして導入されたが、個別のＤＰＣ対象病院ごとに診療報酬改定のたびに継続して設定されるため、ＤＰＣ参加時点での出来高による報酬水準がいつまでも維持される。

【て】

出来高病院

ＤＰＣ対象病院ではなく、診療行為ごとに料金を計算する出来高払い方式をとっている病院をいう。この場合、診療行為が多ければ多いほど医療機関の収入が増えることになる。

出来高評価

出来高払い方式は診療行為ごとに料金を計算する方式。例えば、診察料、検査、手術処置、薬剤、材料等を積み上げた金額で計算する。

電子カルテ

医師・歯科医師が診療の経過を記入していた、紙の診療録（カルテ）を電子化し、電子情報として一括してカルテを記録・保存するシステム。他の医療機関と診療情報を共有するための標準化が進められている。

【と】

登録販売者

資質確認のための都道府県試験に合格し、登録を受けた一般用医薬品の販売等を担う専門家をいう。受験資格として、学歴や一般用医薬品の販売等に関する実務に従事したことを求めている。

特許期間

開発した薬を製造・販売する権利を一定期間独占する期間をいう。新薬で原則20年、最長25年といわれている。

特区

構造改革特別区域。「構造改革特別区域法」第2条に規定される、従来法規制等の関係で事業化が不可能な事業を、特別に行うことが可能になる地域のこと。

ドクターショッピング

医師に対する不信感などから、患者がよりよい医療を求めて、医療機関を次々と替えたり、あるいは同時に受診すること。薬物依存状態にある患者の場合は、特定の薬剤を入手するために複数の医療機関を受診する行為をいう。

特定機能病院

平成4年の医療法改正によって盛り込まれた、厚生労働大臣承認の医療機関。高度な医療技術の開発、提供、また医療研修を行うことを目的とする。全国80の大学病院本院及び防衛医科大学校病院を中心に、平成28年3月時点で、計84施設が承認されている。

特定健診

平成20年4月から開始された、生活習慣病予防を目的としたメタボリックシンドローム（内臓脂肪症候群）に着目した健診で、対象は40～74歳の医療保険加入者である。

特定除外制度

一般病棟入院基本料7対1、10対1を算定する病棟に90日を超えて入院する患者のうち、厚生労働大臣が定める状態等にある患者については、特定入院基本料の算定対象から除外されるとともに、平均在院日数の算定の対象にならないというもの。平成26年度診療報酬改定で廃止された。

特定入院料

救命救急に関する救命救急入院料や、特定集中治療室管理料、回復期リハビリテーション病棟入院料などをいう。

特定保険医療材料

保険医療機関及び保険薬局における医療材料の支給に要する平均的な費用の額が、診療報酬とは別に定められている医療材料をいう。

特定保健指導

特定健診の結果から、生活習慣病の発症リスクが高く、生活習慣の改善による生活習慣病の予防効果が多く期待できる人に対して、生活習慣を見直すための実践的なアドバイス等を行って、サポートすること。

ドラッグ・ラグ

欧米で承認された新薬が、国内の医療現場で使用できるようになるまでの時間差のこと。欧米では標準的な治療薬が日本では使用できないという問題が生じている。

【な】

長瀬効果

制度的な給付率の変更に伴い、医療費の水準が変化することが経験的に知られており、この効果を「長瀬効果」という。例えば、給付率が低くなる（＝患者負担が増加する）制度改革が実施されると、受診率が低下したり、1件あたり日数が減少する。戦前に、旧内務省の長瀬恒蔵氏が提唱した。

【に】

二次救急

中等症患者（一般病棟入院患者）に対する救急医療。二次救急医療機関とは、都道府県知事が、医療法に規定する医療計画の内容、当該病院又は診療所の所在する地域における救急業務の対象となる傷病者の発生状況等を勘案して必要と認定した病院をいう。

日本医師会（日医）

会員約16万6千人を有する民間の学術専門団体。日本薬剤師会・日本歯科医師会と並んで三師会と呼ばれている巨大団体で、医師全体の約6割が加入している。医師であれば、専門等に関わらず入会することができる。

日本製薬団体連合会

医薬品製造業者を会員とする地域別団体（東京、大阪等各都道府県に所在する17団体）及び業態別団体（医療用、一般用等各業態別による15団体）により構成されている。

日本薬剤師会

薬剤師会の全国団体。都道府県市町村の薬剤師会に加入する薬剤師によって構成され、会員数は約10万人の公益法人である。日本医師会・日本歯科医師会・日本薬剤師会を合わせて三師会と呼ばれている。

入院基本料

入院時に毎日かかる基本料金。診察料、看護料、室料、寝具代などが含まれる。病院や病床の種類、平均在院日数、看護師の配置比率によって定められている。

入院基本料を除く薬剤費等包括範囲

検査、画像診断、投薬、注射、1,000点未満の処置 等

【ひ】

標準偏差

測定値のバラツキの度合いを表すもので広く用いられている。標準偏差が小さいということは全体のバラツキが小さいということ、つまり、測定値の分布が平均値の周りに集まっているということ、また、逆に標準偏差が大きいということは、平均値から遠く離れている測定値が多くあることを意味する。

費用対効果

かけた費用に対して得られる効果のこと。

費用対効果分析

費用対効果分析の代表的な手法には、①費用最小化分析、②費用効果分析、③費用効用分析、④費用便益分析などがあり、このうち最も多く使われる分析方法は②で、効果として、生存年数の延長（がんの5年生存率など）や物理的な尺度（血圧値等）を用いる方法である。③はＱＡＬＹを用いた手法。

【ふ】

プラス改定、マイナス改定

「診療報酬本体（医科、歯科、調剤）」と「薬価等」を合わせた全体の改定率がプラスであればプラス改定、マイナスであればマイナス改定となる。

分科会

中央社会保険医療協議会に限らず、大きなテーマを取り扱う会議において、その会議で取り上げられた事項に応じて、分野ごとに専門的に研究・討議を行う小会議が開催される。この小会議が分科会である。

【へ】

平均在院日数

病院全体で各患者が何日間入院しているかを示す指標。急性期疾患を取り扱う病院と慢性期疾患を取り扱う病院では当然違いが出る。病床利用率とともに病院の機能を示す指標となる。

ベンチマーク

客観的に「質」と「コスト」を把握する実証的分析方法の1つ。病院経営でのベンチマークでは、経営に関わる指標を類似の病院群と比較して、自院の強み・弱みを把握することができる。用いられる相対的な指標として、①病院機能の評価、②医療の質と安全（死亡率、再入院率、適正な在院日数等）、③医療内容の評価（時系列に行われた検査の内容や投与された薬剤の情報など各診療行為の分析等）がある。

【ほ】

包括評価

「診断群分類」に基づき、それぞれの分類ごとに定められた1日あたりの定額の医療費を基本として計算する方式。

保険診療

医療保険を使って受ける診療のこと。患者は診療に要した費用の3割を窓口で支払い、残りの7割は加入している医療保険から負担される。

【み】

未承認薬・適応外薬検討会議

医療上の必要性の高い、厚生労働省の機関の1つで、ドラッグ・ラグの改善を目的とする。具体的には未承認薬・適応外薬について医療上の必要性を評価し、承認申請に要るデータを明らかにすることで、製薬企業による開発を促す。

【や】

薬剤服用歴管理指導料

患者の薬剤服用歴に基づき、薬剤の名称、用法・用量、効能・効果、副作用、相互作用等の情報を文書で提供して説明するとともに、患者やその家族等から服薬情報を収集し、薬剤服用歴に記載し、これに基づき服薬指導を行った場合を評価するもの。

薬事・食品衛生審議会

新薬の承認審査、医薬品の再審査・再評価・安全性審査などを実施する厚生労働大臣の諮問機関。以前は、「中央薬事審議会」であったが、「薬事・食品衛生審議会」と名称変更された。薬事分科会と食品衛生分科会があり、薬事・食品関連事項の調査・審議を行う。

薬価

保険診療においては、医療行為だけでなく、薬の値段も個別銘柄ごとに全国一律に決まっており、この公定価格を薬価という。薬価は、市場取引価格（医薬品卸業者が医療機関や保険薬局に納入する価格）をベースに、2年に一度変更される（薬価改定）。

薬価算定ルール

新医薬品の薬価算定は、「類似薬効比較方式」を基本とした算定方式とし、類似薬がない場合は「原価計算方式」となる。「類似薬効比較方式」は基本的に効能・効果、薬理作用及び構造式の3つの観点から、新医薬品に類似すると考えられる既収載医薬品を比較対照薬として選定し、1日通常最大用量による薬価比較を行い、1日あたりの薬価が比較対照薬と同じになるように算定する方法である。

【よ】

要介護者

要介護状態にある65歳以上の人、または政令で定められた特定疾病（政令で定めるもので、身体上又は精神上の障害が加齢に伴って生ずる心身の変化に起因する疾病）が原因で要介護状態にある40歳以上65歳未満の人。

予防給付

予防給付は、要介護状態の人が悪化するのを防ぎ、改善を図る目的で、支援が必要と認められた人に給付される介護保険の保険給付である。予防給付は、要介護認定で、要支援1及び要支援2と判定された人が対象となる。

【り】

療養病床

病院または診療所の病床のうち、主として長期にわたり療養を必要とする患者を収容するための病床。

臨床研究中核病院

日本発の革新的な医薬品や医療機器の開発の中心的役割を担う病院として、平成27年4月から医療法上で制度化されている。医療法に定められている承認要件を満たすことを最低条件に、厚生労働大臣が承認する。臨床研究中核病院には、臨床研究によって、秀れた基礎研究の成果を迅速に実用化に結びつけていく役割が求められている。

臨床研修

診療に従事しようとする医師は、大学病院または厚生労働大臣指定の病院で2年以上の臨床研修を受けなければならない（医師法第16条の2）。

臨床試験

医薬品の有効性や安全性を確認するために人で行う試験。

【ろ】

ロビー活動

ある特定の主張をもった個人、団体などが政府の政策に影響を及ぼすことを目的として行う働きかけ。

【欧文】

ADL

日常生活動作。食事・整容・更衣・排尿・排便・入浴など、人が生活していく上で必要な動作をいう。

DPC

日本版の診断群分類。通常、一般病棟の入院医療を対象とした包括支払い方式のことを指す。

DPC退出審査会

DPC対象病院から退出する場合の手続きのうち、「特別の理由により緊急に退出する場合」の退出の可否を審査・決定をする中医協基本問題小委員会の委任を受けた機関。

E・Fファイル

ＤＰＣを導入している病院に提出が義務付けられているデータファイルで、医事課の医事システムから作成される標準化されたデータである。医科点数表に基づく出来高による診療報酬の算定分を範囲とし、入院医科保険の全患者が対象となる。

FIM

機能的自立度評価表。①自分でできるか（食事などのセルフケア）、②排泄のコントロール、③移乗、④コミュニケーション、⑤社会的認知、についての項目を、1～7点で採点していく。数字が大きいほど自立。

GP

General Practitioner の略。ゲートキーパーとしての機能を果たす医師のことであり、厚生労働省は「家庭医」と訳している。

PDCA

Plan（計画）、Do（実行、実施）、Check（点検、評価）、Act（処置、改善）の４つの頭文字をつなげたもの。順次行って、1周したら最後の Act を次のＰＤＣＡサイクルにつなげ、スパイラルアップさせて、継続的に業務改善することをいう。

マンガ 誰でもわかる医療政策のしくみ
中医協・診療報酬セレクション

2016年7月15日第1刷発行

漫画原作　田淵　アントニオ
漫画　岡本　圭一郎
原案協力　鳥海　和輝
発行者　落合　隆志
発行所　株式会社 SCICUS（サイカス）
〒167-0042 東京都杉並区西荻北 4-1-16-201
電話（代表）：03-5303-0300
ホームページ：http://www.scicus.jp/

定価は表紙カバーに表示されます。Printed and Bound in Japan
落丁・乱丁の場合はお取り替えいたします。

978-4-903835-86-0　C0030　¥1400

待望のシリーズ続刊!!

“続きが気になって学習がやめられない”前代未聞の英単語集、シリーズ第2弾。ストーリーにのせて、70以上の繊細な解剖図とともに医療英単語を効率よく覚えられる!

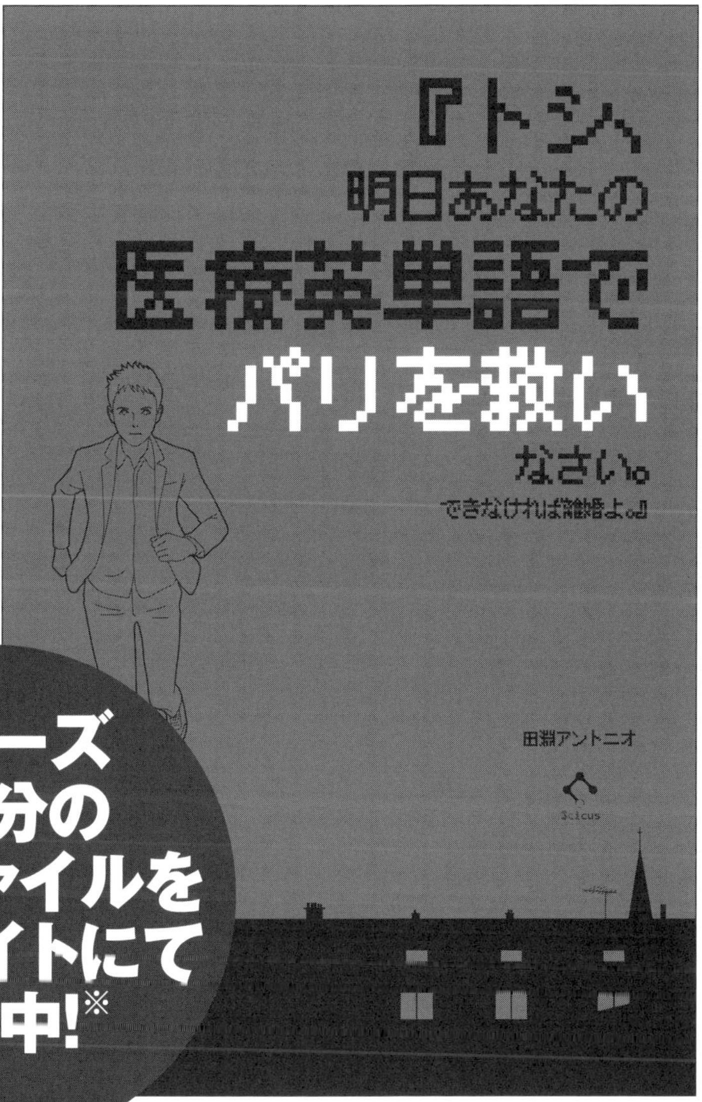

今度は《解剖図（とか）編》だ！

シリーズ
2作分の
音声ファイルを
特設サイトにて
公開中!※

『トシ、明日あなたの医療英単語でパリを救いなさい。できなければ離婚よ。』

定価**1,800**円+税

ISBN 978-4-903835-77-8／四六判変型／
292ページ／2色刷　2015年4月発行
※詳細は挟み込みの説明書をご覧ください